Peter Spork

Die Vermessung des Lebens

Peter Spork

Die Vermessung des Lebens

Wie wir mit Systembiologie erstmals unseren Körper ganzheitlich begreifen – und Krankheiten verhindern, bevor sie entstehen

Deutsche Verlags-Anstalt

Sollte diese Publikation Links auf Webseiten Dritter enthalten,
so übernehmen wir für deren Inhalte keine Haftung,
da wir uns diese nicht zu eigen machen, sondern lediglich
auf deren Stand zum Zeitpunkt der Erstveröffentlichung verweisen.

Klimaneutral
Druckprodukt
ClimatePartner.com/14044-1912-1001

MIX
Papier aus verantwortungsvollen Quellen
FSC® C014496

Penguin Random House Verlagsgruppe FSC® N001967

1. Auflage

in der Penguin Random House Verlagsgruppe GmbH,
Neumarkter Straße 28, 81673 München

Umschlaggestaltung: FAVORITBÜRO, München
Umschlagabbildung: ConnectVector/Shutterstock.com
Satz, Druck und Bindung: GGP Media GmbH, Pößneck
Printed in Deutschland
ISBN 978-3-421-04850-9

www.dva.de

Dieses Buch ist auch als E-Book erhältlich.

Für Susanne,
weil auch das stabilste System ein großes Herz braucht

Inhalt

Kapitel 2: Krankheit verhindern, bevor sie entsteht – Von der Medizin zum Leben in Gesundheit

Kapitel 3: Modellieren für die Gesundheit – Die Systembiologie und ihre Vision

Kapitel 4: Die Vermessung des Lebens – Der Treibstoff der Systembiologie

Kapitel 5: Das Ende der Medizin? Der Anfang der Gesundheit!

Anhang

Vorwort: Rechnen Sie mit dem Besten

Haben Sie schon einmal von Systembiologie gehört? Vermutlich nicht. Aber das wird sich ändern. Denn diese Wissenschaft drängt immer mehr ans Licht der Öffentlichkeit. Das Interesse hat seinen guten Grund: Schon seit Jahrzehnten vermessen Systembiologinnen und Systembiologen weitgehend unbemerkt das Leben und berechnen die Zukunft von Lebewesen. Sie sagen deren mögliches Schicksal voraus. Wegen der rasanten Fortschritte der Biologie und der Computerwissenschaft gelingt ihnen das immer besser. Im Laufe der Coronakrise tauchen sie sogar in TV-Talkshows auf und stellen ihre Prognosen für den weiteren Verlauf der Pandemie vor.

Indem die Systembiologie unser Leben ein Stück weit simuliert, schaut sie für uns Menschen in die Kristallkugel. So beantwortet sie Fragen wie: Was passiert mit uns, wenn wir bestimmte Maßnahmen gegen das neue Coronavirus ergreifen? Oder aber: Was kann ich heute gezielt für meine pesönliche Gesundheit tun? Oder: Wie kann ich Krankheiten verhindern, bevor sie entstehen?

Die Antworten der Systembiologie, die meist auf sehr komplexen mathematischen Formeln basieren, helfen uns, die beste aller möglichen Zukünfte auszuwählen, indem wir gezielt auf diese hinleben. Damit eröffnet uns die Wissenschaft eine wunderbare Chance: Sie wird uns ein Leben in Gesundheit ermöglichen. Sie wird uns erlauben, mit dem Besten zu rechnen.

Eines Tages werden wir dank Systembiologie unsere Gesundheit selbst definieren und steuern können. Wir werden unser Leben so gestalten können, dass wir den Prozess, aus dem heraus die Gesundheit täglich neu entsteht, in vielen kleinen Schritten positiv beeinflussen. Die Wahl, welchen Schritt wir jeweils gehen und welchen nicht, wird bei uns liegen. Wir werden in Freiheit, aber im Bewusstsein der Verantwortung für uns selbst und unsere Umwelt Gesundheitsentscheidungen treffen. Zaghafte Ansätze dafür existieren bereits.

Eines Tages werden Krankheiten deshalb sehr viel seltener werden. Und die wenigen unausweichlichen Leiden sowie das Altern werden erträglicher sein als heute. Dank Systembiologie wird die heutige Medizin, die im Grundverständnis fast immer nur gegen ein bestehendes Leiden gerichtet ist, von einer Medizin abgelöst, die unsere Gesundheit steuert. Wer seine Gesundheit selber lenkt, benötigt die herkömmliche Medizin im Grunde nicht mehr.

Begleiten Sie mich also in eine neue Welt, in der die Wissenschaft auch Ihr Leben ganzheitlich begreifen und berechnen kann. Es gibt keinen Grund, sich davor zu fürchten.

Hamburg, im Februar 2021

Einleitung

»Die Rettung hält sich an den kleinen Sprung in der kontinuierlichen Katastrophe.«

Walter Benjamin[1]

»Gesundheit ist die Fähigkeit, sich anzupassen.«

Georges Canguilhem[2]

Lernen aus der Coronakrise

Die Krankheiten besiegen, vielleicht sogar das Altern und die quälenden Schmerzen? Wer wollte das nicht? Dieser Wunsch treibt die Wissenschaft seit Menschengedenken an. Er hat sie zu beachtlichen Erfolgen geführt. Und in absehbarer Zeit ist sie vielleicht sogar so weit, die Medizin überflüssig zu machen oder sie durch etwas Besseres zu ersetzen.

Die durchschnittliche Lebenserwartung steigt und steigt, einige gefährliche Infektionskrankheiten – manche bedrohlicher als die aktuelle Plage Covid-19 – sind fast oder ganz ausgerottet, andere dank Impfungen oder Antibiotika harmlos geworden: Pocken, die Pest oder Polio zum Beispiel. Säuglinge müssen kaum noch sterben. Chirurg*innen[3] transplantieren lebenswichtige Organe. Die Stammzellforschung beginnt, Mini-Organe in Petrischalen zu züchten.[4] Selbst die ersten einst tödlichen Krebsarten haben ihren Schrecken verloren.

Dennoch scheint die alltägliche Medizin diesen Entwicklungen fast tragisch hinterherzuhinken. Dank moderner Techniken können wir heute das Erbgut lesen, die Arbeit einzelner Zellen auf molekularer Ebene über längere Zeit hinweg aufzeichnen, das Gespräch zwischen Erbe und Umwelt belauschen, unsere Mitbewohner im Darm und auf der Haut analysieren, den Einfluss einer Psychotherapie auf die Genregulation erfassen. Wir sind dabei, das Leben in seiner Gänze zu vermessen. Das ermöglicht uns, es grundsätzlich zu verstehen und damit auch den Prozess zu begreifen, der unsere Gesundheit ist.

Doch die Medizin ficht all das nicht an. Für sie ist Gesundheit noch immer das Gegenteil von Krankheit. Und Krankheiten definiert sie nach wie vor über wichtige Symptome oder betroffene Organe. Wer indes immer nur die Krankheit bekämpfen will, ist auf ihre Existenz geradezu angewiesen. Viel besser wäre doch, sich auf die Gesundheit zu konzentrieren. Auch wirtschaftlich werden die meisten Gesundheitssysteme in absehbarer Zeit den aussichtslosen, zu spät ansetzenden Kampf gegen die Krankheiten nicht mehr bewältigen können. Es wird höchste Zeit, stattdessen in ein Leben in Gesundheit zu investieren.

Die Medizin sollte endlich lernen, sich nicht immer wieder von der Krankheit in die Irre leiten zu lassen, wenn sie doch in Wirklichkeit der Gesundheit auf der Spur ist. Sie muss zur Gesundheitswissenschaft mutieren.

Wie wichtig das ist, zeigt uns überdeutlich die aktuelle Corona-Pandemie. In den großen biomedizinischen Forschungszentren dieser Welt wird fieberhaft nach Mitteln gegen das Virus SARS-CoV-2 gesucht. Bis vor Kurzem hatte die breite Öffentlichkeit kaum eine Ahnung, was in all den Laboren passiert. Doch die neue Infektionskrankheit wirkt wie ein Brennglas, das unser aller Aufmerksamkeit auf die Wissenschaft fokussiert.

»Wir arbeiten mit Technologien des 21. Jahrhunderts an Krankheitsdefinitionen aus dem 19. und 20. Jahrhundert«, sagt der Pharmakologe Harald Schmidt: »Im Grunde verstehen wir von so gut wie keiner Erkrankung die zugrunde liegenden Mechanismen.«[5] Der Professor an der Universität Maastricht ist wie viele andere Pionier*innen auf der ganzen Welt dabei, das zu ändern. Er betrachtet das Geschehen im Körper systemisch – als komplexes Netzwerk. Auf diesem Weg will der Mitherausgeber der Fachzeitschrift *Systems Medicine* »Erkrankungen ganz neu definieren«. Ausschlaggebend für die Einordnung als Krankheit sollen nicht mehr ein paar Symptome oder betroffene Organe sein. Stattdessen möchten die Forscher*innen verstehen, was sich innerhalb des biologischen Netzwerks, das der Körper als untrennbares Ganzes bildet, im Krankheitsfall in die falsche Richtung entwickelt.

Die Medizin wäre dann nicht mehr an simplifizierende lineare Monokausalketten gefesselt. Sie konzentrierte sich nicht mehr darauf, Symptome von Leiden zu bekämpfen, deren wirkliche Ursache im Dunkeln liegt. Es ginge dieser Medizin darum, Erkrankungen als Zustände in nichtlinear geregelten, biologischen, psychologischen und soziologischen Systemen zu begreifen. Es ginge ihr um die Beziehungen, in denen die unzähligen Elemente eines solch hochkomplexen Netzwerks zueinander stehen. Und es ginge ihr um die Veränderungen dieser Beziehungen über Stunden, Monate und Jahre hinweg.

Das klingt kompliziert. Und ja: Es ist kompliziert. Aber auch hier lernen wir am Beispiel der Coronakrise dazu. Wir alle können plötzlich Exponentialfunktionen lesen. Wir wissen, warum es während der ersten oder auch der zweiten Welle – im exponentiellen Wachstum der Epidemie – so wichtig war, auf die Verdoppelungsrate der gemeldeten Infektionen zu schauen. Wir wissen zudem, warum uns im späten Frühjahr – im linearen Wachstum – vor allem die Reproduktionszahl R interessierte und im Sommer 2020 – als es kaum noch Infizierte gab – die bloße Zahl der Neuinfektionen. Wir haben begriffen, welch epidemiologisch, gesundheitspolitisch und biomedizinisch wichtige Botschaft sich hinter dem Hashtag *#FlattenTheCurve* verbirgt. Wir haben verstanden, dass räumliche Isolation Sinn macht. Wir haben gelernt, Abstand voneinander zu halten, regelmäßig zu lüften, Hände zwanzig Sekunden lang zu waschen und Mund-Nasen-Bedeckungen zu tragen, vor allem auch, weil wir Risikogruppen schützen wollen.

Noch niemals zuvor dürften so viele Menschen zur gleichen Zeit das Gleiche getan – oder manchmal auch nicht getan – haben, alleine im Interesse der Krankheitsprävention, als während der Coronakrise in den Jahren 2020 und 2021. Man stelle sich nur vor, wir ließen mit der gleichen Sorgfalt auch gemeinschaftlich das Rauchen, Saufen und Zu-Früh-Aufstehen sein.

Eine Wissenschaft, die in Regelsystemen und in Netzwerken denkt, die biologische Prozesse berechnen und in die Zukunft fortschreiben kann, würde uns dabei jedenfalls motivieren und unterstützen. Denn sie kann das Leben und die Gesundheit mithilfe neuer Computertechniken simulieren und zuverlässige Prognosen erstellen, wie beide sich unter bestimmten Vorbedingungen wandeln. Würden wir uns in einem nächsten Schritt an diesen Berechnungen orientieren, um möglichst gesund zu bleiben, wäre das eine echte Präventionsmedizin. Man könnte auch sagen, es wäre eine Gesundheitsmedizin, oder – völlig radikal gedacht –, es wäre im Grunde überhaupt keine Medizin mehr.

Denn diese neue Wissenschaft wüsste Krankheiten zu verhindern, ehe sie überhaupt ausgebrochen sind. Sie wüsste uns zu heilen, bevor wir krank werden. So könnte ein böses kleines Virus einen Trend beschleunigen, den die Gesellschaft seit Langem verschläft: Wir müssen uns allmählich verabschieden von einer Medizin, die immer nur Krankheiten bekämpft. Wir sollten stattdessen ein modernes Leben in Gesundheit erschaffen.

Den Gesundheitsprozess lenken

Die Wissenschaft, von deren Zukunft ich hier träume, gibt es schon seit rund hundert Jahren. Ihren Namen hat sie seit einigen Jahrzehnten. Es ist die Systembiologie. Trotzdem ist dieses Buch meines Wissens das erste deutschsprachige und weltweit gesehen eines der ersten allgemeinverständlichen Bücher über Systembiologie. Ich werde Ihnen darin vorstellen, was Systembiologie genau ist, wie sie funktioniert und wie wir alle davon profitieren können. Ich werde darin aber auch das Ende der Medizin, wie wir sie heute kennen, in Aussicht stellen. Aber das ist kein Grund, sich zu ängstigen. Im Gegenteil: Ich werde Ihren Mut wecken, sich auf ein besseres Leben einzulassen, auf ein Leben in Gesundheit, auf die Gesundheit der Zukunft, auf das Zeitalter der Systembiologie.

Um die Komplexität des Lebens zu durchdringen, bedient sich die Systembiologie der Mathematik. Mit ihrer Hilfe kann sie biologische Prozesse berechnen, Prognosen erstellen und die Gesundheit bereits zu einem Zeitpunkt gezielt unterstützen, zu dem noch keine Beeinträchtigung erkennbar ist. Wie gut dieser Ansatz funktioniert, wissen wir längst. Systembiolog*innen bringen die medizinische Forschung und die Gesundheitswissenschaften schon seit Jahren voran. Sie helfen dabei, Gesundheit, Krankheit und das Altern immer besser zu verstehen. Die Ausbreitung von Infektionskrankheiten wie Covid-19 ist nicht zuletzt dank der Systembiologie so gut verstanden.

Verglichen mit den komplexen, meist schleichend verlaufenden, massenhaft auftretenden Volks- und Altersleiden oder all den psychischen Krankheiten sind Infektionen jedoch regelrecht simpel und sehr gut erforscht. Deshalb beugen wir ihnen auch oft effektiv vor, indem wir unsere Biologie systemisch verändern. Mit Impfungen regen wir das Immunsystem an, passende Antikörper zu bilden. Auch im Kampf gegen das neue Coronavirus wird das ein wichtiger Teil der Lösung sein. Die ganze Welt hofft zur Zeit auf nichts sehnlicher als auf genügend Corona-Impfstoff. Seit Dezember 2020 ist die erste Substanz bei uns zugelassen, womöglich gehören Sie sogar zu den ersten Menschen, die geimpft worden sind. Früher oder später wird uns die Impfung hoffentlich aus der Umklammerung der Pandemie befreien.

Trotzdem macht die Aussicht auf eine Vormachtstellung der Wissenschaft vielen Menschen Angst. Biomedizinische Forschung braucht immer mehr Daten. Sie ist regelrecht süchtig nach Daten. Sie liest genetische und epigenetische Codes von möglichst vielen Menschen, erfasst alle Proteine, die einzelne Gewebe unter bestimmten Voraussetzungen erzeugen, analysiert Laborwerte, wertet Fitnesstracker aus und vieles, vieles mehr. Die Daten werden schließlich dazu benutzt, Algorithmen zu optimieren und mit ihrer Hilfe das Leben und die Gesundheit zu simulieren.

Viele Menschen fürchten eine solche fast vollständige Vermessung ihres Lebens. Sie fühlen sich ausgeliefert. Wer möchte schon, dass mathematische Formeln über sein Leben bestimmen? Aber glauben Sie mir: Diese Angst ist unbegründet. Es geht hier nicht um Macht. Niemand wird Ihnen Ihre Freiheit rauben. Im Gegenteil, Sie werden in einem Leben in Gesundheit an Freiheit gewinnen. Auch wenn es uns derzeit – mitten in der Coronakrise – schwer fällt, daran zu glauben.

In absehbarer Zeit werden wir aber hoffentlich fast alle gegen Covid-19 zumindest eine Zeit lang immun sein. Bis dahin werden Forscher*innen das neue Virus, seine Herkunft, seine Übertragung von Mensch zu Mensch, seine hoffentlich nicht allzu teuflische Wandelbarkeit und die Reaktion des menschlichen Immunsystems auf den Erreger grundlegend verstanden haben. Und dann werden wir dem Ziel nahe sein, dass möglichst viele Menschen gar nicht erst die schlimme neue Krankheit bekommen. Dass sie gesund bleiben.

Die eigentliche Bedrohung ist ja nicht das Virus selbst. Es ist der Umstand, dass es für uns Menschen neu ist und unser Immunsystem noch nicht gelernt hat, mit ihm umzugehen.

Wir sind seit Langem auf dem Weg in eine naturwissenschaftlich denkende und handelnde Medizin. Aber wir sind noch nicht am

Ziel. Medizin, wie wir sie heute kennen, ähnelt an vielen Stellen eher einem Kunsthandwerk als einer Wissenschaft. Das lehrt uns nicht zuletzt die Hilflosigkeit in den ersten Monaten der Coronakrise.

Das heißt aber auch, die Medizin muss vom Konzept der Krankheit Abstand nehmen. Sie darf sich nicht mehr nur darauf konzentrieren, Krankheiten zu bekämpfen. Sie muss sich der Gesundheit zuwenden. Gesundheit ist jedoch nicht das Gegenteil von Krankheit. Gesundheit ist der Prozess, der uns anpassungsfähig und vital erhält, der uns hilft, eine Krankheit zu besiegen oder mit ihr besser zu leben. Gerade chronisch kranke oder alte Menschen benötigen aus diesem Blickwinkel betrachtet eine besonders gute Gesundheit. Nach der gängigen Definition gelten sie aber als krank.

Es ist die Systembiologie, die uns derzeit an das Ende der Medizin denken lässt. Denn eine Medizin, die sich auf die Gesundheit konzentriert, ist keine Medizin im herkömmlichen Sinn mehr. Aktuell erreicht die biomedizinische Forschung eine systemische, komplexere, der Gesundheit und dem Leben zugewandte Ebene. Weil das eine positive Entwicklung ist, weil wir alle davon profitieren werden, ist dieser Anfang vom Ende der klassischen Medizin eine gute Nachricht.

Eines Tages werden völlig neue Krankheitserreger, aber auch die zahlreichen anderen Auslöser von Leiden aller Art, hoffentlich so früh entdeckt, durchschaut und ausgemerzt sein, dass es erst gar nicht mehr zu Pandemien und ausufernden Volkskrankheiten kommt. Basis nicht nur dieses Fortschritts wird das Sammeln der unendlich vielen individuellen biomedizinischen Gesundheitsdaten sein.[6] Doch dann wird die Entwicklung weitergehen. Wir selbst werden in großen Bereichen unsere eigenen Ärztinnen und Ärzte sein.[7] Die Mechanismen des Alterns werden verstanden und manipulierbar sein.[8] Die Daten werden dank Künstlicher Intelligenz, maschinellem Lernen und gigantischer medialer Vernetzung eine präzise, personalisierte und treffsichere Medikation ermöglichen.

Natürlich werden wir aufpassen müssen, dass unsere Daten vor allem uns nutzen und nicht irgendwelchen skrupellosen Geldvermehrern. Schon heute gibt es gute Ansätze, wie das gelingen könnte.

In der Wissenschaft deuten sich also dramatische Veränderungen an. Schon seit Längerem wandelt sich das Verständnis von Krankheit und Gesundheit. Ich selber habe darüber in meinem Buch *Gesundheit ist kein Zufall* geschrieben. Wir sind dabei, das Leben neu zu vermessen. Also beginnen wir endlich auch, es ganzheitlich – systemisch – zu verstehen. Wie das genau geschieht und was die ersten Resultate sind, davon handelt dieses Buch.

Das erste Kapitel zeigt, dass Systembiologie und eine darauf aufbauende Präzisionsmedizin beides brauchen: die akribisch feine Analyse der allerkleinsten Elemente und den Versuch, das komplexe System, das diese Elemente miteinander bilden, ganzheitlich zusammenzusetzen. Danach erkläre ich die Biologie hinter der Systembiologie, zeige also, wie die moderne Wissenschaft die Elemente des Systems immer besser erforscht. Im dritten Kapitel geht es um die Systembiologie selbst. Wie gelingt es ihr, aus der Vermessung des Lebens Modelle für die Zukunft zu berechnen? Anschließend schildere ich, wo all die vielen Daten herkommen, die eine moderne Systembiologie erst möglich machen, um zum Abschluss meine Vision eines Lebens in Gesundheit zu entwerfen – übrigens nicht ohne mich mit den wichtigsten Argumenten der Kritiker*innen auseinanderzusetzen.

Eines Tages werden wir dann hoffentlich zielsicher den Kipppunkten aus dem Weg gehen können, die unseren Organismus aus dem Gleichgewicht bringen. Das wird der Moment sein, in dem wir uns im Zustand der Gesundheit befinden. Unser Organismus wird uns dabei helfen, diese Gesundheit aufrechtzuerhalten. Er tut es im

Grunde heute schon die meiste Zeit. Denn komplexe Systeme sind erstaunlich stabil.

Der Vergleich zum Klimawandel drängt sich auf. Auch dieser ist ein komplexes systemisches Problem. Und auch diesen können Klimaforscher*innen bereits weitgehend simulieren. Sie kennen die Auslöser der ansteigenden Temperaturen auf der Erde, und sie wissen dank guter Prognosen sogar, wie die Menschheit dafür sorgen kann, dass die entscheidenden Umschlagmomente auf dem Weg in die Klimakatastrophe nicht erreicht werden. Das größte Problem in diesem Feld ist derzeit, dass die Menschheit zu träge zum Umdenken und Handeln ist.

In Sachen Gesundheit lernen wir täglich dazu. Im Idealfall wird die Gesellschaft der Wissenschaft immer mehr vertrauen. Sie wird auf die Expertinnen und Experten hören und sie finanziell wie ideell und politisch bestmöglich unterstützen. Dann sollte sich unser aller Leben zunehmend verbessern, und jeder von uns wird in seine individuelle biomedizinische Zukunft blicken.

Natürlich werden wir Menschen dennoch immer wieder leiden und eines Tages selbstverständlich auch sterben müssen. Aber ich bin überzeugt: Es wird erträglicher sein als heute.

Kapitel 1

Das ganze Leben auf einen Blick – Gesundheit ist nicht linear

»Man sollte eigentlich nicht mehr von Medizin sprechen, man sollte von Gesundheit sprechen.«

Ernst Hafen[1]

»Wir beginnen schon heute in ersten Ansätzen, das Leben vorherzusagen. Das ist ein unheimlich gutes Gefühl.«

Nikolaus Rajewsky[2]

Wie alt bin ich wirklich?

Vor fünf Jahren feierte ich meinen fünfzigsten Geburtstag. Es war ein tolles Fest, ein wunderbarer Tag, viele Freunde und Familienmitglieder freuten sich mit mir. Ich war glücklich und zufrieden, wähnte ich mich doch im besten Alter und konnte gleichzeitig bereits auf ein erfülltes Leben zurückblicken. Doch unlängst kamen Zweifel. Was wäre, wenn mein kalendarisches Alter vom biologischen abwiche? Was, wenn mein Körper viel älter wäre, als er eigentlich sein dürfte? Oder jünger? Wer weiß das schon?

Wie gerne wüsste ich, wie gesund ich wirklich bin – welche Spuren die Erfahrungen im Mutterleib, meine Kindheit, mein Lebensstil, der viele Sport, die durchgemachten, nicht allzu ernsten Krankheiten hinterlassen haben. Wie gerne wüsste ich, wie all diese Dinge meine Biologie veränderten. Wie sie mich programmiert – geprägt – haben. Ob ich längst auf dem Weg zum alten Mann bin, mit einem großen Risiko, an Volkskrankheiten zu erkranken, und einer nur noch kurzen Lebenszeit. Oder ob ich biologisch gesehen fast noch jugendlich bin und entsprechend viel Zeit vor mir habe.

Ein bekannter Spruch lautet: Man ist immer so alt, wie man sich fühlt. Demzufolge bin ich noch keine Fünfzig. Oft höre ich auch das Kompliment, ich sähe viel jünger aus, als ich sei. Aber auch das geht wohl vielen Menschen so.

Der Umstand, dass ich beginne, über mein biologisches Alter nachzudenken, dürfte typisch für mein Alter sein. Es interessiert

Menschen über fünfzig nicht etwa aus Eitelkeit, sondern weil die Frage danach noch zwei weitere Aspekte beinhaltet, die im sechsten Lebensjahrzehnt allmählich essenziell werden: Habe ich im bisherigen Leben für meine Gesundheit manches richtig gemacht? Und: Wie lange habe ich vermutlich noch zu leben?

Seit dem Jahr 2011 kann man erste Antworten darauf geben. Der in Frankfurt am Main geborene und in Deutschland aufgewachsene US-amerikanische Biostatistiker und Genetiker Steve Horvath stellte damals ein Verfahren vor, das inzwischen als *Horvath's clock* oder epigenetische Uhr berühmt geworden ist.[3] Der Forscher von der University of California in Los Angeles hatte einen Algorithmus ausgetüftelt, der einige wenige sogenannte epigenetische Markierungen am Erbgutmolekül Desoxyribonukleinsäure (DNA) von Blut- oder Speichelzellen benutzt, um das Alter der zugehörigen Menschen möglichst präzise zu messen.

Über diese epigenetischen, also neben- oder zusatzgenetischen, Anhängsel habe ich bereits zwei Bücher geschrieben.[4] Sie werden auch hier noch eine Rolle spielen. Zunächst genügt aber die Information, dass diese epigenetischen Marker unsere Zellen auf gewisse Art programmieren und dass sich diese Programmierung offenbar im Laufe des Lebens systematisch wandelt. Nichts anderes als diese Veränderung wertete Horvath aus und fand damit das bislang beste Werkzeug zur Bestimmung des biologischen Alters, das wir Menschen kennen.

Erstaunlicherweise ticken die epigenetischen Uhren in all den vielen Zelltypen eines einzelnen Körpers im annähernd gleichen Takt. Zwischen verschiedenen Menschen kann das so gemessene Alterungstempo aber auch sehr unterschiedlich sein. Die Umwelt, der Lebensstil, aber auch der Zufall reden dabei wohl ein gewichtiges Wörtchen mit. Die ersten mithilfe der neuen Methode gewonnenen Resultate waren jedenfalls so verblüffend einheitlich, reproduzierbar und überzeugend, dass die Kolleg*innen Horvaths Idee anfangs nicht ernst nahmen. Sie lehnten die Publikation seiner Resultate mehrfach ab. Was für eine Fehleinschätzung! Und was für ein Glück, dass der Ansatz schließlich doch veröffentlicht wurde. Ginge es nach mir, bekäme der Biostatistiker dafür alsbald den Nobelpreis für Physiologie und Medizin.

Denn schon im Jahr 2013 war Horvaths Algorithmus so weit optimiert, dass er das Alter eines Menschen auf plus/minus 3,6 Jahre genau erfasste.[5] Inzwischen haben sein Team, aber auch andere Arbeitsgruppen die Methode weiter verbessert. Die zugrunde liegenden Berechnungen werden auf spezielle Fragestellungen zugeschnitten. Geht es zum Beispiel darum, die Gesundheit eines Menschen abzuschätzen und seine Lebenserwartung vorherzusagen, lohnt es sich, zusätzlich zu den epigenetischen Markierungen Informationen über den Lebensstil in die Kalkulation mit einzubeziehen. Ein Algorithmus namens *PhenoAge* nutzt deshalb neben den epigenetischen auch altersabhängige physiologische Daten. Ein anderer Test namens *GrimAge* lässt beispielsweise mit einfließen, ob die Menschen rauchen oder nicht.[6] Seit Herbst 2018 gibt es sogar einen käuflichen Selbsttest, der ausschließlich epigenetische Daten auswertet und auf plus/minus 2,5 Jahre genaue Angaben zum biologischen Alter eines Menschen machen soll.[7]

All diese Analysen verraten uns letztlich, wie rasch wir im Laufe des bisherigen Lebens gealtert sind und vermutlich weiter altern werden. Sind wir dabei schneller als der Durchschnitt, ist unser biologisches Alter höher als das kalendarische und unsere Lebenserwartung vermindert. Altern wir aber langsamer, sind wir eigentlich jünger, als es im Pass steht, und dürfen darauf hoffen, mit einer gewissen Wahrscheinlichkeit besonders lang zu leben.

Klar, dass ich diesen Test sofort machen musste. Unser biologisches Alter ist das beste denkbare Maß für die individuelle Gesundheit eines Menschen – diesen permanenten, Generationen überschreitenden Prozess der Anpassung, den ich in meinem Buch *Gesundheit ist kein Zufall* vorgestellt habe.[8]

Die Kalibrierung des Tests ist dabei denkbar einfach. Zunächst werden möglichst viele Menschen eines Jahrgangs und Geschlechts mit dem Test analysiert. Ihr Durchschnittsresultat ist dann das biologische Alter des Durchschnittsmenschen und zwangsläufig identisch mit seinem kalendarischen Alter. Denn so ist das biologische Alter definiert: als die mittlere biologische Verfassung aller Männer oder Frauen gleichen Jahrgangs.

Man kann auf diese Art übrigens auch sehr gut das Alter eines Menschen abschätzen, den man gar nicht kennt. Besitzen Kriminologen von einem Täter nichts außer einer Blutspur, reicht das heute bereits für eine halbwegs genaue Altersbestimmung aus. Das per *Horvath's clock* ermittelte biologische Alter weicht ja in der Regel nicht allzu weit vom kalendarischen ab.

Wer indes wie ich sein Alter kennt, für den hält der Test viel Spannenderes parat: Das biologische Alter besagt, ob und wie deutlich die eigene Verfassung tendenziell eher in die Richtung jüngerer oder älterer Durchschnittsmenschen geht. Damit verrät es nicht nur, wie schnell man altert, sondern letztlich auch, wie gesund man lebt.

Ich war mit meinem Ergebnis jedenfalls zufrieden: Die Analyse einiger Mundschleimhautzellen aus meiner Speichelprobe ergab, dass ich biologisch ungefähr so alt bin wie durchschnittliche 50-jährige Männer. Das heißt, ich bin im Laufe meines Lebens fünf Jahre oder etwa zehn Prozent langsamer gealtert, als es statistisch für mich normal wäre. Und mein Risiko für Alterskrankheiten ist – vorausgesetzt, es gibt keine außergewöhnlichen anderen Gefahren – um das gleiche Maß geringer, als es für mein Alter typisch wäre.

Ich habe also Glück gehabt und vermutlich auch so einiges richtig gemacht. Vor allem aber: Geht der Trend so weiter und geschieht nichts Unvorhergesehenes, bedeutet das Ergebnis auch, dass ich mit einer gewissen Wahrscheinlichkeit rund zehn Prozent länger lebe, als es Männer meines Geburtsjahrgangs im Mittel tun. Schöne Aussichten.

Ein paar Erklärungsansätze für meine vergleichsweise gute Gesundheit mag es geben: Ich mache viel Sport, achte auf ausgewogene Ernährung, wenig Dauerstress und ausreichend Schlaf. Aber das sind natürlich keine Patentrezepte. Auch Wissenschaftler*innen, die mich vermessen, werden – Stand heute – keine Antwort darauf haben. Dafür gibt es für solche Fragestellungen noch viel zu wenige Daten. Außerdem suchen sie in aller Regel nicht nach den Ursachen von Gesundheit. Sie fahnden nach Auslösern von Krankheit.

Deshalb ist der nobelpreiswürdige Test auf das biologische Alter in meinen Augen eines der vielen aktuellen Anzeichen einer neuen Ära. Anders als die klassische Medizin betrachtet er keinen linearen Zusammenhang: hier das Fieber, dort die Grippe, hier die Genvariante, dort die Erbkrankheit, hier die Fehlernährung, dort der beginnende Diabetes. Der Test auf das biologische Alter behandelt meine ganze Existenz wie eine geschlossene Box und misst einfach nur das Resultat all dessen, was mich und mein Leben bislang geprägt hat. Er erfasst mich als Gesamtheit, liest ganzheitlich, was das unfassbar viele Beziehungen umfassende, hochkomplexe System meiner Existenz ausmacht – und wie es auf äußere Veränderungen oder einen bewusst gewählten Lebensstil reagiert.

Gesundheit ist berechenbar

Auch wenn die Erfassung des biologischen Alters derzeit teuer und aufwendig ist, verraten die ersten publizierten, noch nicht allzu belastbaren Vorstudien, wohin die Reise geht. Die Biologin Raphaëlle Chaix und Kolleg*innen veröffentlichten Hinweise, dass Menschen, die seit vielen Jahren regelmäßig meditieren, zumindest im höheren Alter etwas langsamer altern als nicht meditierende Menschen. Außerdem verläuft der Alterungsprozess der Meditierenden offenbar umso langsamer, je länger sie die Technik bereits ausüben.[9]

Solche Beispiele zeigen, mit welch kleinen Stellschrauben sich Gesundheit beeinflussen lässt. Durch seinen Lebensstil, in dem Fall regelmäßiges Meditieren, kann der Mensch in sein eigenes organismisches System eingreifen, um seine Gesundheit zu stabilisieren – völlig ohne Medizin. Sehr viel mehr Aufmerksamkeit erhielt zu Recht eine sensationell anmutende Studie des US-Amerikaners Gregory Fahy, über die bereits weltweit berichtet wurde, noch ehe sie publiziert worden war. Der Alterungsforscher hat neun Männer im Alter von 51 bis 61 Jahren ein Jahr lang mit einem experimentellen Anti-Alterungs-Programm behandelt und dann ihr Blut von Steve Horvath mit dessen neuesten epigenetischen Verfahren analysieren lassen.

Das unglaubliche Ergebnis: Nach der Behandlung waren die Männer biologisch gesehen im Schnitt eineinhalb Jahre jünger als zu deren Beginn. Ihr Alterungstempo war also nicht nur gebremst, sondern sogar umgekehrt worden. Genau genommen wurden sie um zweieinhalb Jahre verjüngt, denn es war ein Jahr seit dem Beginn des Experiments vergangen. Bei einem der Männer sollen sogar die zuvor ergrauten Haare zu ihrer ursprünglichen Farbe zurückgekehrt sein.

Seit die gedruckte Studie[10] vorliegt, wissen wir genauer, worin das Anti-Aging-Programm von Fahy und Kolleg*innen bestand: Sie gaben den Probanden Wachstumshormon, um den Thymus zur Regeneration anzuregen. Dieses Immunorgan liegt unter dem Brustbein und stellt bei älteren Menschen seine Arbeit ein. Das ist ein normaler Prozess und nicht gefährlich, aber es gibt viele Hinweise, dass ein aktiver Thymus uns jung hält, weil er dem Körper hilft, die Alterung fördernde entzündliche Prozesse zu unterbinden.

Weil das Wachstumshormon aber auch das Diabetesrisiko erhöht, erhielten die Testpersonen zusätzlich die Diabetesmittel DHEA und Metformin. Nachweislich gelang es Greg Fahy, das Thymuswachstum anzuregen sowie das Immunsystem positiv zu beeinflussen und das biologische Alter der Probanden zu senken. Darüber, wie der Effekt zustande kam, kann aber selbst er nur spekulieren: »Es sind vermutlich immunologische und nicht-immunologische Mechanismen, die gemeinsam die epigenetische Alterung umkehren.«[11] Die Aussagekraft der Studie ist zudem gering: Sie war schlicht zu klein, und es fehlte eine Vergleichsgruppe von Probanden, die Placebos erhielten.

Solche Mängel werden zukünftige Projekte vermutlich ausräumen. Dank der Algorithmen der Biostatistiker werden wir aus bestimmten Daten im Speichel oder Blut von Versuchspersonen ziemlich genau berechnen können, wie sich deren Gesundheit unter bestimmten Lebensumständen verändert.

Wenn wir die epigenetischen Wandlungen, die unser Leben begleiten, verstehen lernen, können wir aber noch viel mehr. Wir gewinnen einen systemischen Einblick in das Altern. Wir verstehen im Idealfall, welche Mechanismen uns zunächst erwachsen und dann gebrechlich werden lassen – und haben damit die Hand am Lenkrad unserer Widerstandskraft, unserer Anpassungsfähigkeit, unserer Gesundheit. So gesehen ist Gesundheit – die Aufrechterhaltung der Anpassungsfähigkeit – nichts anderes als ein die Alterung bremsender Prozess. Man könnte auch sagen: Das Altern – nicht die Krankheit – ist das Gegenteil von Gesundheit.

Sheraz Gul ist britischer Biochemiker und Leiter der Abteilung für Wirkstoffsuche am Fraunhofer-Institut für Molekularbiologie und Angewandte Ökologie in Hamburg. Er hat mit Kolleg*innen den neuen Selbsttest auf das epigenetische Alter entwickelt, den auch ich ausprobiert habe. Gul wird regelrecht euphorisch, wenn er darüber nachdenkt, was man damit alles anfangen kann: »Die epigenetische Uhr verrät uns nicht nur unser Alter, sie zeigt auch, welche Teile des Erbguts in unseren Zellen mit dem Älterwerden systematisch anders reguliert werden.« Derzeit suche man anhand dieser Daten gezielt nach Wirkstoffen, die eben diese Regulation veränderten und damit auch das Alterungstempo sowie das Risiko für Alterskrankheiten beeinflussen könnten.

Mit der weitgehend auf Zufälle vertrauenden herkömmlichen Wirkstoffsuche haben solche Ansätze nichts mehr gemein. Hier wird direkt in das System des Lebens geblickt. Es ist die lange geforderte Aufklärung und zielgenaue Ausnutzung der mechanistischen Zusammenhänge lebendiger Prozesse.

Doch bleiben wir bei den epigenetischen Uhren: Überall auf der Welt helfen sie der Wissenschaft, Gene und von den Genen codierte Proteine aufzuspüren, die zur Alterung beitragen. Viele davon wurden bislang noch gar nicht mit dem Altern in Verbindung gebracht – haben damit aber offensichtlich etwas zu tun. Und natürlich experimentieren die Forscher*innen parallel mithilfe kultivierter Zellen als Modellsysteme, ob und wie man im Interesse der Gesundheit irgendwie in die beteiligten Prozesse eingreifen kann.

Auch Gul und sein Team verfolgen diesen Ansatz. Die Auswertung der epigenetischen Alterungsdaten ist dabei nur ein winziger Ausschnitt. »Es gibt Milliarden frei zugänglicher molekularbiologischer Daten in öffentlichen Datenbanken«, sagt der Biochemiker. Gespeichert sei dort so ziemlich alles, was man über die verschiedensten Biomoleküle aus den verschiedensten Geweben kranker oder gesunder, junger oder alter Menschen bisher herausgefunden hat. Diese Daten wollen Forscher*innen überall auf der Welt mithilfe neuester Computertechnik und Software nutzen, um den Ursachen von Krankheiten nachzuspüren. Denn, so Gul, »bislang kennen wir die Ursachen der allermeisten Krankheiten noch gar nicht«.

Letztlich soll es gelingen, »Krankheiten in besonders frühen Stadien zu identifizieren. Und sie dann vielleicht sogar zu bekämpfen, bevor sie die Kontrolle übernehmen«, sagt Gul. Vor allem bei den vielen Volks- und Altersleiden ginge es bislang »meistens nur darum, sie einfach irgendwie zu managen«. Man wolle den Menschen ein möglichst gutes Leben *mit* der Krankheit bescheren. Die Krankheit wirklich in ihrer ganzen Komplexität verstehen und ihr ernsthaft vorbeugen oder sie effektiv bekämpfen, könne man derzeit oft noch nicht. Am Ende der vielen neuen parallel verlaufenden Entwicklungen dürfte aber ein erstaunlich genauer Blick in das systembiologische Netzwerk der altersbedingten und komplexen Krankheiten und der Gesundheit als wichtigste Prozesse des Lebens stehen, der genau das möglich macht.

Doch wieso hat man früher nicht so weit gedacht?, frage ich Gul bei der Besichtigung seines Labors. »Wir hatten einfach nicht die technischen Voraussetzungen dafür«, ist die lapidare Antwort. Er zeigt auf einen Stapel unscheinbarer grauer Kästen, nicht viel größer als zwei Reihen aus drei übereinandergestapelten Mineralwasserkisten. Es ist ein Screening-Roboter der neuesten Generation. »Das Ding kostet unglaublich viel Geld, und es kann viele wichtige Experimente auf dem Weg zu neuen biomedizinischen Wirkstoffen machen: Es testet die Wirkung Tausender Substanzen auf Hunderte verschiedener Zelltypen in kürzester Zeit«, sagt Gul.

Der Hochdurchsatz-Screeningroboter führt sogenannte Bioassays aus: standardisierte und automatisierte Tests, die Wirkstoffe auf ihren Einfluss auf Zellen und Gewebe untersuchen. Das nur äußerlich unscheinbare Gerät analysiert und vergleicht dabei die Daten, wählt gezielt neue Substanzen aus und ermittelt zudem, wie die Zellen molekularbiologisch auf die jeweiligen Substanzen reagieren. Parallel versuchen Gul und sein Team auch noch die mögliche Wirkung der Substanzen auf lebendige Organismen in Computern zu simulieren.

Diese ersten Beispiele veranschaulichen, wohin uns die neue Wissenschaft der Systembiologie führen wird: Statt der klassisch eindimensionalen Betrachtung von Auslöser, Krankheit und Symptom wird es um die ganzheitliche Betrachtung der Gesundheit mithilfe neuester technischer Verfahren gehen. Und um den Versuch, die Gesundheit mit mehr oder weniger gezielten Interventionen an geeigneter Stelle im Netzwerk unserer Biologie möglichst lange zu erhalten. Diese Interventionen können übrigens so ziemlich alles sein: der Mittagsschlaf zur rechten Zeit, eine Runde Sport, die gezielte Ernährungsumstellung, eine Psychotherapie, die Unterstützung einer stabilen Eltern-Kind-Bindung in früher Kindheit, aber natürlich auch ein zielgenau wirkendes Medikament.

Die Systembiologie möchte verstehen, wie ich als ganzer Mensch mit meinem Erbe, meiner Umwelt und meiner Vergangenheit funktioniere. Und eines Tages wird sie mithilfe dieses Ansatzes sogar Vorhersagen machen können, wie es mir gelingen könnte, gesünder zu sein – oder anders gesagt: noch langsamer zu altern.

Dazu bedient sie sich der Mathematik. Es ist der Versuch, biologische Prozesse mathematisch zu beschreiben und die Gesundheit zu berechnen. Steve Horvath ist als Erstem gelungen, aus bestimmten Markierungen an der DNA das Alter eines Menschen zu kalkulieren. Das erlaubt nun sogar Prognosen über die Lebenserwartung dieses Menschen. Und es ermöglicht wissenschaftliche Studien darüber, wie wir die gegenläufigen Prozesse des Alterns und der Gesundheit gezielt und individuell beeinflussen können.

Dieses Beispiel fasst perfekt zusammen, wo die Systembiologie derzeit steht. Dank der großen Fortschritte der Biomedizin erhält die Wissenschaft immer mehr Daten über das Leben im Allgemeinen. Sie vermisst dann aber auch das Leben Einzelner und kann damit dessen Verlauf immer präziser und detaillierter beschreiben. Die Entwicklung zuverlässiger Algorithmen macht den mathematischen Blick in die mögliche Zukunft eines Lebewesens genauer und individueller.

Die Kristallkugeln der Systembiologie klaren sich also zunehmend auf. Bevor ihre mathematischen Prognosen aber derart exakt werden, dass wir damit weite Teile unserer Gesundheit steuern könnten, muss die Wissenschaft vor allem die kleinsten Bestandteile des Lebens, die Zellen und Organe, noch um einiges besser kennenlernen als heute. Im aktuellen Fokus der Systembiologie befindet sich deshalb beides: die Kalkulation und Simulation des großen Ganzen mit den komplexen Beziehungen zwischen seinen zahllosen Elementen und die Erforschung der komplizierten Mechanismen innerhalb dieser winzigen Einzelteile.

Das Leben verstehen

Das biologische Alter ist also mithilfe der Systembiologie berechenbar geworden. Doch was verrät das Alterungstempo eines Menschen über die systemisch-mechanistischen Zusammenhänge in seinem Inneren? Kann man ein System überhaupt verstehen, wenn man es noch nicht mal auseinandernimmt? Dieser Einwand scheint gerechtfertigt. Aber er ist falsch.

Zunächst ist es gar nicht unbedingt die Aufgabe der Systembiologie, das Leben besonders gut zu verstehen. Sie möchte vor allem Prognosen darüber erstellen, wie ein individuelles Leben unter bestimmten Umweltbedingungen und mit einem bestimmten Lebensstil verläuft. Allerdings gelingt dies erst dann hinreichend zuverlässig, wenn man das Leben zuvor auch wirklich begriffen hat. Messen wir das biologische Alter, erfassen wir die Antwort des gesamten Systems. Das ist gut. Das ist schon viel. Aber es bringt uns nicht entscheidend voran. Beginnen wir hingegen, das System – den Organismus – im wörtlichen Sinn auseinanderzunehmen und seine Einzelteile isoliert zu untersuchen, geht es kaputt. In diesem Dilemma steckt die biomedizinische Forschung seit Jahrhunderten.

Doch genau an diesem Punkt sind derzeit gewaltige Änderungen zu verzeichnen. Zwei sich perfekt ergänzende Trends, die auf den ersten Blick nichts miteinander zu tun haben, tragen dazu bei: Da ist das immer akribischere Sammeln von Daten, die von möglichst vollständigen Organismen in möglichst natürlichen Lebensumständen gewonnen werden. Mit ihrer Hilfe können Mathematiker immer besser rechnen, ohne die biologischen Systeme antasten zu müssen.

Und da ist die haarkleine, bis auf die molekulare Ebene reichende Erforschung der Zellen als minimale Lebenseinheiten. Es ist das maximale Zerlegen der Organismen in ihre kleinstmöglichen Bestandteile. Beide Trends laufen parallel, aber sie schließen auch die Lücke zwischen sich. Denn ihre Resultate vergrößern die jeweiligen Blickfelder, die deshalb stetig aufeinander zulaufen. Treffen sie sich irgendwann in der Mitte, ist die Systembiologie am Ziel.

»Die Einzelzellbiologie ist das Ding der Zukunft«, sagt Nikolaus Rajewsky, Leiter des Berliner Instituts für medizinische Systembiologie. Er koordiniert gemeinsam mit der Pariser Epigenetikerin

Geneviève Almouzni eines der ambitioniertesten aktuellen europäischen Forschungskonsortien. Es heißt LifeTime und möchte das Leben auf der Ebene der Zellen umfassend begreifen, so wie es bislang noch nicht möglich war. Dieses Konsortium soll hier stellvertretend für die vielen ähnlichen Ansätze stehen, mit denen es der Forschung überall auf der Welt derzeit gelingt, immer mehr Elemente eines biologischen Systems aufzuspüren und mehr über das große Ganze zu erfahren, als es der symptomorientierten Biomedizin herkömmlicher Prägung bisher gelingen konnte.

Der bereits zitierte Pharmakologe Harald Schmidt aus Maastricht verweist in diesem Zusammenhang auf Menschen mit zu hohem Blutdruck: »95 Prozent aller Bluthochdruckpatienten werden mit essenzieller Hypertonie diagnostiziert – was sehr wissenschaftlich klingt, aber lediglich bedeutet: Sie haben Bluthochdruck, aber wir wissen nicht warum.«[12] Das Problem: Zu hoher Blutdruck ist gar keine Krankheit. Er ist ein Symptom.

Ähnlich erging es bisher der Molekularbiologie. Was sie ermittelte, waren Informationen über riesige Zell-Mixturen. Es war ein unkonkretes Ereignis, irgendein Protein zum Beispiel, das plötzlich in großen Mengen erzeugt wurde oder gar nicht mehr. Oft war das Resultat nicht fein genug aufgelöst, weil man es nicht auf eine bestimmte Zelle, oft noch nicht einmal auf einen bestimmten Zelltyp oder ein Organ beziehen konnte.

Anders ausgedrückt: Der Hinweis auf den systemischen Zusammenhang des Merkmals ging allzu oft verloren. Genau das ändert die Einzelzellbiologie zwangsläufig. Denn sie misst, was auf der Ebene einer Zelle geschieht. So erfasst sie immer auch, welches exakt definierte Geschehen zum Gesamtsystem des beschriebenen Lebens zu einem bestimmten Zeitpunkt beiträgt. Diese vielen kleinen Elemente lassen sich theoretisch wieder zu einem großen Ganzen zusammenbauen. Es könnte einst gelingen, das System Mensch aus seinen winzigsten Einheiten neu zu konstruieren – und sei es auch nur am Computer. Spätestens dann wird es möglich sein, den Effekt auch winzigster Veränderungen, die auf der zellulären Ebene stattfinden, zu kalkulieren.

Es klingt utopisch und ist vermutlich auch nicht bis ins letzte Detail nötig. Aber sind die 37 Billionen Zellen eines menschlichen Körpers erst mal wirklich allesamt verstanden, kann man damit beginnen, diesen Körper virtuell auferstehen zu lassen.[13] Spätestens dann fusioniert die Einzelzellbiologie mit dem zweiten großen Trend der gegenwärtigen Systembiologie: dem Datensammeln und der Auswertung mit neuester, als Künstliche Intelligenz bezeichneter Informationstechnik, also dem maschinellen Lernen und seinem Teilgebiet, dem Deep Learning, das auf künstliche neuronale Netze zurückgreift.

Diese Netze bestehen nicht aus echten Nervenzellen, es sind lediglich Algorithmen, die sich an den Rechenmethoden der Natur orientieren. Sie lernen deshalb auch ähnlich wie unser Gehirn, indem sie sehr, sehr oft immer wieder immer andere neue Ansätze ausprobieren und hinterher überprüfen, ob das Ergebnis besser oder schlechter geworden ist.

So gesehen existiert die Systembiologie schon lange. Und genau genommen gibt es sogar drei Spielarten der Systembiologie: Erstens die ursprüngliche, klassische Variante, die wir seit vielen Jahrzehnten kennen. Sie versucht, das Leben mit mathematischen Gleichungen zu beschreiben. Zweitens die moderne mathematisch-informationstechnische Systembiologie, die Daten über Daten sammelt. Sie versucht, mithilfe modernster Verfahren der Informatik die richtigen Schlüsse daraus zu ziehen, um in die Zukunft eines Lebens zu blicken. Und drittens die physiologische Systembiologie, die das Leben bis ins kleinste Detail erforschen, mechanistisch verstehen, präzise über längere Zeiträume hinweg beschreiben und zumindest virtuell zu einem Ganzen zusammensetzen möchte. Alle drei haben ein großes Ziel, das sie nur gemeinsam erreichen werden: die Vermessung des Lebens.

»Ich verstehe unter Systembiologie nur, dass man mithilfe der Mathematik vorhersagen kann, was in einer lebenden Struktur passiert«, sagt Nikolaus Rajewsky. Sein Berliner Institut führt nicht umsonst den zunehmend populären Begriff Systembiologie im Namen. Aber er hat längst begriffen, dass man eigentlich erst dann von Systembiologie sprechen sollte, wenn die drei Zweige fusionieren. Und das Spannende dabei: Auch dieser Moment scheint fast erreicht.

»Die Daten sind eigentlich da, um Systembiologie zu machen. Wir werden in der Lage sein, viel früher als heute zu entdecken, wo sich krank von gesund trennt. Und dann werden wir rechtzeitig intervenieren. Wir werden Fehlentwicklungen auffangen, bevor sie überhaupt eine Rolle spielen.« Das erzählt mir Rajewsky, als ich ihn in seinem blitzneuen, gerade erst von Kanzlerin Angela Merkel eröffneten, top ausgestatteten Institut besuche. Während er mich durch die modernen Labore und Versammlungsräume führt, mir Details der offenen Architektur nahebringt und seine Mitarbeiter*innen vorstellt, wird klar: An diesem Ort versucht man tatsächlich, ausgetretene Pfade zu verlassen und im kreativen, aus vielen Disziplinen zusammengesetzten Team sowie mithilfe modernster Technik Neues zu entdecken.

»Wir wollen die Gesetze verstehen, nach denen Zellen und Organe innerhalb eines Organismus funktionieren«, sagt Rajewsky. Und natürlich wolle man auch die Mechanismen ergründen, die aus diesen Gesetzen resultierten. Beides gehöre zusammen. Eines Tages hoffe man, vorhersagen zu können, wie sich Zellen und andere biologische Systeme in der Zukunft verändern werden. Online-Kaufhäuser könnten heute ja auch schon erstaunlich genau berechnen, welche Produkte ihre Kunden als Nächstes kaufen würden. So ähnlich müsse man sich das vielleicht vorstellen.

Alle existierenden menschlichen Zelltypen sollen komplett durchleuchtet werden: ihre Genetik und Epigenetik, ihr Stoffwechsel, ihre Entwicklung, ihre Biochemie. Zudem möchte die Wissenschaft begreifen, wie die Zellen sich zu Organen zusammenfinden und wie diese mit anderen Organen kommunizieren, sodass komplex funktionierende Lebewesen wie wir entstehen. Aber das eigentliche Ziel all dessen besteht darin, so früh wie möglich festzustellen, wenn in diesem System etwas schiefläuft. Anders gesagt: Die Krankheit bereits erkennen und behandeln, bevor sie dem biologischen System Mensch etwas anhaben kann. Es wäre die perfekte Krankheitsprävention. Es wäre eine Art Hightech-Gesundheitsmedizin. Und es wäre der erste Schritt auf dem Weg zu einer gelebten Systembiologie.

Die perfekte Ergänzung der Einzelzellbiologie ist dabei die Entwicklung von Modell-Organen. Solche Organoide werden schon heute aus Zellkulturen gezüchtet. Es gibt Mini-Gehirne, Mini-Nieren, Mini-Herzen, Mini-Lebern und vieles mehr. Sie sind das ideale Werkzeug, um zu sehen, wie die möglichst rundum erforschten einzelnen Zellen im Verbund funktionieren.

»Im Grunde geht es uns darum, endlich zu verstehen, wie in einem Organismus Krankheiten entstehen. Und zwar ganz genau: Zelle für Zelle sowie im Verlauf der Zeit«, definiert Rajewsky den Zweck des LifeTime-Projekts auf einer Eröffnungskonferenz im Frühjahr 2019. Schon zu Beginn beteiligten sich mehr als 120 Wissenschaftler*innen von 53 Instituten aus 18 europäischen Ländern sowie 60 Unternehmen daran.

Eine derart weitläufige Zusammenarbeit ergibt sich zwangsläufig aus dem multidisziplinären Ansatz der Systembiologie. Die verschiedenartigsten modernen Methoden aus unterschiedlichsten Bereichen sollen zum Einsatz kommen: Neben den Organoiden werden zum Beispiel Hochdurchsatzverfahren zur Analyse genetischer, epigenetischer, proteomischer und vieler anderer Eigenschaften von Zellen eingesetzt. Stammzellforschung, Genetik, Molekularbiologie, Gentechnik und Epigenetik sind nötig, um das Leben auf der Ebene der Zellen umfassend zu analysieren. Was das alles im Einzelnen ist, erkläre ich später.

Moderne Mikroskoptechnik und andere bildgebende Verfahren unterstützen diese Forschung ebenso wie neueste Verfahren aus der Computer- und Informationstechnik. Die Bioinformatik wird versuchen, die gigantischen Datenmengen, die zwangsläufig anfallen, in den Griff zu bekommen, oder sie wird ihre Computer so programmieren und füttern, dass diese mithilfe Künstlicher Intelligenz bislang verborgene Muster und Zusammenhänge im Geflecht des Lebens aufspüren.

Die beteiligten Forscher*innen stammen aus der Biologie, Physik, Informatik, Mathematik, Medizin, Soziologie, Ethik und Ökonomie. »Alle Mitglieder von LifeTime gehören zu den Besten ihrer jeweiligen Disziplin. Sie leisten Visionäres«, sagt Rajewsky. Es könnte gut sein, dass er recht behält.

Vom linearen zum systemischen Denken

Gregory Bateson (1904–1980) war ein großer britischer Biologe, Anthropologe, Soziologe und Philosoph. Er versuchte stets, die Zusammenhänge des Lebens kybernetisch zu begreifen. Es ging ihm also um das Zusammenwirken vieler ineinander verwobener Regelkreise, aus denen etwas Lebendes, Fühlendes, Gebendes, Nehmendes, Denkendes und Handelndes entsteht. Etwas prosaischer kann man die Kybernetik schlicht als die Wissenschaft von Steuerung und Regelung bezeichnen.

Doch egal wie, es ist kein Wunder, dass Bateson nebenbei ein wichtiger Systemtheoretiker war. Denn auch die systemische Betrachtung lebendiger Prozesse hat zum Ziel, möglichst alle beteiligten Abläufe gemeinsam zu erfassen und zu beschreiben. Weil Bateson nicht nur das Verhalten von Tieren wie Delphinen oder Tintenfischen erforschte, sondern auch viel mit Psycholog*innen zusammenarbeitete, versuchte er seine Erkenntnisse zusätzlich auf menschliche Beziehungen zu übertragen. Das machte ihn zu einem der Mitbegründer der Systemtherapie, einer mittlerweile etablierten Richtung der humanistischen Psychologie und Familientherapie.

Diese hat mit der Systembiologie etwas Zentrales gemein: Sie geht das Beschreiben und Lösen von Problemen weniger dadurch an, dass sie sich auf die einzelnen Elemente konzentriert als darauf, wie diese miteinander in Beziehung stehen und sich mit der Zeit verändern. Im Vordergrund steht Netzwerkdenken, das Geschehen innerhalb einer Familie zum Beispiel. Bateson war es nicht so wichtig, wie ein einzelner Mensch oder ein einzelnes Tier tickte. Ihn interessierte, wie dieser Mensch in seinem sozialen Gefüge auf andere wirkte – und andere auf ihn. Dieses Denken passte perfekt in die Zeit der späten 1960er und frühen 1970er Jahre, als viele junge Menschen sich gegen die autoritären Strukturen der Generation ihrer Eltern auflehnten.

Nora Bateson, die Filmregisseurin, Autorin und jüngste Tochter des großen Gregory, erinnert sich gerne an ihre Kindheit im legendären Esalen Institute in Big Sur bei San Francisco, USA. Bis heute widmet man sich dort der interdisziplinären humanistischen Wissenschaft. Vor allem damals ging es bisweilen auch ziemlich esoterisch und spiritistisch zu. Dass das nicht nur zum Zeitgeist passte, sondern auch neue Einsichten und wichtige Ideen brachte, betont Nora Bateson gerne: Man könne aus dem, was in dieser Zeit »an diesem speziellen Ort« geschah, »sehr viel darüber lernen, wie sich Systeme verändern«. Wichtig sei den Menschen damals vor allem gewesen, was zwischen ihnen geschehen sei. Es habe eine besondere »Verrücktheit des Denkens« gegeben, die es den Individuen erlaubt habe, wissenschaftlich neue Wege zu gehen. »Man konnte neue Ideen ausprobieren, und man konnte Sachen sagen, die man anderswo nicht aussprechen durfte.«

Um das zu verdeutlichen, gibt sie in ihren Vorträgen manchmal Anekdoten zum Besten. So auch dieses Mal, als sie auf dem Metaforum Kongress im Jahr 2019 in Abano Terme, Italien, nach mir redet. Sie spricht über ihre Warm Data Lab genannten Ideen, wie Menschen auch über komplexe Themen miteinander ins Gespräch kommen können. Und sie erzählt von ihrem Vater. Rückblickend lassen einen manche ihrer Geschichten nur den Kopf schütteln. In den frühen 1970er Jahren aber war das, was in Esalen geschah, für die einen skandalös und für die anderen das Symbol des Aufbruchs in eine neue Ära.

Hin und wieder besuchten Seminaristen und Wissenschaftler*innen von anderen Universitäten das Institut, erzählt Bateson, »alle fein angezogen«. Eigentlich erwarteten sie eine förmliche Begrüßung. Doch was begegnete ihnen nicht selten als erstes, nachdem sie mühsam schwitzend in ihren angepassten Klamotten den weiten Weg zum entlegenen Institut hinter sich hatten? »Fünfundzwanzig hüpfende Penisse«, grinst Nora. Denn oft hätten auf der großen Wiese vor dem Hauptgebäude von Esalen »große Gruppen nackter Männer Volleyball gespielt. Den Leuten sind die Augen übergegangen.«

Der ganze Saal lacht. Die Pointe sitzt. Ähnlich komisch dürfte es gewesen sein, als die Bewohner des Instituts aus einer Laune heraus alle mit riesigen selbstgebastelten Pyramidenhüten herumgerannt sind, wie Bateson weiter erzählt. Doch egal wie oft sich diese Szenen tatsächlich abgespielt haben, sie klingen glaubhaft. Die Forscher*innen, Spiritist*innen und Esoteriker*innen am Institut mochten flippige Klamotten und trieben viel Sport, den sie – ganz im Geiste ihrer freiheitsverliebten Zeit – am liebsten nackt machten. Und weil sie gleichzeitig keinen Wert auf Etikette legten, scherte es sie nicht, ob und wann sich Besucher angesagt hatten. Sie waren ohnehin immer willkommen. Sie mussten sich nur auf den Anblick einiger unbekleideter Wissenschaftler*innen beim Volleyballspiel gefasst machen.

Nora Bateson verschweigt nicht, dass auch ihr als Kind manches befremdlich vorkam von dem, was die Erwachsenen damals veranstalteten. Unter dem Deckmantel des Visionären bekamen natürlich auch eine Menge Scharlatane und Narzissten Gelegenheit zur Selbstdarstellung. Gregory Bateson war angeblich oft der Erste, der deren Ideen als unwissenschaftlich oder den Naturgesetzen widersprechend bloßstellte. Was aus dieser Zeit bis heute aber bleibt, ist eine ernst zu nehmende neue Sicht auf die Welt. Die systemische Psychotherapie ist anerkannt, und niemand wird ihr ihre Berechtigung absprechen wollen.

Und sonst? Vieles, was man heute nicht mehr machen würde, mag wichtig gewesen sein für eine Generation, die sich von den autoritären Zwängen ihrer Eltern und Großeltern befreien musste. Aber es gibt eine andere Parallele: Auch heute nötigt uns die Lage zu Veränderungen. Die Menschheit stößt in vielerlei Hinsicht an ihre Grenzen, sie vernichtet ihre eigene Lebensgrundlage. Sie wächst und wächst. Die Klimakatastrophe droht.

Die Gesundheitssysteme fast überall auf der Welt sind überlastet oder sorgen nur noch unzureichend für die Menschen. Medizin wird immer teurer. Sie ist in vielen Bereichen unbezahlbar geworden. Schon beginnen die ersten Diskussionen darüber, ob man besonders teure Behandlung auf einen bestimmten Kreis von Menschen beschränken darf. Dabei geht es meist um die Bedürftigkeit der Menschen sowie um den Nutzen, den sie von der Behandlung haben. Immer häufiger und in immer mehr Ländern hängt die moderne Medizin die weniger Wohlhabenden ab. In den USA etwa sinkt in den ärmeren Schichten bereits die durchschnittliche Lebenserwartung.

Die dramatischste Entwicklung der letzten Zeit ist aber die Coronakrise. Sie fordert fast überall auf der Welt zahlreiche Todesopfer und führte zu den schwersten wirtschaftlichen Einbrüchen seit dem Zweiten Weltkrieg. Viele Menschen sterben an der neuen Krankheit direkt, andere aber auch indirekt, weil Krankenhäuser und Gesundheitsämter überlastet und Politiker*innen überfordert sind oder aus Ignoranz falsche Entscheidungen treffen.

Während ich diese Zeilen schreibe, sind die SARS-CoV-2-Pandemie und ihre Folgen zudem eine riesige seelische, medizinische und gesellschaftliche Belastung für zahllose Menschen in weiten Teilen der Welt. Sie verstärken Suchtprobleme, das Risiko für psychische Krankheiten und häusliche Gewalt. Sie fördern den Rückfall in veraltete, längst überholt geglaubte geschlechtsabhängige Rollenbilder. Sie treiben ganze Unternehmen und Familien in den Ruin. Sie belasten Menschen in bestimmten Berufen über alle Maßen, etwa Kranken- und Altenpfleger*innen oder Mediziner*innen. Ich kann nur hoffen, dass sich die Situation bis zum Erscheinen dieses Buches gebessert hat.

Was die Corona-Pandemie in den Jahren 2020 und 2021 aber auch überdeutlich macht: Gesundheit ist kein individuelles, sondern ein gesamtgesellschaftliches Anliegen. Das Wohlergehen vieler Einzelner hängt maßgeblich davon ab, wie sozial und fürsorglich sich die Gesellschaft als ganze verhält. Zum Glück begreifen die meisten Menschen zumindest am Anfang der Pandemie rasch, was das bedeutet: Sie halten sich akribisch an die Hygienevorschriften, damit sie keine Risikopersonen anstecken. Und sie kümmern sich um die Versorgung und das Wohlergehen der Alten und Kranken, die sich zu Recht scheuen, einkaufen zu gehen und anderen Menschen zu nahe zu kommen.

Wenn in den letzten Jahren und Monaten eines klar geworden ist, dann also, dass die Menschheit gezwungen ist, auf vielen Ebenen neue Wege zu suchen und diese möglichst rasch und kompromisslos zu beschreiten.

Die These, derzeit stünde ein neuer, wichtiger Aufbruch in eine gemeinschaftlich und nachhaltig denkende Gesellschaft bevor, scheint nicht weit hergeholt. Klimakrise und Corona-Pandemie wirken vielleicht ähnlich wie das autoritäre Denken der Eltern und der Vietnamkrieg in den 1960er Jahren. Vielleicht naht im Versuch, sich dem entgegenzustemmen, sogar eine Wende – ein neues Zeitalter. Vielleicht könnte das Abstandnehmen vom linearen Denken bald nicht nur in der Psychologie angesagt sein, sondern endlich auch in Biologie und Medizin. Es könnte sich herumsprechen: Auch körperliche Prozesse sind in der Regel nicht kausal – schon gar nicht monokausal. Sie sind vernetzt und sehr komplex.

Gelingt das, öffnet sich die Biomedizin tatsächlich für den systemischen Blick à la Bateson und Co., wird die Biologie zur Systembiologie. Dann erwirbt sie vielleicht endlich sogar jenen Status, den ihr manche – nicht nur meines Erachtens zu Unrecht – seit Kurzem zuschreiben. Sie wäre tatsächlich die Wissenschaft vom Leben. Sie wäre eine neue Leitwissenschaft.

Eine neue Ära

»Präzisionsgesundheit und -medizin erreichen derzeit eine neue Ära«, schreiben die Autor*innen um den US-amerikanischen Genetiker Michael Snyder in einer viel beachteten Studie aus dem Jahr 2019.[14] Über acht Jahre hinweg hatten die Mediziner*innen aus Kalifornien eine Gruppe von 109 Menschen mit einem erhöhten Risiko für Typ-2-Diabetes regelmäßig untersucht. Viermal jährlich erfassten sie den Lebensstil und die Verfassung der Proband*innen.

Zudem wendeten sie die neuesten biomedizinischen Analyse-Techniken an.

Das mag zwar noch nicht die ausgereifteste systemorientierte Variante der Medizin sein, aber es ist ein ambitionierter Versuch, mithilfe von Netzwerkanalysen das heute bereits Machbare bei der systemischen Erfassung der Biologie von Menschen umzusetzen. Manche sprechen angesichts solcher Ansätze bereits von einer Systemmedizin. Die Forscher*innen selbst bezeichnen ihren Ansatz als Präzisionsmedizin. Damit betonen sie, dass ihre Analysen und potenziellen Therapien so genau wie möglich auf die Menschen abgestimmt sind. Es handelt sich letztlich um eine besonders umfassende Form der personalisierten oder individualisierten Medizin.

Die Testpersonen trugen tragbare Sensoren, die deren Herzfrequenz, Aktivität und Schlafverhalten überwachten. Die Proband*innen gaben regelmäßig Blut-, Stuhl- und Urinproben ab, machten Belastungstests und wurden am Herzen untersucht. Auch die gängigen Früherkennungstests für Krankheiten absolvierten sie immer wieder. Dabei wurden die Proben mit sogenannten Omik-Techniken untersucht. Es wurde also erfasst, welche Genvarianten vorlagen (Genomik), welche Gene besonders aktiv waren (Transkriptomik), wie das Immunsystem arbeitete (Immunomik), welche Proteine die Gewebe erzeugten (Proteomik), wie die Zusammensetzung der Mikroben im Darm war (Mikrobiomik) und in welchem Zustand sich der Stoffwechsel der Menschen befand (Metabolomik). Gleichzeitig wurden Computerprogramme zur Auswertung der Daten eingesetzt.

Und wozu das Ganze? Snyder und Kolleg*innen sind überzeugt, ihr Ansatz habe »das Potenzial zur Unterstützung der Gesundheit«. Wohl gemerkt: Hier geht es um die »Unterstützung der Gesundheit«, nicht mehr um die Bekämpfung von Krankheit. Das ist schon ein bisschen revolutionär. Und vielleicht ist es ja auch kein Zufall, dass die Hauptautoren der Studie an der Stanford University arbeiten, gar nicht so weit weg vom einst so aufmüpfigen Esalen Institute.

Die Wissenschaftler*innen verkaufen ihr Projekt – grob übersetzt – unter dem Etikett eines »auf einen langen Zeitraum angelegten Ansatzes, mithilfe von *Big Data* eine Präzisionsgesundheit zu erreichen«. Das ist natürlich ein hochgestecktes Ziel. Und die bislang erreichten Ergebnisse sind daran gemessen nicht wirklich überzeugend. Aber darum geht es nicht: Es geht um das, was inzwischen alles nicht nur denkbar, sondern auch machbar ist.

Als Resultat der systemisch angelegten Präzisionsmedizin in der aktuellen Studie fanden sich immerhin »67 klinisch relevante Gesundheits-Entdeckungen«. Da wurde bei einem Probanden ein obstruktives Schlafapnoe-Syndrom diagnostiziert, eine gefährliche Form des Extremschnarchens. Bei einem anderen lieferten Sensoren am Handgelenk erste Anzeichen einer Borreliose, also einer durch Zecken übertragenen Infektion mit Borrelien genannten Bakterien. Viele Probanden hatten starken Bluthochdruck. Bei immerhin sieben fand man Genvarianten, die ihr Krebsrisiko deutlich erhöhten. Zudem wurden diverse Formen von Stoffwechsel- oder Herz-Kreislauf-Krankheiten aufgespürt.

Das alles klingt ein wenig nach Gemischtwarenladen. Aber erstens waren die Befunde bislang unentdeckt geblieben, und zweitens ist genau das unsere Gesundheit letztlich ja auch: ein komplexes Sammelsurium aus vielen möglichst reibungslos miteinander zusammenarbeitenden Körperfunktionen. Es war genau das Ziel des Ansatzes aus Kalifornien: durch möglichst permanente, großflächige Beobachtung möglichst viele Indizien für verborgene Prozesse zu finden, die gerade aus dem Ruder laufen oder demnächst aus dem Ruder laufen könnten.

Vor allem aber macht die Studie deutlich, wo auch die Reise der Systembiologie hingeht: Viele Parameter sollen langfristig, häufig und genau erfasst werden, damit wir früh erkennen, wann und wo wir auf welche Weise am besten handeln können, um den Gesundheitsprozess aktiv zu lenken. Hierbei werden übrigens keine Gesunden zu Kranken erklärt. Denn es geht nicht um die Bekämpfung von Krankheit, sondern um die Aufrechterhaltung der Gesundheit. Es geht um die »*Big Data* Präzisionsgesundheit«.

Neue systemmedizinische Studien – etwa die im Jahr 2014 in Deutschland gestartete Nationale Kohorte, an der 200 000 Menschen teilnehmen – sind auf eine Laufzeit von vielen Jahren bis mehreren Jahrzehnten angelegt.[15] Es wird noch dauern, bis sie erste Ergebnisse zeitigen. Umso wichtiger ist, dass manche von ihnen bereits bei Kindern oder jungen Erwachsenen ansetzen. Im Laufe der Zeit werden die beteiligten Forscher*innen immer wieder Zwischenergebnisse veröffentlichen. So dürfte sich nach und nach abzeichnen, dass der Ansatz dank des allgemeinen Fortschritts immer besser funktioniert.

Was bislang publiziert wurde, sind allenfalls zaghafte Vorstudien. So auch der Ansatz des bekannten Genetikers Craig Venter. Der Biomedizin-Revolutionär und einer der wichtigsten Protagonisten des Humangenomprojekts, der im Jahr 2003 erfolgreich abgeschlossenen Entzifferung des ersten menschlichen Genoms, setzt nämlich ebenfalls auf die neue Präzisionsmedizin. Sein Team analysierte haarklein die Gesundheit von 209 aktiven, symptomfreien Menschen unterschiedlichen Alters. Die Forscher*innen durchleuchteten ihre Testpersonen mit Magnetresonanztomographie, analysierten Blutproben und das Stoffwechselgeschehen, überwachten das Herz und einiges mehr. Natürlich lasen sie zudem die Genomsequenz der Proband*innen und suchten nach auffälligen Varianten in wichtigen Genen.[16]

Schließlich entdeckte Venters Team bei einigen Personen ein erhöhtes Erkrankungsrisiko. Wenige der Teilnehmer waren sogar schon erkrankt, ohne es bis dato zu wissen. Bei den Leiden handelte es sich vor allem um häufige, komplexe, chronische Alterskrankheiten wie Diabetes oder Herz-Kreislauf-Leiden. Auch Vorstufen von Leberkrankheiten wurden gefunden. Als Sensation ließen sich diese Resultate zwar nicht verkaufen. Aber das wollte auch niemand. Die Forscher*innen betonten jedoch, ihr Ansatz berge »nicht nur die Möglichkeit einer frühen Krankheitsprävention, sondern die besonders frühe Erkennung der Krankheiten selbst«.

Auch hier wird deutlich, was uns im Zeitalter der Systembiologie erwartet. Natürlich empfinden die meisten von uns zunächst reflexhaft ein Unbehagen ob einer solchen Datensammelwut. Aber mit ein wenig Abstand und kühlem Verstand wächst womöglich die Erkenntnis, diese Reise könnte in eine Zukunft führen, in der es uns gesundheitlich deutlich besser geht als heute, in der wir sogar freier sind, weil wir besser wissen, was wir uns gestatten dürfen und was eher nicht. Vielleicht sind Angst, gar Pessimismus oder Schwarzmalerei also gar nicht angebracht?

Gesundheit als lebenslanges Projekt

Die Messung des Blutzuckerspiegels ist für die allermeisten Menschen mit der »Zuckerkrankheit« Diabetes mühsam bis lästig – aber lebenswichtig. Leider ist sie oft vergleichsweise ungenau. Wegen einer Autoimmunkrankheit sind zum Beispiel bei Typ-1-Diabetiker*innen die Insulin produzierenden Inselzellen in der Bauchspeicheldrüse abgestorben. Sie müssen das Hormon, das den Blutzuckerspiegel sinken lässt, spritzen, und zwar in der richtigen Dosis zur richtigen Zeit. Das zu ermitteln, ist gar nicht immer leicht.

Seit Kurzem gibt es aber eine künstliche Bauchspeicheldrüse. Sie arbeitet genau wie das lebende Organ in einem geschlossenen

Regelkreis. Sie handelt systemisch: Ein Blutzucker-Sensor misst permanent den Spiegel des Zuckers Glukose und meldet das Signal direkt an eine Insulinpumpe zurück. »Aufgrund der kontinuierlichen Glukosemessung wird automatisch die aktuell benötigte Menge an Insulin berechnet und von der Pumpe automatisiert abgegeben«, erklärt Elke Fröhlich-Reiterer von der Universität Graz, die mit Julia Marder ein Pilotprojekt zur Erprobung des Systems bei ein- bis siebenjährigen Kindern leitet.[17]

Auch ohne gekoppelte Insulinpumpe nützen die Glukose-Sensoren, die inzwischen wie Fitnesstracker am Arm getragen werden können, immer mehr Diabetiker*innen. Sie liefern kontinuierlich Daten und erlauben so, dass man den Einfluss einer Mahlzeit oder eines Getränks binnen kürzester Zeit registriert. Theoretisch könnten sie auch gesunden Menschen helfen, ihren Stoffwechsel zu überwachen. Sie werden bislang aber nur kranken Menschen verordnet, mit teils beachtlichem Erfolg.

Im Jahr 2015 nutzten israelische Forscher solche Sensoren für eine Studie, die als weiteres gutes Beispiel dienen soll, wie ein Leben in Gesundheit aussehen könnte. 800 Personen trugen die Glukose-Messgeräte eine Woche lang und erfassten so permanent ihren Blutzuckerspiegel. Die Forscher*innen werteten schließlich die individuelle Reaktion des menschlichen Stoffwechsels auf 46 998 Mahlzeiten und Snacks aus.[18]

Die erste Überraschung: Die Reaktion war hochindividuell. Jeder Mensch spricht auf jede Art von Speise oder Getränk anders an. »Universelle Ernährungsempfehlungen haben womöglich einen begrenzten Nutzen«, schreiben David Zeevi und Team.

Die zweite Überraschung: Die Israelis sammelten neben den Blutzuckerwerten auch Angaben zum Ernährungsverhalten, der körperlichen Aktivität, der allgemeinen Verfassung sowie dem Mikrobiom der Testpersonen. Mit all diesen Daten fütterten sie Computer und wendeten ein Deep-Learning-Verfahren an, jene auf imitierten neuronalen Netzen basierende Variante der Künstlichen Intelligenz. Dank dieser sich selbst optimierenden Software erkannte Zeevi verborgene Muster in den großen, diffusen Datenmengen. Tatsächlich spuckten die Rechner schließlich einen Algorithmus aus, der erstaunlich genau prognostizieren konnte, wie ein bestimmter Mensch auf eine bestimmte Art der Ernährung reagieren dürfte.

Zur Validierung ihres Modells bestätigte das Forscherteam bei hundert weiteren Testpersonen, dass dieser Algorithmus wirklich zutreffende Prognosen lieferte. Und sie zeigten in einer kontrollierten Analyse, dass Menschen, die sich nach den Vorgaben des Computers ernährten, weniger stark mit gefährlichen Blutzuckerschwankungen auf Mahlzeiten reagierten als Probanden einer Vergleichsgruppe. Außerdem veränderte sich allmählich die Zusammensetzung ihrer Darmflora in eine gewünschte Richtung.

Und wieder: Der erste Reflex – wenn wir von solchen Studien erfahren – mag völlig zu Recht Ablehnung sein. Oder lassen Sie sich gerne von einem Computer vorschreiben, was Sie essen sollen? Aber wie würden Sie darüber denken, wenn Sie einen schweren Diabetes hätten und sich regelmäßig Insulin spritzen müssten? Wäre es dann nicht positiv, das Leiden alleine über die Ernährung in den Griff zu bekommen?

Oder in einer noch ferneren Zukunft: Wäre es nicht gut, wenn es gar keinen Altersdiabetes mehr gäbe, wenn wir keine Diabetologen mehr bräuchten? Alleine deshalb, weil wir einem auf uns individuell abgestimmten Gerät vertrauen könnten, das uns rechtzeitig vor den Speisen und Getränken warnt, die für uns persönlich besonders schädlich sind?

Von einer solchen Zukunft sind längst eine Reihe renommierter Systembiolog*innen überzeugt. Sie arbeiten sogar gezielt daraufhin. Leroy Hood zum Beispiel, Leiter des Institute for Systems Biology in Seattle, USA, forscht an der derzeit umfassendsten Variante der Präzisionsmedizin.

Seine Vision einer systembiologischen Gesundheitsunterstützung soll Menschen ihr Leben lang begleiten und alle verfügbaren Daten über ihren Lebensstil, den Stoffwechsel, die Gene und die Genregulation sowie die im und am Körper lebenden Mikroben sammeln. Dank Deep Learning sollen aus diesen komplexen, unvorstellbar zahlreichen Netzwerkdaten die entscheidenden Gesundheitsinformationen gefiltert werden. Und dann heißt es im Grunde nur noch, den wichtigsten Tipps zu folgen sowie im Zweifelsfall besonders früh zu intervenieren, wenn der Organismus nicht so arbeitet, wie er sollte.

Hood gründete im Jahr 2015 mit Mitstreiter*innen die Firma Arivale. Sie bot einer ersten Gruppe von Testpersonen – sie wurden »Pioniere« genannt – gegen Bezahlung schon heute das umfassende Hood'sche Gesundheitsprogramm an, das der Systembiologe in Zukunft möglichst allen Menschen angedeihen lassen möchte. Das Ziel war hochgesteckt. Und das Angebot so kostspielig, dass es sich zunächst nur 108 Kund*innen leisten konnten oder wollten. »Diese Bemühungen haben ein neues Paradigma geschaffen: das wissenschaftliche oder quantitative Wohlbefinden. Wir sind zuversichtlich, dieser Ansatz wird eine wichtige Komponente der Medizin des 21. Jahrhunderts werden.« So ist es derzeit auf der Internetseite von Arivale zu lesen.[19]

Dort steht allerdings auch, warum die Firma ihre Arbeit nicht mehr fortsetzt, warum sie, salopp gesagt, pleite gegangen ist: Trotz der »bemerkenswerten Resultate« seien die Kosten für die Untersuchungen zu hoch gewesen. Man müsse schlicht warten, bis all diese Analysemethoden so günstig geworden seien, dass genügend Menschen bereit oder finanziell in der Lage wären, in ein solches Verfahren zu investieren. (Dass es nicht sein kann und auch nicht so sein wird, dass die Gesundheit der Zukunft nur eine Gesundheit für Wohlhabende ist, werde ich im fünften Kapitel diskutieren.)

Vermutlich nimmt das Unternehmen damit den Mund noch nicht einmal zu voll. Auf ein Comeback von Arivale zu wetten, könnte durchaus Sinn machen. Denn biotechnische Methoden verbilligen sich derzeit in rasantem Tempo. Die erste komplette Sequenzierung eines menschlichen Genoms benötigte mehr als zehn Jahre und kostete um die drei Milliarden US-Dollar. Heute liegen die Kosten nur noch bei knapp tausend Dollar, und die Firma Illumina möchte schon bald das Hundert-Dollar-Genom anbieten. Die Dauer einer solchen vollumfänglichen menschlichen Schnäppchen-Genomsequenzierung: ein einziger läppischer Tag.

Worauf das molekulare Netzwerkdenken hinausläuft, das Leroy Hood unter Systembiologie versteht, hat er schon im Jahr 2016 der *Frankfurter Allgemeinen Zeitung* verraten: »Gesundheit, wie wir sie verstehen, ist in der Tat ein lebenslanges Projekt.«[20] Hood widerspricht vehement der genzentrierten Sicht der gegenwärtigen Individualmedizin, die glaubt, man müsse nur den Text der Gene der Menschen kennen, schon könne man sie präzise behandeln. Der Systembiologe hat längst begriffen, dass der genetische Code nur eine von vielen Komponenten des hochkomplexen Gesundheitsnetzwerks ist.

Ohne die Umwelt sind die Gene nichts – ohne die Gene kann die Umwelt uns aber auch nicht auf Dauer prägen. Erbe, Umwelt und Vergangenheit bestimmen unsere Merkmale immer gemeinsam. Das gilt in besonderem Maß für die Gesundheit – eines der komplexesten Merkmale überhaupt.

Da jede systembiologische Komponente zum Gesamtprodukt mit einem gewissen Anteil beiträgt, muss man auch möglichst viele Bestandteile des Systems kennen. »Genauso wie die Genetik und Genomik brauchen wir die klinische Chemie und die Stoffwechselforschung. Solange wir nicht die Daten aus der Umwelt berücksichtigen, haben wir eine eindimensionale Medizin«, sagt Hood. Auch er möchte endlich wegkommen vom linearen Denken in der Biomedizin. Sein Ansatz ist, so viele »Netzwerk-Korrelationen zwischen Gen- und Umweltdaten« zu gewinnen wie irgend möglich.

Letztlich möchte Hood das unentwegte Gespräch aus Erbe und Umwelt belauschen, mit dem wir uns an die Herausforderungen des Lebens anpassen. Ihm geht es nicht um die einzelnen Komponenten. Es geht ihm um das Geflecht aus sich gegenseitig beeinflussenden Beziehungen, das die Bestandteile des Körpers inklusive ihrer Gene und der Strukturen, die diese Gene in Abhängigkeit von der Umwelt regulieren, miteinander bilden.

Das ist hochsystemisch gedacht. Gregory Bateson hätte seine helle Freude daran.

Netzwerk innerhalb von größeren Netzwerken

Bevor Arivale die Arbeit einstellte, publizierten Hood und sein Team noch einige Erkenntnisse, die sie in ihren Versuchen mit den ersten 108 »Pionieren« gewonnen hatten.[21] Der Titel der Arbeit spricht für sich: »Eine Wellness-Studie an 108 Individuen mithilfe des Einsatzes personifizierter, dichter und dynamischer Datenwolken«.

Neun Monate lang trugen die Testpersonen täglich ein Aktivitätsmessgerät, ähnlich einem gängigen Fitnesstracker. Zudem wurde ihr komplettes Genom sequenziert, und im Abstand weniger Monate führten die Systembiolog*innen drei Mal umfangreiche klinische Tests sowie die wichtigsten Omik-Analysen durch: Metabolomik für den Stoffwechsel, Proteomik, also die Auswertung der gerade vom Körper erzeugten Proteine als Maß für die Genaktivität, und Mikrobiomik für die Erfassung der Darmflora.

Wie geplant, berechneten sie aus diesen Daten ein Netzwerk, das alle Angaben wiedergibt, die miteinander korrelieren. Das heißt, dass sich die entsprechenden Daten systematisch und vermutlich auch in voneinander abhängender Weise auf innere oder äußere Veränderungen wandelten. Man könnte auch sagen: Die Zellen und Organe, von denen die Daten stammten, reagierten gemeinsam auf das Leben, vermutlich, weil sie in einem systemischen Zusammenhang stehen und auf irgendeine Weise miteinander vernetzt sind.

Insgesamt fand das Forschungsteam Tausende solcher Korrelationen, die einer statistischen Überprüfung standhielten. Daraus konstruierte es regelrechte Wolken von Daten, die zu bestimmten Gesundheitszuständen dazugehörten.

Das Interessante an diesem Ansatz ist, dass diese Wolken weder äußerliche Merkmale wie Symptome noch Organveränderungen oder Ähnliches anzeigen, womit sich Mediziner üblicherweise beschäftigen. Es geht einfach nur um Daten und deren mathematische Aufarbeitung. Was sich hier zu Wolken zusammenfügt, tut das nicht zufällig. Es besteht ein sinnvoller Zusammenhang zwischen den Quellen der Messwerte. Sie sind im systemischen Netzwerk des Körpers miteinander verknüpft. Sie besitzen vermutlich eine mechanistische Beziehung, die für unsere Gesundheit eine Rolle spielt.

Genau solchen Zusammenhängen möchte die Systembiologie auf die Spur kommen. Und tatsächlich fanden sich in Arivales Ergebnissen einige Hinweise auf die Gesundheit der 108 »Pioniere« – insbesondere Risiken oder sich gegenseitig beeinflussende Faktoren. Schließlich erhielten die Testpersonen individualisierte Verhaltenstipps, die auf den systembiologisch ermittelten Daten beruhten. Und die taten offenbar ihrer Gesundheit gut. Denn es zeigte sich, zumindest soweit man es mit den angewandten klinischen Methoden erfassen konnte, dass die Menschen fitter waren, die die Tipps beherzigt hatten.

»Personifizierte, dichte und dynamische Datenwolken werden unser Verständnis von Gesundheit und Krankheit verbessern«, ist Leroy Hood überzeugt. Vor allem werde man sehr viel früher als heute erkennen, was gut und was weniger gut für uns ist. »Dieser Ansatz einer ›wissenschaftlichen Wellness‹ liefert uns neue Möglichkeiten, die dem gegenwärtigen Gesundheitssystem fehlen.«

Auch in Zürich gibt es seit dem Jahr 2005 ein Institut für molekulare Systembiologie. Sein Leiter ist der Biochemiker und Nobelpreiskandidat Ruedi Aebersold, der übrigens auch Co-Gründer von Leroy Hoods Institut in Seattle ist. Er ist ein Pionier der systematischen Analyse der Proteine, die ein Organismus zu einer bestimmten Zeit erzeugt, der Proteomik. Und natürlich ist Aebersold auch einer der Pioniere der Systembiologie. Denn die Proteomik, die ich im vierten Kapitel noch genauer erklären werde, ist fraglos eines der wichtigsten Werkzeuge dieser neuen Richtung. »Wir machen Schnappschüsse des Zustands eines Gewebes zu einer bestimmten Zeit. Damit können wir systematisch erforschen, wie die Gewebe auf äußere Reize reagieren«, erklärt Aebersold.

Das Zürcher Institut würde aber seinem Namen nicht gerecht, würden dort nicht auch Gene und Genome erforscht. Dafür ist die Gruppe von Aebersolds Stellvertreter zuständig. Er heißt Ernst Hafen und ist wie Leroy Hood und Nikolaus Rajewsky fest davon überzeugt, dass wir derzeit an der Schwelle zum Zeitalter der Systembiologie stehen. Es geht ihm nicht nur um die möglichst frühe und effektive Bekämpfung von Krankheit. Ähnlich wie Rajewsky und der Hamburger Sheraz Gul möchte er dafür sorgen, dass ein Leiden gar nicht erst entsteht.

Aber natürlich wird diese Entwicklung noch Zeit benötigen, sagt Hafen: »Unser Verständnis der Biologie ist derzeit auf dem Level der Computertechnik, als der Commodore 64 der letzte Schrei war.« Niemand hätte damals – vor gut dreißig Jahren – geahnt, was für leistungsfähige Computer inzwischen fast jeder von uns als schlaues Telefon in der Tasche hat oder viele von uns als schlaue Armbanduhr mit sich herumtragen.

Während Hafen am Tisch in seinem Büro mit der schönen Aussicht hinab vom Hönggerberg-Campus der Eidgenössischen Technischen Hochschule, Zürich, sitzt und nachdenklich – fast ein wenig liebevoll – seine Smart-Watch beäugt, fährt er bedächtig fort: »Können Sie sich vorstellen, wo die Biologie in dreißig Jahren sein wird? Nicht wirklich. Es wird ganz sicher keine dreißig Jahre mehr dauern, bis sich sehr viel bewegt.«

Pause, Blick aus dem Fenster, dann: Es zeichne sich ja schon heute ab, dass man das derzeitige Denken in linearen Zusammenhängen hinter sich lassen werde. »Die Evolution kümmert sich einen Scheiß um einzelne Gene.« Sie setze an dem sogenannten Phänotyp eines Wesens an – also an seinem Erscheinungsbild. Oder anders gesagt: am Leben selbst. Das sei so komplex, dass es niemand jemals in all seinen Dimensionen und Kombinationsmöglichkeiten auch nur ansatzweise erfassen könne. Selbst die größten und schnellsten Computer hätten auch auf absehbare Zeit keine Chance, komplexe biologische Systeme vollständig zu beschreiben.

Ein solcher Aufwand sei aber auch nicht nötig. Wichtig sei, endlich damit zu beginnen, die Dinge systemisch zu betrachten und nicht mehr überall nach zu simplen monokausalen Zusammenhängen zu fahnden, wie es zum Beispiel lange Zeit die Genetik gemacht hätte. Hafen spielt mit seiner deftigen Wortwahl darauf an, dass noch heute viele Menschen denken, es gebe für jede unserer Eigenschaften ein zuständiges Gen. Doch das ist falsch: Natürlich können einzelne Mutationen an nur einem Gen dramatische Folgen haben. Das bedeutet aber nicht, dass das gleiche Gen ein betroffenes Organ oder die jeweilige Eigenschaft für sich alleine kontrolliert.

Der Genetiker Hafen formuliert es so: »Heute gibt es so viele reduktionistische Ansätze. Die haben überhaupt nichts mit Biologie zu tun. Wir sind aber zum Glück schon bald nicht mehr so eingeschränkt durch die mangelhaften technischen Fähigkeiten.« Das bedeute aber auch, die Medizin werde ihren krankheitsfixierten Weg hinter sich lassen: »Man sollte eigentlich nicht mehr von Medizin sprechen, man sollte von Gesundheit sprechen.« Dank des technischen Fortschritts werde die herkömmliche Biologie sich zwangsläufig zur modernen Systembiologie weiterentwickeln.

Schon heute funktioniere das bereits ganz gut auf der Ebene der Zelle und »bei der Beschreibung des Istzustands«. In Zukunft werde aber noch deutlich mehr möglich sein. Man werde die Beziehungen der zahllosen bestimmenden Bestandteile eines Lebens zueinander »und über die Zeit hinweg« messen und begreifen können.

Während ich kurz danach auf dem Weg mit dem Bus hinab ins Zürcher Zentrum meine Notizen anschaue, rekapituliere ich mit zunehmender Begeisterung diese Ankündigung aus berufenem Munde. Nicht auszudenken, wenn er recht behielte. Nicht auszudenken, wie die Welt eines Tages aussähe, sollten wir tatsächlich damit begonnen haben, das Leben ausschließlich als das zu betrachten und zu beschreiben, was es ist: als großes Netzwerk verbunden mit vielen anderen Netzwerken inmitten einer Menge noch viel größerer, umfassenderer Netzwerke.

Rechenleistung statt Religion

Auf den ersten Blick ist die Torre Girona eine hübsche, etwas unscheinbare, aber top renovierte Kirche. Sie liegt im Westen Barcelonas, unweit der polytechnischen Universität, besitzt an der Front zwei harmonische, nicht zu hohe Türme, dazwischen eine typisch katalanische Fassade. Wäre da nur nicht dieser eigenartige moderne Vorbau, der sich geradezu ins Blickfeld drängt. Das Entree der Kapelle ist keine gewöhnliche Kirchentür, sondern eine selbstbewusst hervorragende Stahl-Glas-Konstruktion, die eher an ein im Bauhaus-Stil gestaltetes Museum für moderne Kunst erinnert als an ein Gotteshaus.

Dieser Eindruck ist erwünscht, und er passt perfekt. Dringen wir nämlich erst einmal ins Innere der Kirche vor, raubt uns ein spektakulär moderner Anblick den Atem. Wir stehen im schönsten Rechenzentrum der Welt.

Eingebettet in das Gemäuer der Kapelle ist ein riesiger, durchsichtiger, in dunkle Stahlträger gefasster, fünf Meter hoher Glasquader. In ihm – als wären es Reliquien aus der Zukunft oder seltsame Botschaften einer fernen außerirdischen Kultur – sind zahlreiche gleichförmig in Reih und Glied angeordnete dunkle Quader zu sehen. Die Fronten der vordersten dieser Schränke zeigen teils grün, teils rot blinkende LED-Muster. Während die Kapelle in dunkles, warmes Licht gehüllt und die hohe Decke mit dunkelroten Platten verziert ist, strahlt im Glaskasten ein eiskaltes Neonlicht auf die schwarzen Computerschränke und den hellen Boden herab. Hier ist jedes Eckchen ausgeleuchtet. Staubkörner sind tabu. Der Kontrast zu der Kirche könnte kaum größer sein.

Im Glasquader steckt MareNostrum – unser Meer, aber auch der römische Name für das Mittelmeer –, ein Hochleistungsrechner der neuesten Generation. In dieser eigenartigen Kirche huldigt man nicht mehr dem 2000 Jahre alten Christentum. Man ist voll und ganz im Hier und Jetzt, vielleicht sogar ein Stück seiner Zeit voraus. Denn an diesem Ort wird unsere Zukunft simuliert. In Torre Girona werden Daten angebetet, hier wird Rechenleistung gepredigt, über Künstliche Intelligenz und maschinelles Lernen mithilfe künstlicher neuronaler Netzwerke meditiert. Hier werden das Klima, die Umwelt, neue Medikamente oder die Gesundheit

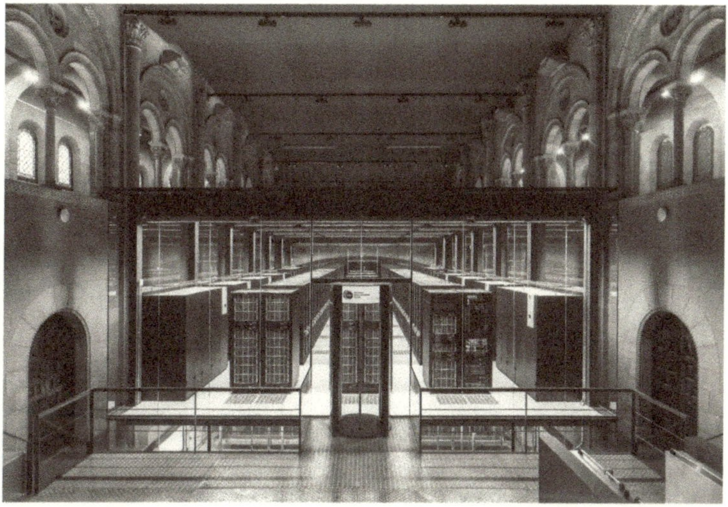

Der Supercomputer MareNostrum 4 in der Kapelle Torre Girona in Barcelona, Spanien, gilt als schönstes Rechenzentrum der Welt. Betrieben wird es vom Barcelona Supercomputer Center BSC.

der nächsten Jahre und Jahrzehnte kalkuliert.

Der Spanier Alfonso Valencia ist Leiter der Abteilung für Bioinformatik des Supercomputing Center in Barcelona, dem der spektakuläre Großrechner gehört. Schon länger arbeiten er und einige der 120 Wissenschaftler*innen seines Instituts daran, mithilfe von Algorithmen aus möglichst vielen biomedizinischen Daten ein virtuelles Abbild des Menschen nachzubauen. Im Dezember 2020 soll hier die fünfte MareNostrum-Generation hochfahren. Die Kosten für Bau und Betrieb werden auf 223 Millionen Euro geschätzt. Dafür erhalten die Informatiker*innen fünf Jahre lang eine Rechenleistung von 200 Petaflops.[22] Das sind zweihundert Mal zehn hoch fünfzehn Rechenoperationen pro Sekunde. Oder anders ausgedrückt: Es ist unfassbar viel.

Ihren Rechner benutzen die Spanier für die neuesten Techniken der Informatik: Deep Learning ist, wie bereits erwähnt, eine Methode des maschinellen Lernens, bei der der Computer ähnlich vorgeht wie die Nervenzellen eines Gehirns. Ein Algorithmus bildet neuronale Netze nach, die wie das Vorbild aus der Natur in der Lage sind, ihre eigenen Resultate zu kontrollieren und sich dadurch permanent zu verbessern. Die Rechner analysieren also gigantische Datenmengen, werten diese aber nicht einfach nur aus, sondern spüren darin nach Gesetzmäßigkeiten.

Damit helfen sie, unbekannte Zusammenhänge zu entdecken und nach und nach das systembiologische Lebensnetzwerk ganzer Organismen zusammenzubauen. So zumindest die Zukunftsvision, von der Valencia träumt: »Egal wie lange es noch dauert, egal wie viel oder wenig wir davon bisher erreicht haben: Eines Tages wird er kommen, der digitale Zwilling des Menschen, der uns in eine Medizin der Zukunft führt.«

Der Bioinformatiker Valencia baut dabei aber nicht nur auf immer größere Computer. »Entscheidend ist die Balance aus guten Daten und leistungsfähigen Rechnern«, sagt er, »wir müssen immer auch die Qualität der Daten verbessern, damit wir den Resultaten der Rechner besser vertrauen können.« Die Daten, nach denen er sich sehnt, sind möglichst konkret. Sie geben entweder wieder, was einen Knotenpunkt im systemischen Netzwerk eines Organismus ausmacht. Oder sie beschreiben, wie dieses Element zu einem anderen Element in Beziehung steht.

Letztlich geht es darum, möglichst viele, am besten alle Informationen zu Bau und Funktion von Zellen und Organen aufzuzeichnen, die irgendwie aufzutreiben sind. Und es geht darum, diese Daten mithilfe der Computertechnik mit den Handlungen und Zuständen von Lebewesen zu verknüpfen. Welches Gen hat in welchem Kontext welche Funktion? Wie interagieren bestimmte Proteine mit bestimmten Genen? Wie werden Gene an- und ausgeschaltet? Wie hängen verschiedene Symptome einer Krankheit miteinander zusammen? Wie reagieren Zellen auf Stoffwechselsignale? Wie spielen Umwelt und Gene zusammen? Und, und, und? Der Spanier könnte endlos fortfahren. Doch die Botschaft ist längst angekommen: »Es geht um Datenintegration. Und die ist sehr komplex.«[23]

Aber egal wie lange es noch dauert, bis diese Vermessung Resultate bringt. Egal wie komplex es ist, die Messwerte zu integrieren und die zugrunde liegenden biologischen Gesetze und Mechanismen zu verstehen. Egal wie viele noch schnellere, noch größere, noch teurere Generationen von Supercomputern wir abwarten müssen und welche Fortschritte die Biotechnik noch machen muss, um vernünftige Daten in ausreichender Menge zu liefern: Der Anfang ist gemacht.

Digitaler Zwilling

Eines Tages werden Leute wie Alfonso Valencia darangehen, die vielen systemisch mithilfe der Bioinformatik beschriebenen Zellen virtuell wieder zusammenzufügen. Damit wird es ihnen gelingen, all die Informationen über einzelne Zellen und Organe als das Geschehen eines komplexen Netzwerks darzustellen und Prognosen zu berechnen. Wenn es darüber hinaus sogar gelingt, diese Netzwerke an individuelle Menschen anzupassen, sie mit den Daten einzelner Menschen zu füttern, dann ist der digitale Zwilling Realität.

Schon heute versuchen Wissenschaftler*innen diesen Ansatz zu verfolgen. Sheraz Gul sagt zum Beispiel: »Wir arbeiten bereits mit dem digitalen Zwilling.« Damit ist aber vorerst nur eine Methode gemeint, all die vielen allgemeinen biomedizinischen Informationen aus den globalen Datenbanken mit persönlichen Daten eines Menschen abzugleichen und daraus ein möglichst individualisiertes Pendant zu schaffen. Den ganzen Menschen zu simulieren, indem man auch die Interaktion des systemischen Lebensnetzwerks berechnet, das die Daten permanent erzeugt – bis dahin ist es noch ein weiter Weg.

Anders als viele Bioinformatiker*innen und andere Vertreter der sogenannten Datenmedizin derzeit hoffen, wird es allerdings niemals genügen, einfach immer mehr und immer bessere Daten zu sammeln. Das zweite große Feld der Vermessung des Lebens ist die Erforschung von Biologie, Psychologie und Soziologie. »Der aktuelle Hype, der die beachtlichen ersten Erfolge der Künstlichen Intelligenz einfach auf komplexere Felder der Medizin übertragen möchte, wird scheitern«, sagt der Psychologe Gunther Meinlschmidt von der Basler Universitätsklinik. Man dürfe den »Fehler der Medizingeschichte des frühen 20. Jahrhunderts nicht wiederholen, als man alle Krankheiten wie monokausale betrachtete, nur weil das bei Infektionen gerade so erfolgreich war«.

Was Meinlschmidt stattdessen fordert, ist genau der Ansatz der modernen Systembiologie: die Kombination aus einem wachsenden Grundverständnis des Lebens, einer steigenden Qualität und Menge der verschiedensten Arten von Daten und einer immer ausgeklügelteren Künstlichen Intelligenz.

Erst diese Kombination versetzt die Wissenschaft theoretisch in die Lage, die Mechanismen des persönlichen Lebens eines einzelnen hochkomplex organisierten vielzelligen Lebewesens – eines individuellen Menschen wie Sie und ich – mathematisch zu beschreiben. Damit wäre man auch in der Lage, Prognosen zu berechnen, was mit diesem digitalen Zwilling unter bestimmten Umständen geschieht. Oder anders ausgedrückt: den Prozess der Gesundheit virtuell fortzuschreiben.

Der Zürcher Systembiologe Ernst Hafen kann sich beispielsweise Algorithmen vorstellen, die uns eines Tages bei einfachen Gesundheitsentscheidungen unterstützen: »Ein digitaler Zwilling ist etwas, mit dem ich wirklich simulieren kann, was passieren wird.

Wie sich zum Beispiel mein Körper verändert, wenn ich die Magnesiumkonzentration in eine bestimmte Richtung verändere. Ist das dann gut, oder ist es schlecht für mich?«

Ab diesem Moment könnte theoretisch jeder Mensch einen eigenen digitalen Zwilling haben. Der wird nicht aussehen wie ein Mensch. Er wird ihn auch nicht ersetzen, ihn schon gar nicht bevormunden wollen. Er wird einfach das Produkt sehr vieler, sehr cleverer Algorithmen sein, die mithilfe einer ausgeklügelten Software Prognosen erstellen, wie unser Leben weitergeht und wie es sich wahrscheinlich verändert, wenn wir auf eine bestimmte Art handeln. Versteckt in irgendeinem technischen Hilfsgerät, das wir bei uns tragen, vielleicht sogar implantiert unter unserer Haut, wird dieser digitale Zwilling uns dabei unterstützen, gesund zu bleiben.

Das heißt nicht, dass wir ihm sklavisch gehorchen müssen. Im Gegenteil: Wir werden völlig frei sein, können seinen Hinweisen mal folgen, mal nicht. Wir werden selbst entscheiden, ob wir anders essen, als der individualisierte Algorithmus es vorschlägt, oder ob wir uns mehr oder weniger bewegen, mehr oder weniger schlafen. Genauso wenig wird der digitale Zwilling uns daran hindern, eine Tüte Kartoffelchips zu verputzen und den Abend faul vor dem Fernsehgerät zu verbringen. Er wird uns vermutlich tags darauf lediglich empfehlen, ein paar Schritte mehr zu tun, und vorschlagen, statt Pommes Frites etwa gedämpftes Gemüse zu uns zu nehmen.

Er wird *uns* dienen, nicht umgekehrt. Er wird uns befreien – von den vielen einengenden, stressenden, überehrgeizigen Anweisungen der Gesundheits-Gurus und ihrer Ratgeberliteratur. Und er wird dazu beitragen, eine der größten Schwächen des derzeitigen Medizinbetriebs zu überwinden. Sie besteht in einer Medizin, die nicht individualisiert genug ist, oftmals weder zwischen Frauen und Männern noch zwischen Kindern und Erwachsenen unterscheidet. So behandelt sie uns zwangsläufig wie Durchschnittsmenschen, weshalb sie viele unnötige oder sogar falsche Empfehlungen gibt. Vor allem aber wird uns der digitale Zwilling dabei helfen, ein besonders unangenehmes Gefühl loszuwerden: Wir werden nicht mehr so oft ein schlechtes Gewissen haben, weil wir uns vermeintlich nicht gesund genug verhalten. Was auch immer das sein mag.

So, wie uns das Navigationssystem eines Autos schon heute den Weg zum Ziel immer wieder neu berechnet, wenn wir – warum auch immer – einen Umweg machen, so wird auch der digitale Zwilling seine Ratschläge immer wieder neu an unseren Lebensstil und die äußeren Umstände anpassen.

Wichtig wird dabei vor allem sein, dass unsere Daten immer nur uns gehören, und dass wir unsere Ziele frei und eigenverantwortlich definieren dürfen. Doch dazu später mehr.

Die Systembiologie möchte also all die Regelprozesse, die in einem Menschen ablaufen, möglichst gleichzeitig und möglichst nah an der Realität mithilfe der Mathematik und Informatik abbilden und simulieren. Und das nicht nur für einen Moment, sondern fortlaufend über lange Zeiträume hinweg. Letztlich möchte sie von jedem von uns ein virtuelles Ebenbild erschaffen. Dazu benötigt sie zumindest heute und auf absehbare Zeit die ganz großen Rechenzentren wie das MareNostrum in Barcelona.

Selbstverständlich geht es nicht darum, sämtliche in uns ablaufenden Prozesse nachzubilden. Das ist unmöglich. Entscheidend wird sein, die wichtigen von den weniger wichtigen Prozessen zu trennen und sich auf das Wesentliche zu beschränken. Das wird schwierig genug. Systembiolog*innen werden dafür alle biomedizinischen Daten nutzen, die sie sammeln können. Sie werden ihre Computer damit speisen und die modernsten Bioinformatik-Techniken weiterentwickeln, um letztlich das Geflecht möglichst aller relevanten, ineinander verwobenen Regelsysteme eines Körpers über einen möglichst langen Zeitraum hinweg nachzubilden.

Noch ist dieses Vorgehen eine Utopie. Es gelingt bislang allenfalls bei einzelligen Lebensformen oder sehr simplen Pflanzen. Aber dank des rasenden technischen Fortschritts rückt die Vision mittlerweile so nah an uns Menschen heran, dass es höchste Zeit wird, das Konzept dahinter genauer kennenzulernen und die sicher nicht unbegründete Angst vor der vermeintlichen Macht von Algorithmen und Künstlicher Intelligenz zu verlieren.

Der Traum von der Gesundheitsmedizin

Auf den ersten Blick ist es eine ganz normale Armbanduhr, die ich trage. Aber ich kann auf ihr wischen wie auf einem Smartphone. Wische ich nach rechts, erfahre ich, wie erholsam mein letzter Schlaf war. Wische ich nach links, verrät mir die Anzeige, wie viel Prozent meiner täglich zu absolvierenden körperlichen Aktivität ich schon geleistet habe. Ich versuche stets, die Hundertprozentmarke zu erreichen. Meistens gelingt es mir auch.

Wische ich dann noch einmal nach links, wird es richtig spannend. Die Uhr klärt mich über meinen Trainingsstatus auf. Gerade sagt sie mir zum Beispiel, ich sei unterfordert. Aber das ist kein Problem, denn ich brauche ohnehin gleich eine Schreibpause und werde sie zum Indoor-Rudern auf dem Fitnessgerät nutzen. Danach wird der Wert ins Feld »erhaltend« steigen, was für heute genügen soll. Gestern absolvierte ich einen anstrengenden schnellen Lauf, und meine Beine schmerzen noch ein wenig. Würde ich heute erneut intensiv trainieren, bestünde die Gefahr, in den Bereich der Überforderung zu geraten. Warte ich dagegen mit dem nächsten Lauftraining bis morgen oder übermorgen, wird es mit ziemlicher Sicherheit »aufbauend« sein. Und exakt das ist mein Ziel: möglichst oft im aufbauenden Bereich zu trainieren und damit konstant fitter zu werden, ohne mich zu überlasten.

Meine Smartwatch kann eine ganze Menge. Sie misst permanent meine Herzfrequenz sowie die Intensität und Dauer der Trainingseinheiten. Daraus kalkuliert sie fortlaufend die Trainingsbeanspruchung. Diese gleicht sie mit dem täglich neu gesetzten Toleranzwert ab, der sich aus der Belastung der vergangenen Tage ergibt. Liegt die Beanspruchung an einem Tag leicht über diesem Wert, ist das Training aufbauend, das heißt, meine Fitness steigt.

Vor etwa einem halben Jahr begann ich, nicht zuletzt als Experiment für dieses Buch, mein Training nach der Uhr auszurichten. Würde ich mich nur auf mein Gefühl verlassen, so wäre ich vermutlich entweder ziemlich unfit oder sehr oft überbeansprucht und verletzt. So aber merke ich schon seit einigen Monaten, dass ich immer leistungsfähiger werde, weniger Beschwerden habe und sogar ein wenig Gewicht verliere. Der Toleranzwert liegt heute sehr viel höher als noch vor einem halben Jahr. Ich muss nur wenig mehr trainieren als früher, um im gewünschten Bereich zu bleiben. Das mag nach Sklaverei klingen, nach Abhängigkeit von dieser vermeintlich dämlichen, simplizistischen Armbanduhr. Aber ich fühle mich richtig gut dabei, war schon lange nicht mehr krank oder sportverletzt. Und ich werde auch in Zukunft mein Bewegungsprogramm daran ausrichten.

Kann sein, dass es der unnötige Ehrgeiz eines Mittfünfzigers ist, der die Spuren seines biologischen Alterns nicht akzeptieren möchte. Es ist jedenfalls meine individuelle Entscheidung: Das Resultat belohnt für mich den minimal gestiegenen Aufwand. Ich investiere nur unwesentlich mehr Zeit in meinen Sport als früher.

Die Evolution hat uns noch nicht mit dem passenden Sensorium ausgestattet. Wie auch? In der Steinzeit war es unnötig, zusätzlich zu trainieren. Das Leben war beschwerlich genug. Im Gegenteil: Biologisch war es damals sinnvoll, jede Pause zum Ausruhen und

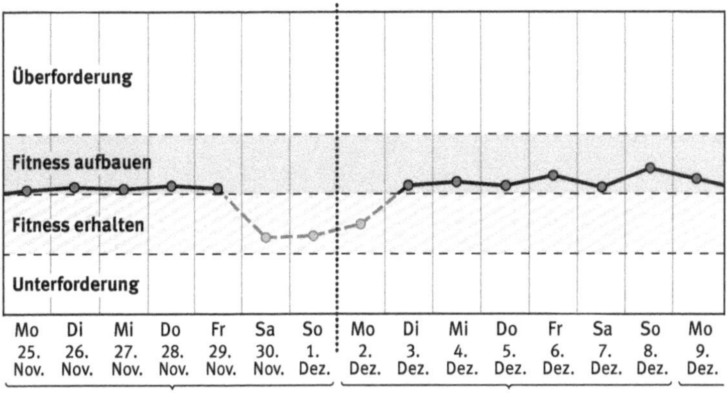

Aus meinen Trainingsdaten berechnet der Fitnesstracker, ob ich mich unterfordere, meine Fitness erhalte, aufbaue oder mich überfordere (so die vier Bereiche von unten nach oben). Dieser Ausschnitt zeigt, ich habe es gut gemacht: Ich bleibe zwei Wochen lang in den Bereichen »aufbauend« oder »erhaltend«.

Energiesparen zu nutzen. Das rächt sich heute, wenn man seinen Lebensunterhalt hauptsächlich am Schreibtisch sitzend verdient, indem man wie ich Artikel oder Bücher schreibt. Und selbst wenn ich auf Vortragsreisen unterwegs bin, verbringe ich die meiste Zeit im Zug. Anders als meine Steinzeitvorfahren benötige ich also die Hilfe meiner schlauen Uhr, damit ich mich genügend bewege.

Mittlerweile glaube ich auch den Erzählungen von Spitzensportler*innen wie den Triathleten Anne Haug und Jan Frodeno.[24] Sie steigern seit geraumer Zeit konstant ihre Leistungen und behaupten, dieses ein Stück weit der modernen sportmedizinischen Leistungsdiagnostik zu verdanken. Ich kann die Hintergründe nicht beurteilen, aber dass die permanente Überwachung des Systems Triathlet*in, kombiniert mit kompetenter Beratung, Grenzen verschieben kann, ist mehr als schlüssig. Es ist das Resultat einer technischen Evolution, die uns ein neues Sinnesorgan geschenkt hat.

Hand aufs Herz: Wie gut haben Sie letzte Nacht wirklich geschlafen? War es lange genug? Wie haben Sie sich gefühlt, als der Wecker klingelte? Wie schläfrig waren Sie in der Mittagspause? Oder: Wie viele Stunden haben Sie heute reglos am Schreibtisch gesessen? Sind Sie wenigstens zu Fuß zur Arbeit gegangen? Haben Sie einen Spaziergang gemacht? Sind Sie vielleicht ein Ründchen gelaufen?

Sie wissen nicht, warum solche vermeintliche Banalitäten wichtig sein sollen? Sie möchten es auch gar nicht wissen? Das ist Ihr gutes Recht. Aber glauben Sie mir: Wenn Sie ahnten, wie gut es Ihnen täte, einem technischen Sinnesorgan zu folgen, das Sie mit Informationen versorgt, die dem Steinzeitmenschen, der Sie evolutionsbiologisch nun mal noch immer sind, egal sein konnten, dann ließen Sie sich vielleicht überzeugen.

Ich zum Beispiel hielt mich für einen richtigen Experten in Sachen Schlaf. Immerhin habe ich einige Bücher darüber geschrieben. Ich wusste also theoretisch, dass Alkohol am Abend nicht gut für den Schlaf ist. Aber glauben Sie, ich hätte daraus Konsequenzen gezogen? Ich trinke maximal an drei Abenden in der Woche Alkohol und dann auch nicht allzu viel. Ich dachte immer, damit wäre alles in Ordnung.

Doch mein Fitnesstracker lässt sich nicht so leicht überlisten: Nach Nächten, vor denen ich etwas Wein oder Bier getrunken habe, ergeben die Algorithmen der Uhr fast immer einen auffallend niedrigen Wert für die Schlafqualität. Ich kann selbst sehen, woran das liegt: Mein Puls war höher als sonst, die Atemfrequenz minimal niedriger. Außerdem war die Herzfrequenz weniger flexibel. Ich hatte eine geringere Herzfrequenzvariabilität. Das alles kann ein Zeichen für Stress sein. Und wie ich heute dank technischer Evolution weiß: Der Alkohol ist für meinen Körper offenbar ein zusätzlicher Stressor, der bis in den Schlaf hinein wirkt.

Im Grunde wusste ich das natürlich schon vorher. Aber ich hatte es nicht gespürt. Geht es um die Motivation, sein Leben zu verändern, und sei es auch nur ein kleines bisschen, verschiebt sich der

Fokus. Dann macht es nun mal einen Unterschied, ob man etwas theoretisch weiß oder es mit individuellem Bezug zur eigenen Existenz konkret vor sich sieht. Für mich ist Letzteres ein Zugewinn an Freiheit. Denn es fällt mir nun leichter als vorher, eine verantwortliche Entscheidung zu treffen.

Die schlaue Uhr zeigt mir also immer dann, wenn ich abends etwas Alkohol getrunken habe, an, dass meine Schlafqualität weniger gut war als sonst. Seitdem ich das weiß, seitdem ich es täglich orange auf schwarz im Display vor Augen habe, trinke ich weniger Alkohol. Ist das nun gut? Oder schlecht? Ich denke, es ist bereits eine Art Gesundheitsmedizin. (Und denken Sie bloß nicht, ich ließe mir den Wein heute nicht mehr schmecken. Ich genieße ihn lediglich bewusster als früher. Der Verzicht ist ein Gewinn.)

Das Geheimnis hinter den schlauen Uhren ist die Mathematik. Es sind die Algorithmen. Letztlich ist es der Versuch, die systemischen Beziehungen in biologischen Netzwerken mit mathematischen Formeln zu beschreiben. Es ist Systembiologie. »Wir wollen das Leben auf der genuin systemischen Ebene verstehen«, sagt auch der Biomathematiker Thomas Höfer, am Deutschen Krebsforschungszentrum in Heidelberg zuständig für theoretische Systembiologie: »Ich interessiere mich für Regelkreise, für die Frage, wie biologische Dinge funktionieren, welchen quantitativen inneren Gesetzmäßigkeiten sie gehorchen.«

Genau wie Nikolaus Rajewsky denkt auch Höfer, die Biologie werde sich erst dann zur Leitwissenschaft entwickeln, wenn sie mathematisch erklärbar geworden ist. Den nächsten Schritt, den die heutige Leitwissenschaft Physik einst machte, als sie begann, die Welt mit Formeln verstehbar und neue Entwicklungen vorhersehbar zu machen, werde die Biologie hoffentlich bald gehen. Das hieße aber auch: »Wir kommen an einer Beschreibung der Wechselwirkungen zwischen den vielen Molekülen einer oder mehrerer

Zellen nicht vorbei, wenn wir biologische Prozesse wirklich verstehen wollen.«

Alles, was lebt, jede Zelle, jedes Organ, jeder Organismus reagiert auf anderes Leben und seine Elemente. Alles ist mit allem vernetzt. Deshalb können wir laut Höfer auch die unfassbar vielen Daten, die wir heute über unsere Biologie sammeln, nicht einfach aus sich selbst heraus begreifen. »Wenn wir Daten nur anschauen, verstehen wir sie nicht, wir benötigen dazu die Mathematik«, sagt Höfer.

Er selbst sieht sich als Kooperationspartner und Impulsgeber für die experimentelle biomedizinische Forschung. Er arbeitet eng mit Biolog*innen und Mediziner*innen bei der Auswertung ihrer Daten oder bei der Entwicklung neuer Experimente zusammen. Die Mathematik hilft ihm dabei, scheinbar verborgene Zusammenhänge aufzuspüren und diesen systematisch auf den Grund zu gehen. Anfangs wären die Kolleg*innen oft skeptisch oder sogar abweisend gewesen. Doch das habe sich zuletzt geändert. »Es gibt inzwischen sehr fruchtbare Gespräche zwischen uns Mathematikern und den Biologen«, berichtet der Heidelberger. Beide Seiten sähen endlich ein, dass sie gemeinsam sehr viel mehr vom Leben verstünden als jeder Zweig für sich alleine. Das hebe die Wissenschaft vom Leben auf eine neue Ebene.

Der große Traum von der Gesundheitsmedizin wird also nur mit Mathematik, Informatik und Biotechnik wahr werden. Und wir sind bereits dabei, die Prozesse des Lebens mechanistisch zu erklären und systemisch zu analysieren. Diese Entwicklung wird uns voranbringen, von der Medizin heutiger Prägung über eine moderne Medizin, die manche als Daten- oder digitale Medizin, andere als Zukunftsmedizin bezeichnen, hinein in ein Leben in Gesundheit. Die Präzisionsmedizin möchte dabei die Methoden der Systembiologie nutzen, um Krankheiten, wo immer es geht, vorzubeugen, sie zudem ganzheitlich zu erforschen, immer früher zu erkennen und möglichst präzise und individualisiert zu heilen.

Wenn wir erst mal verstanden haben, was unser Leben als Ganzes ausmacht, können wir aktiv in den laufenden, alles andere als linearen Dialog unseres Organismus mit der Umwelt eingreifen. Wir können unseren Lebensstil so ausrichten, dass der permanente biologische Anpassungsprozess, als den ich Gesundheit bezeichne, in die gewünschte Richtung läuft.

Weil das Netzwerk unserer Gesundheit aber weit über den eigenen Körper hinausreicht, weil es die Psyche, die Kultur, die Gesellschaft, die Umwelt und die Vergangenheit miteinbezieht, wird uns die Systembiologie sogar dabei helfen, Soziologie und Biologie, Psychologie und Medizin miteinander zu versöhnen. Eine solche Form der Gesundheitsförderung wird sogar das Altern erträglicher machen. Denn, wir erinnern uns, es ist der Alterungsprozess, der das Gegenteil von Gesundheit ist – nicht die Krankheit.

Mit dem Alter verlieren wir zunehmend die Fähigkeit zur biologischen Anpassung an die Widrigkeiten des Lebens, zu denen auch – aber nicht nur – die Bekämpfung von Krankheiten oder der positive Umgang mit ihnen gehört. Man könnte auch sagen, wir werden im Alter immer statischer, unsere Biologie wird immer linearer und unflexibler. Wir verlieren das Systemische. Gelingt es uns eines Tages dank Systembiologie, die Anpassungsfähigkeit, die nichtlineare biologische Flexibilität, weitgehend zu erhalten, leben wir die echte Gesundheitsmedizin, die Gesundheit der Zukunft.

Sie wird die Medizin, wie wir sie heute kennen, überflüssig machen.

Kapitel 2

Krankheit verhindern, bevor sie entsteht – Von der Medizin zum Leben in Gesundheit

»Wenn man in Ruhe nachdenkt, ist es total logisch, dass man Krankheiten mechanistisch erklären muss, um sie wirklich erfolgreich behandeln zu können.«

Harald H. H. W. Schmidt[1]

»Versuchen wir, Leben oder Lebewesen zu definieren, stoßen wir sofort auf ein grundlegendes, scheinbar unauflösbares Paradoxon: Lebende Organismen bestehen aus leblosen Molekülen. Müssen wir also sagen, ›Leben‹ ist das Zusammenspiel all seiner unbelebten Bestandteile? Mit anderen Worten: Lebt in einer Zelle nichts außer dem Ganzen?«

Martin Olomucki[2]

Was ist Leben?

Was ist Leben? »Eine leicht zu beantwortende Frage«, möchte man spontan entgegnen: »Leben ist, wenn etwas lebt!« Also frage ich genauer: Wann lebt etwas? Woran würden wir Lebewesen auf einem fremden Planeten erkennen? Wie ist Leben einst entstanden? Woran erkennen Wissenschaftler*innen, die künstliches Leben erschaffen wollen, dass sie am Ziel sind? Wo verläuft die Trennlinie zwischen belebter und unbelebter Materie? Was ist die entscheidende Zutat, die aus einem toten Gegenstand einen lebendigen Organismus macht? Woran wird man merken, wenn unser Leben eines Tages endet?

Was also ist Leben ganz genau?

Bis heute existiert keine schlüssige Definition von Leben. »Es ist nahezu unmöglich, unter Wissenschaftlern Einigkeit bei dieser Frage zu erzielen«, schreibt der Biologe Noam Lahav von der Hebrew University in Jerusalem im lesenswerten Buch *Biogenesis*.[3] Immerhin gibt es Kriterien, anhand derer man unterscheiden kann, ob etwas tot ist oder lebendig: Organismen haben einen Stoffwechsel und Enzyme, die chemische Prozesse katalysieren; sie unterliegen einer Evolution, bilden ein offenes, im Gleichgewicht bleibendes System, bestehen aus mindestens einer Zelle, sind selbst irgendwie aus einer Zelle heraus entstanden, wachsen und reproduzieren sich und so fort.

Doch schon der Versuch, den Beginn eines menschlichen Lebens zweifelsfrei festzulegen, scheitert. Ist es die Geburt? Ist es die Befruchtung der Eizelle, der Moment der Einnistung des Eis in die Gebärmutter? Oder war es bereits die Entstehung jener Ei- und Samenzellen, die sehr viel später gemeinsam die Basis unseres individuellen genetischen Codes bereitstellen sollten? Dann hätte unser Leben schon begonnen, bevor die Mutter geboren wurde. Menschliche Eizellen reifen nämlich bereits während der Embryonalzeit heran.

Doch es gibt ja zusätzlich noch eine kulturelle Evolution. Außerdem vererben wir auf biologischem Weg nicht nur unsere Gene, sondern auch Anweisungen darüber, wie diese Gene reguliert werden sollen. So geben uns die Vorfahren molekularbiologische Anpassungen an ihre Umwelt mit. Vielleicht begann unser Leben also schon in jenem Moment, als die ersten Vertreter von *Homo sapiens* auf der Erde wandelten? Oder mit den ersten Säugetieren? Oder sogar schon, als vor rund vier Milliarden Jahren die ersten Lebewesen überhaupt auf der Erde entstanden? Für all diese Thesen ließen sich gute Argumente finden. Immerhin sind ja höchstwahrscheinlich alle irdischen Organismen miteinander verwandt.

Viele Wissenschaftler*innen und Philosoph*innen haben sich daran versucht, das Leben als solches zu definieren – bis heute mit mäßigem Erfolg. Offenbar hat es die Biologie – immerhin die Wissenschaft vom Leben – bislang nicht geschafft, eine allgemeingültige Idee ihres Forschungsgegenstands zu entwickeln. Dank der Darwin'schen Evolutionstheorie wissen wir zwar, wie sich Leben wandelt und entwickelt, wie immer wieder neue Arten entstehen. Was Leben aber *ist*, das konnte sogar der große Charles Darwin nicht erklären.

»Die Biologie ist eine der verblüffenden Wissenschaften, bei denen es zu jeder Regel immer mehrere Ausnahmen gibt (außer dieser Regel natürlich)«, schreibt der dänische Biologe und Philosoph

Claus Emmeche.[4] Schon heute behaupten manche Biolog*innen, ihre Wissenschaft sei die Leitwissenschaft des 21. Jahrhunderts. Damit sie diesen Rang aber tatsächlich der Physik ablaufen kann, muss sie sich vom bloßen Betrachten und Beschreiben der Lebewesen und ihrer Einzelteile lösen. Sie muss erkennen, was diese aus sich selbst heraus antreibt und voranbringt, muss wissen, wo eine Existenz zeitlich und räumlich anfängt und endet. Dafür muss sie aber das systemische Netzwerk aller am Prozess eines Lebens beteiligten Bestandteile beschreiben können. Gelingt ihr das, wird sich die allgemeingültige Definition des Lebens von selbst ergeben. Es wird dann sogar ein Leichtes sein, die Zukunft eines Lebewesens vorherzusagen und zu steuern.

Ich habe es im ersten Kapitel bereits angedeutet: Ab diesem Moment wird auch die Medizin, wie wir sie heute kennen, Geschichte sein. Wir Menschen werden kein wissenschaftlich geprägtes »Kunsthandwerk« mehr benötigen, das gegen unsere Krankheiten und ihre Symptome gerichtet ist. Wir werden wissen, wie wir unsere Gesundheit erhalten. Diese Art der Gesundheitsmedizin – im Grunde eine angewandte Systembiologie des Menschen – wird eine solide eigenständige Wissenschaft sein.

An dieser Stelle lohnt sich ein Blick auf die Versuche einiger kluger Menschen, Leben zu definieren. Der Physiker Erwin Schrödinger, bekannt vor allem durch sein quantenphysikalisches Gedankenexperiment mit einer in eine Kiste eingeschlossenen Katze, äußerte sich schon in seinem 1944 erschienen Buch *What is Life?*: »Leben scheint ein geordnetes und gesetzmäßiges Verhalten von Materie zu sein, die nicht ausschließlich die Tendenz hat, von der Ordnung in die Unordnung überzugehen, sondern die bestehende Ordnung zumindest teilweise aufrechterhält.«

Entscheidend für Lebewesen sei also, dass sie ungeordnete Moleküle ordnen würden, dass durch sie ein System seine Ordnung behält oder diese Ordnung sogar steigert. Weil aber auch Lebewesen den Gesetzen der Physik unterworfen wären, förderten sie im gleichen Maß die Unordnung in ihrer Umgebung. Nur so bleibe die thermodynamische Bilanz ausgeglichen. Das mag eine spannende Einsicht sein, doch Schrödinger selbst gab zu, solange er die zugrunde liegenden Gesetze nicht kenne, könne er auch das Leben selbst nicht wirklich verstehen.[5]

Elegant ist die Definition, die Peter Fong im Jahr 1973 fand: »Leben besteht aus drei Elementen: Materie, Energie und Information.« Das klingt unerhört simpel, und genau deshalb zeigt es auch, wie weit der Weg der Biologie noch ist, das Leben wirklich zu verstehen. Ähnlich knapp ist die Definition des Kanadiers Stuart Kauffman aus dem Jahr 1993: »Leben ist die vorhersagbare Fähigkeit katalytischer Polymere zur Selbstorganisation.« Während Fong betont, dass eine zentrale Eigenschaft des Lebens seine Informationsverarbeitung und -speicherung ist, scheint Kauffmann entscheidend, dass es aus sich selbst heraus existiert. Beides ist zweifelsfrei korrekt, aber irgendwie auch etwas beliebig und zu kurz gegriffen.

Lebewesen sind mehr. Sie sind Systeme – komplexe Systeme noch dazu. Einen deutlichen Hinweis, dass sie auch als solche betrachtet werden sollten, liefert beispielsweise die Definition, die die US-amerikanische Raumfahrtbehörde NASA seit den 1990er Jahren benutzt: »Leben ist ein chemisches System, das sich selbst erhalten kann und zur Darwin'schen Evolution befähigt ist.« Bleibt zu hoffen, dass es der NASA eines Tages tatsächlich gelingt, solche chemischen, zur Evolution befähigten Systeme dann auch zu erkennen, wenn sie ihr auf einem anderen Planeten begegnen.

Deutlich näher dran war meiner Meinung nach schon Mitte des vergangenen Jahrhunderts die Systemtheorie, aus der heraus die Systembiologie entstand. Im Bestreben, alles Lebende als mathematisch beschreibbares Geflecht aus Regelsystemen darzustellen, erschafft sie eine Definition des Lebens sozusagen aus sich selbst heraus. Es ist ihr Daseinszweck, das Leben zu definieren.

Die Systembiologie versteht Leben als Prozess, in dem miteinander vernetzte Elemente permanent in Beziehung zueinander sowie zu anderen lebenden Systemen und zu ihrer Umwelt stehen. Systembiolog*innen versuchen, solche Systeme so gut es irgend geht mithilfe der Mathematik zu beschreiben. Dass sie das tun, dass es ihnen zumindest in Ansätzen sogar erfolgreich gelingt, zeigt, dass ihre Sicht des Lebens bereits eine hinreichende Definition des Lebens enthalten oder sie zumindest erschaffen könnte. Andernfalls würde ihre Wissenschaft keine vernünftigen Resultate bringen.

Am treffendsten dürfte deshalb auch der systemtheoretische Ansatz sein, den die chilenischen Biologen Humberto Maturana, Francisco Varela und Ricardo Uribe im Jahr 1974 als »Idee der Autopoiese« formulierten. Diese sei der Prozess der Selbsterschaffung und Selbsterhaltung eines Systems. Maßgeblich für Leben ist nach dieser Sicht, dass es aus einzelnen Einheiten besteht, die als systemisches Netzwerk von Prozessen organisiert sind und aus sich selbst heraus entstehen sowie sich selbst erhalten und reproduzieren können. Die Biologen schreiben: »Wir fragen nicht: Was sind die notwendigen Eigenschaften der Komponenten, die ein lebendes System ermöglichen? Wir fragen: Wie sieht die notwendige und ausreichende Organisation eines gegebenen Systems aus, damit es eine lebendige Einheit bildet?«[6]

Damals fehlten der Biologie die Techniken, um diese Frage mathematisch wie experimentell zu lösen. Das hat sich geändert. Inzwischen scheint die Antwort auf die große Frage nach der Definition des Lebens absehbar. Bis es so weit ist, müssen die Systembiolog*innen aber noch besser rechnen lernen. Denn nur mit den richtigen Modellen, der bestmöglichen Software und den komplexesten Algorithmen werden sie die wichtigen Prozesse in lebenden Systemen mit hinreichender Exaktheit beschreiben können. Und sie werden – ob sie es mögen oder nicht – sich noch viel genauer als heute mit den biologischen Komponenten der Systeme auseinandersetzen müssen.

Das Ziel muss sein, all die vielen Bestandteile eines einzelnen hochkomplexen Lebensnetzwerks wirklich kennenzulernen. Denn selbst wenn sich Theoretiker wie Maturana und Varela für die Eigenschaften dieser Komponenten nicht wirklich interessierten, so hat die moderne Systembiologie längst begriffen, dass sie die »Organisation eines gegebenen Systems« niemals nachvollziehen kann, ohne die Einzelteile zu kennen.

37 Billionen Wunder

Was 1974 noch eine Utopie war, scheint also bald möglich: Lebewesen zu berechnen. Auf der einen Seite gibt es inzwischen unfassbar leistungsfähige Computer mit immer ausgefeilteren Algorithmen, die die Reaktionen komplexer Systeme kalkulieren können. Auf der anderen Seite weiß die Wissenschaft immer besser, was genau sie berechnen will. Denn auch in der Biologie, Molekularbiologie und Biotechnologie gibt es derart viele Fortschritte, dass man ernsthaft darangeht, das Leben in seinen kleinsten existierenden Einheiten zu durchleuchten: auf der Ebene einzelner Zellen.

Schon seit Langem versuchen Biomediziner mit beachtlichen Erfolgen das Beziehungsgeflecht unserer Organe sowie der rund 300 verschiedenen menschlichen Gewebetypen zu lesen. Dieser Ansatz hat viele spannende Erkenntnisse gebracht und bringt laufend neue. Aber er reicht nicht wirklich aus, um unsere Komplexität grundsätzlich zu begreifen und unsere Existenz zu verstehen.

Auch deshalb setzt die Forschung inzwischen bei den einzelnen Zellen an.

Wir Menschen bestehen aus etwa 37 Billionen solcher Zellen – jede einzelne davon ist ein regelrechtes Wunder. Jede davon lässt sich als eigenes Leben betrachten. Denn sie ist auch isoliert in der Lage, für einen gewissen Zeitraum weiterzuexistieren. Doch sobald man beginnt, eine Zelle – egal welche – in ihre Einzelteile zu zerlegen, ist es mit dem Leben schlagartig vorbei. Vieles spricht also dafür, dass die Biowissenschaften mittlerweile auf der kleinsten möglichen Forschungsebene angelangt sind.

Der große aktuelle Trend der Biomedizin ist wie erwähnt die Einzelzellbiologie. Wollen Forscher nämlich herausfinden, was Gesundheit ist und was einen kranken Organismus ausmacht, genügt es nicht, ihn als mehr oder weniger gut funktionierendes zusammengehöriges Gebilde oder als Konglomerat miteinander vernetzter Organe zu betrachten. Die Wissenschaft möchte endlich die kleinsten Einheiten eines menschlichen Lebens verstehen. Sie möchte dessen Zellen fast schon individuell kennenlernen, damit sie eines Tages immerhin ansatzweise begreift, was das vernetzte Gesamtwesen oder auch einzelne seiner Organe aus sich selbst heraus bewegt.

Lange dachte man, die Zellen eines Organs oder Gewebes seien alle gleich. Kennt man eine, kennt man alle. Doch das war ein Irrtum. Die Französin Céline Vallot und ihre Mitarbeiter*innen vom Institut Curie in Paris entdeckten zum Beispiel, dass die eine Brustkrebszelle einer erkrankten Frau biologisch völlig anders sein kann als die andere. Davon merke man aber nichts, solange man die Patientin noch nicht mit Medikamenten behandle. »Das hat für die Frau unter Umständen fatale Folgen«, sagt Vallot.[7]

Vor der Behandlung ist in allen Zellen ein ähnlicher Satz an Genen aktiv. Doch in manchen Zellen sind wichtige Gene epigenetisch so eingestellt, dass sie im Laufe der Behandlung besonders leicht aktiviert werden können. Das Gefährliche daran: Diese Gene machen die Zellen unempfindlich gegen die Therapie. Startet also die Behandlung, springen diese Gene an, und der Krebs hat im Kampf gegen die Medizin besonders gute Karten.

Kathrin Kattler von der Universität Saarbrücken liefert ein anderes Beispiel. Sie fand mit Kolleg*innen heraus, dass sich auch die Zellen einer gesunden Leber deutlich voneinander unterscheiden. Dafür analysierte sie das epigenetische Muster in einzelnen Leberzellen und konnte zeigen, dass es sich je nach Lage im Organ systematisch wandelt. So entdeckte Kattler ein neues Merkmal, mit dem man recht einfach erkennen kann, aus welchem Teil der Leber eine bestimmte Zelle stammt und welche Aufgaben diese Zelle normalerweise hat.

Die Forscherin kann nun sogar aus den epigenetischen Informationen über isolierte Leberzellen auf deren ursprüngliche Lage und Funktion im gesunden Organ zurückschließen. Denn bevor man eine Einzelzelle molekularbiologisch analysieren kann, muss man sie aus dem zugehörigen Gewebe herauslösen.

Die Liste vergleichbarer Erfolge ließe sich beliebig fortsetzen. Zudem sind die hier erwähnten Teams nicht die einzigen, die einzelne Zellen aus bösartigen Tumoren der Brust oder gesunden Lebern untersuchen. Überall auf der Welt werden derzeit in den besten und spezialisiertesten Laboren unter Einsatz der modernsten Analyse-Geräte die individuellen Zellen verschiedener Organe mit den unterschiedlichen, teils extra für die Einzelzellbiologie entwickelten Methoden miteinander verglichen.

Ein Team um den Biologen Dominic Grün vom Freiburger Max-Planck-Institut für Immunbiologie und Epigenetik wertete zum Beispiel das sogenannte Transkriptom rund 10 000 einzelner Zellen aus den Lebern von neun Spender*innen aus. Sie erhielten also Daten, welche Gene in den jeweiligen Zellen gerade abgelesen wurden. Damit erfuhren sie auch, welche Baupläne aus dem Text der DNA zum Bau neuer Proteine eingesetzt wurden – eine für die Biologie der Zelle unerhört wichtige Information. Und auch hier zeigten sich große Unterschiede zwischen den verschiedenen Leberzellen.[8] Diese haben offenbar sehr unterschiedliche Aufgaben.

Noch vor wenigen Jahren hätten all diese Erkenntnisse bei den meisten Expert*innen verständnisloses Schulterzucken ausgelöst. Denn die Mengen an Biomolekülen, die eine Zelle enthält, sind verschwindend gering. Vor den Zeiten der Einzelzellbiologie musste man immer eine Vielzahl möglichst ähnlicher Zellen gemeinsam analysieren. Dass man sich dadurch systematische Ungenauigkeiten, teils sogar Fehler einhandelte, weiß man erst jetzt.

Die damit einhergehende Begeisterung hat ihren Grund. Gelingt es nämlich wirklich, das menschliche Leben bis auf die Ebene der Zellen hinunter sehr genau und möglichst fehlerfrei zu vermessen, kann die Systembiologie mit neuen, belastbaren Daten rechnen und die Zukunft der Medizin wird beginnen. Der nächste Schritt wird eines fernen Tages sein, all diese Informationen virtuell oder auch in neu geschaffenen, synthetischen Lebewesen zusammenzufügen. Und dann wird es nur noch ein kleiner Schritt sein, auch die Gesetze und die daraus resultierenden Mechanismen des Lebens vollumfassend zu verstehen.

Selbst die Vision vom virtuellen Zusammensetzen vieler Einzelzellen zu einem großen Ganzen ist mittlerweile weniger utopisch, als sie klingt. Nikolaus Rajewsky, der Leiter des Berliner Instituts für medizinische Systembiologie, veröffentlichte Ende 2019 mit seinem Mitarbeiter Nikos Karaiskos sowie den Kollegen Nir Friedman aus Jerusalem und Mor Nitzan aus Cambridge, USA, im führenden Fachblatt *Nature* eine bahnbrechende Studie.[9]

Die Forscher widmeten sich dem Problem, dass man von isolierten und analysierten Einzelzellen oft nicht weiß, aus welchem Teil des untersuchten Organs sie stammen. Doch die Forscher benötigten anders als die Saarbrücker Epigenetikerin Kathrin Kattler keine Experimente zur Aufklärung. Sie fütterten lediglich ihre Computer mit Algorithmen, die versuchen sollten, die räumliche Lage von Zellen aus existierenden Daten zu berechnen. Dazu verwendeten sie Angaben zur Genaktivität einzelner Zellen aus den vielen für die weltweite Forschung so wichtigen öffentlich im Internet zugänglichen Datenbanken.

Die Computer kannten die räumliche Lage der Zellen nicht. Doch schließlich gelang es ihnen, diese Lage alleine aus den vorhandenen Daten mit großer Treffsicherheit zu berechnen. Das Modell funktionierte mit Werten aus der Leber, der Darmschleimhaut, dem Kleinhirn und den Nieren von Säugetieren sowie aus ganzen Embryonen von Taufliegen und Zebrafischen. Die zugehörigen Algorithmen nutzten dabei das Phänomen, dass benachbarte Zellen oft ein vergleichsweise ähnliches Genaktivitätsmuster besitzen.

»Anhand der im Computer erstellten Karten können wir nun genau verfolgen, ob ein bestimmtes Gen in den Zellen eines Gewebeteils aktiv ist oder nicht«, sagt der Physiker und Bioinformatiker Karaiskos. Was er mit den Kollegen erarbeitet habe, sei »wie ein sehr großes Puzzle« gewesen. Der erste Schritt, Informationen über einzelne Zellen virtuell wieder zu einem größeren Ganzen zusammenzufügen, ist getan.

Natürlich ist auch Rajewsky begeistert: »Diese dreidimensional, auf der Ebene einzelner Zellen aufgelöste Sequenzierung von Geweben bringt uns unheimlich voran.« Das Team habe sogar zeigen können, wie man mithilfe von Computern aus all den vielen Daten eine der wirklich relevanten Informationen herausfischen könne, nämlich wo innerhalb der dreidimensionalen Struktur eines Organs die eine Zelle genau sitzt, die man gerade untersucht und

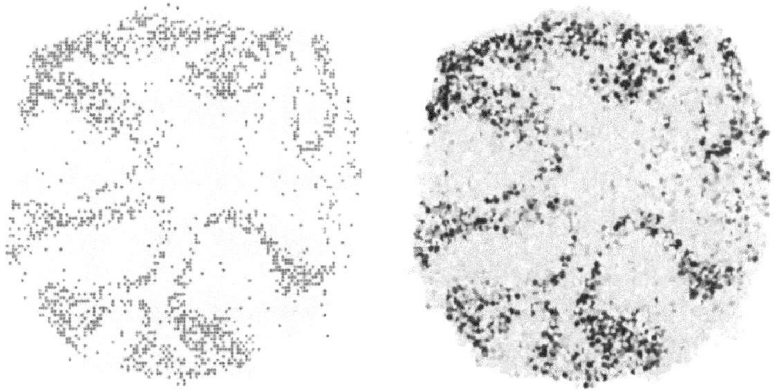

Diese Längsschnitte zeigen, wo im Kleinhirn von Mäusen das Gen *Neurod1* abgelesen wird. Links sind die Resultate herkömmlicher Experimente dargestellt, rechts das virtuelle Ergebnis, das Computer aus den molekularbiologischen Einzelzell-Analysen ohne Informationen zur räumlichen Lage der Zellen berechnet haben.

die etwas Bestimmtes macht, sagt der Systembiologe. Das Hauptwerkzeug dabei seien maschinelles Lernen und Künstliche Intelligenz: »Wir müssen noch viel mehr in diese Techniken investieren.«

Doch nicht nur in Europa, wo im Jahr 2019 die LifeTime-Initiative startete, hat man die Einzelzellbiologie für sich entdeckt. Die US-amerikanischen Gesundheitsbehörden National Institutes of Health gründeten unlängst das Human Biomolecular Atlas Program (HuBMAP).[10] Sein Ziel ist es, »den menschlichen Körper auf der Ebene einzelner Zellen abzubilden«, erklären die beteiligten Forscher*innen ebenfalls in *Nature*.[11] Von vielen Menschen unterschiedlichen Geschlechts und Alters sowie verschiedener Herkunft sollen für möglichst viele Gewebe und Organe regelrechte »Landkarten« erstellt werden. An ihnen soll man dann ablesen können, was eine einzelne Zelle in einer bestimmten Region alles so treibt und was nicht.

»Wir wissen zwar weitgehend, wie die Zellen in den Geweben organisiert sind. Was aber fehlt, ist ein umfassendes Verständnis der zellulären und molekularen Zustände sowie der interaktiven Netzwerke innerhalb der Gewebe und Organe«, schreiben die Forscher*innen. Ihr Atlas soll in absehbarer Zeit einen öffentlich zugänglichen, hochaufgelösten dreidimensionalen Blick in typische menschliche Modell-Körper hinein erlauben. Die Analyse einzelner Zelltypen soll ebenso möglich werden wie die Auswertung der Beziehungen der Zellen zueinander.

Diese Erkenntnisse, die natürlich gemeinsam mit anderen ähnlichen internationalen Projekten kombiniert werden – neben LifeTime sind das vor allem der Human Cell Atlas und der Human Protein Atlas – dürften die Medizin revolutionieren. Denn all die vielen Moleküle, die die zahlreichen Forschungskooperationen auf Einzelzellniveau beobachteten, »haben einen tiefgreifenden Einfluss auf die normale Funktion, das natürliche Altern, den Umbau des Gewebes und den Krankheitsverlauf in den verschiedenen Geweben und Organen«, so die Forscher*innen von HuBMAP.

Die Rundum-Vermessung des Lebens ist also in vollem Gange. Es ist die weitgehend automatisierte Analyse seines Erbguts, seines Stoffwechsels, seiner biochemischen Aktivität und der Steuerung seiner Genaktivität: Es sind Informationen zur Genetik, Epigenetik, Transkriptomik, Proteomik und Metabolomik der Zellen. Hinzu kommen möglichst genaue Angaben zur Lage der Zellen im jeweiligen Organ sowie der Anordnung der wichtigsten Biomoleküle in der Zelle selbst. Und dann wird es auch noch wunderschöne, hochaufgelöste Bilder von den Zellen und Geweben geben, die wir der neuesten Mikroskopiertechnik verdanken.

Und wozu das Ganze? Es handelt sich um pure Grundlagenforschung. Sie dient alleine dazu, besser zu verstehen, was Leben ist. Und gerade davon versprechen sich die Forscher*innen Gewaltiges.

wenn sie schreiben: Ähnlich wie in Folge der ersten Veröffentlichung des vollständigen Textes eines menschlichen Genoms Anfang des Jahrhunderts »werden die ersten dreidimensionalen Referenz-Gewebekarten nur die Spitze eines Eisbergs sein«.

Unsichtbar unter der Wasseroberfläche verborgen, schwimmt demnach ein gigantischer Berg an möglichen positiven Auswirkungen auf die gesamte biomedizinische Wissenschaft. Und ein recht großer Bestandteil dieses Eisbergs dürfte der allgemeingültigen Systembiologie des Menschen zugutekommen.

Organe in der Petrischale

Es ist eigentlich nur ein kleiner Zellhaufen, wenige Millimeter groß. Er schwimmt auf einer Nährlösung, wird von LEDs erleuchtet, lebt irgendwie in einem sterilen Laborschrank vor sich hin. Aber lebt er denn wirklich? Kann er sich selbstständig ernähren und fortpflanzen? Natürlich nicht. Er ist alles andere als ein eigenständiger Organismus. Er ist keinesfalls ein Lebewesen. Doch gleichzeitig ist er auch sehr viel mehr als das: Er ist ein Hoffnungsträger für die Medizin von morgen. Er erweitert das Wissen darüber, wie Leben funktioniert – und wie Krankheiten entstehen.

Bei dem eigenartigen Zellhaufen handelt es sich um ein Organoid. Das sind künstliche, aus Stammzellen gezüchtete Mini-Organe: winzige Nieren, Lebern, Mägen, Därme, Herzen, Bauchspeicheldrüsen und sogar Gehirne. Jürgen Knoblich spricht derzeit auf ziemlich vielen internationalen Konferenzen darüber. Er gehört zu den führenden Experten in Sachen Organoid-Züchtung. Und was er auf einem Foto zeigt, sollen tatsächlich zwei regelrechte Mini-Gehirne sein. Sie sehen allerdings nicht wie solche aus. Sie sind unförmig bis kugelig und winzig klein. Mit richtigen Denkorganen haben sie kaum Ähnlichkeit.

Aber die Zellhaufen bestehen aus miteinander kommunizierenden, menschlichen Nervenzellen. Diese haben sich sogar vernetzt und für Gehirne typische Schichten aufgebaut. All das macht die Existenz der Mini-Hirne zu einer Sensation. Sie sind nämlich nicht auf natürlichem Weg in einem Lebewesen gewachsen, sondern im Labor. Der Zellbiologe vom Wiener Institut für molekulare Biotechnologie hat sie mit seinem Team in der Petrischale gezüchtet.

Niemand würde die Hirn-Organoide mit echten Gehirnen verwechseln. Dazu sind sie zu chaotisch strukturiert. Vor allem fehlen ihnen einige wichtige Hirnzelltypen, und sie haben keine Blutgefäße. Derzeit sind die Organoide dennoch eine der spannendsten neuen Entwicklungen der Biomedizin. Denn man kann mit ihnen die gesunde Entwicklung ganzer Gewebe in drei Dimensionen erforschen sowie beobachten, was darin im Krankheitsfall an welcher Stelle warum falsch läuft.

Sie sind der erste Versuch, über das Verständnis des Lebens auf der Ebene einzelner Zellen hinaus eine neue, komplexere Ebene zu erreichen. Mit Organoiden möchten Forscher*innen nachvollziehen, was passiert, wenn Zellen sich zusammenfügen und beginnen, Botenstoffe untereinander auszutauschen, damit sie miteinander ins Gespräch kommen. Sie sind völlig neuartige »Modellorganismen«, die helfen, Leben in einem komplexen System – auf der Ebene ganzer Organe – besser zu verstehen, urteilte unlängst auch ein Expertengremium im Auftrag der Amerikanischen Gesellschaft für Zellbiologie, zu dem Knoblich gehört.

Organoide seien »eine neue Dimension in der Zellbiologie«.[12] Mit ihrer Hilfe könne man komplexe Krankheiten viel besser verstehen als heute. So könne man zum Beispiel die genetischen Unterschiede zwischen verschiedenen Menschen in vergleichbaren Modellsystemen untersuchen, indem man für jeden Menschen ein eigenes Organoid züchtet.

Besonders groß sind die Möglichkeiten der Züchtung von Mini-Organen, wenn Forscher*innen sie mit der Einzelzellbiologie kombinieren. Im Herbst 2019 verglich ein internationales Forschungsteam um Barbara Treutlein von der Eidgenössischen Technischen Hochschule in Zürich Hirn-Organoide von Menschen, Schimpansen und Makaken miteinander. Die Analyse einzelner Zellen dieser Organoide ergab, dass in bestimmten Zelltypen der Mini-Organe bestimmte Gene auf typische Art unterschiedlich reguliert werden, je nachdem, ob es sich um ein Menschen- oder ein Affenhirn handelte.[13]

Diese Gene spielen eine wichtige Rolle bei der Entwicklung des Gehirns. Das menschliche Gehirn reift offenbar wegen der veränderten Regulation der Gene sehr viel langsamer als jenes der Affen. Einige Gene werden im Gehirn der Affen zudem gar nicht erst aktiv. Hier könnte eine der Lösungen für das große Rätsel liegen, warum wir Menschen und die uns am nächsten verwandten Tiere so verschieden sind, obwohl wir uns genetisch kaum voneinander unterscheiden.

Mit echten Gehirnen könnte man diese Art der Forschung natürlich niemals betreiben. Deshalb stürzt sich die Grundlagenforschung derzeit geradezu auf die Mini-Gehirne. Alexandro Trevino von der Stanford University züchtete mit Kolleg*innen zum Beispiel die winzigen Organoide, die in der Abbildung auf der nächsten Seite gezeigt sind. Dort konzentrierte sich das Team darauf, wie sich das menschliche Vorderhirn in der frühesten Phase des Lebens entwickelt. Ähnlich wie beim Unterschied zwischen Mensch und Affe spielen auch hier bestimmte epigenetische Signale eine wichtige Rolle. Sie dimmen die Aktivität einzelner Gene so herauf oder herab, dass sich das betroffene Gewebe zum Vorderhirn entwickelt – immerhin der Ursprung der meisten unserer typisch menschlichen kognitiven Fähigkeiten.[14]

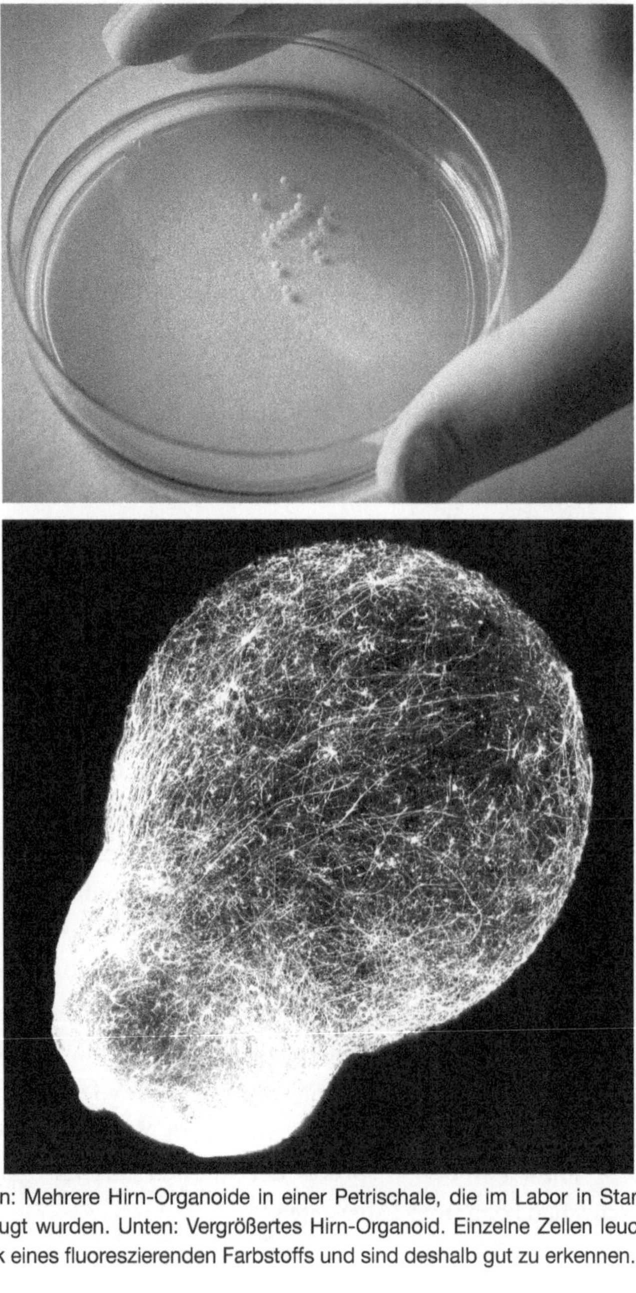

Oben: Mehrere Hirn-Organoide in einer Petrischale, die im Labor in Stanford erzeugt wurden. Unten: Vergrößertes Hirn-Organoid. Einzelne Zellen leuchten dank eines fluoreszierenden Farbstoffs und sind deshalb gut zu erkennen.

Eines haben all die neuen Ansätze gemein: Mithilfe der Mini-Organe und in Kombination mit den verfeinerten Analyse-Methoden der Molekularbiologie zeigen sie uns, was den Unterschied zwischen einem ungeordneten Zellhaufen und einem Organ ausmacht. Sie sind der ambitionierte Beginn einer angewandten Systembiologie.

Krankheit verstehen

Dass Organoide gute Modelle sind, davon sind eigentlich alle Systembiolog*innen überzeugt. Es geht ihnen um die molekularen Signale, die Zellen für ihre innere und äußere Kommunikation nutzen. Es geht darum, wie die Zellen ihre Gene regulieren, wie sie das gesunde Gleichgewicht bewahren, auf äußere Einflüsse reagieren, Informationen speichern und weitergeben. Vor allem aber geht es darum, was in diesem System passiert, wenn es seine Balance verliert – wenn sich eine Krankheit anbahnt. Das große Ziel ist es, auf der Basis dieser Erkenntnisse eines Tages möglichst vielen Krankheiten besser vorzubeugen, sie frühzeitiger zu erkennen und auf der systemischen Ebene gezielter zu bekämpfen.

»Wir können die Organoide benutzen, um die Entstehung entwicklungsbedingter Krankheiten des Nervensystems zu modellieren«, sagt Jürgen Knoblich. Auch Laien sehen auf dem Bild, das er an die Wand wirft, rasch, dass das eine Organoid kleiner und deformierter ist als das andere. Der Forscher weist zudem auf eine Region am Rand der Mini-Hirne hin: Dort fehlt dem kleineren Gebilde eine dicke Lage bestimmter Nervenzellen. Die gehirntypische Schichtung der Zellen scheint krankhaft verändert zu sein.

»Wir haben das eine Organoid mit Zika-Viren infiziert und beobachten einen enormen Effekt«, sagt Knoblich. So, wie die

Gehirne von Kindern, deren Mütter während der Schwangerschaft vom Zika-Virus befallen wurden, viel zu klein bleiben, so bleibt auch das betroffene Gehirn-Organoid zu klein. Bei ihm scheinen tatsächlich ähnliche Prozesse abzulaufen wie bei infizierten Föten: Es kommt zur Mikrozephalie, zum verringerten Gehirnwachstum. Das zeigt vor allem die fehlende Nervenschicht im künstlichen Modellhirn, auf die Knoblich aufmerksam macht. Dort sind ausgereifte Nervenzellen abgestorben.

Der Weg, auf dem die Viren ihre fürchterliche Wirkung entfalten, scheint bei Föten und im Modell-Organoid der gleiche zu sein. Die Erreger befallen die Vorläufer der Nervenzellen. Sie nisten sich darin ein. Sobald sich die Zellen teilen und zu fertigen Neuronen weiterentwickeln, sterben sie wegen der Viren ab.

Im Sommer 2020 konnte die neue Technik ihr großes Potenzial bei der Aufklärung der Wirkung des neuen Coronavirus' präsentieren. Verschiedene Teams aus aller Welt testeten, ob und wie SARS-CoV-2 die jeweiligen Organoide in ihren Laboren befallen konnte. Erste Resultate bestätigten, was sich bereits bei echten Menschen und echten Organen in den Kliniken der Corona-Hotspots angedeutet hatte: Nicht nur die Lunge der Infizierten leidet bei ernsten Verläufen von Covid-19. Auch in Nieren oder Lebern richtet das Virus Schaden an.[15]

Die Folgen von Infektionskrankheiten sind aber nur einer von zahlreichen Prozessen, die Forscher*innen dank der Organoide heute besser als früher aufklären können. Aus bestimmten Stammzellen züchten sie beispielsweise Organoide, die genetisch identisch mit den Spender*innen dieser Zellen sind. Damit können sie untersuchen, welchen Effekt die jeweiligen individuellen Varianten bestimmter Gene auf die Entwicklung des Modell-Organs haben, und sie können Unterschiede zwischen kranken und gesunden Spender*innen diagnostizieren.

In anderen Experimenten setzt die Organoid-Forschung auf einheitliche Standard-Stammzellen, die sie mit der modernen, im Jahr 2020 mit dem Nobelpreis für Chemie gekrönten Geneditierungs-Technik CRISPR/Cas9 an verschiedenen Stellen in eine gewollte Richtung verändern kann. Mit dieser Methode erhalten die Zellbiolog*innen gezielt manipulierte Organoide. So können sie erforschen, welche genetische oder auch epigenetische – also die genregulatorisch aktive Umgebung der Gene betreffende – Veränderung welche Auswirkungen auf die Entwicklung, Ordnung und Kommunikation im Zellverband hat.

Auch für diesen Ansatz präsentiert Knoblich in seinem Vortrag ein Beispiel: Man habe das Erbgut mancher Organoid-Zellen so editiert, dass sie das gleiche genetische Aktivitätsmuster besitzen, wie bösartig entartete Zellen eines Glioblastoms, einer äußerst gefährlichen Krebserkrankung des Gehirns. »Jetzt können wir mögliche Gegenmittel gegen die Krankheit direkt an diesen Organoiden testen«, sagt Knoblich.[16]

Noch steht diese Forschung am Anfang. Knoblich hat sich zum Beispiel zum Ziel gesetzt, zukünftige Mini-Organe mit Blutgefäßen zu versorgen. Dann würden diese sehr viel größer und menschlichen Organen ähnlicher werden. Seine Kollegin Barbara Treutlein sucht hingegen nach neuen Tricks, um auch die Bildung solcher Zelltypen anzuregen, die bisher noch nicht in den Organoiden auftauchen, obwohl sie zu echten Organen zwingend dazugehören. Überall auf der Welt werden derzeit Mini-Organe optimiert. Es scheint nur noch eine Frage der Zeit, bis sie mit echten Organen vergleichbar sind.

Eine Erfolgsmeldung, die gut zu diesem Trend passt, kommt im Januar 2020 aus dem Labor für Stammzell-Modellierung des Max-Delbrück-Zentrums in Berlin. Man habe aus einzelnen Stammzellen komplette neuromuskuläre Endplatten gezüchtet. Diese dienen im Original als Schnittstellen zwischen Nervensystem und

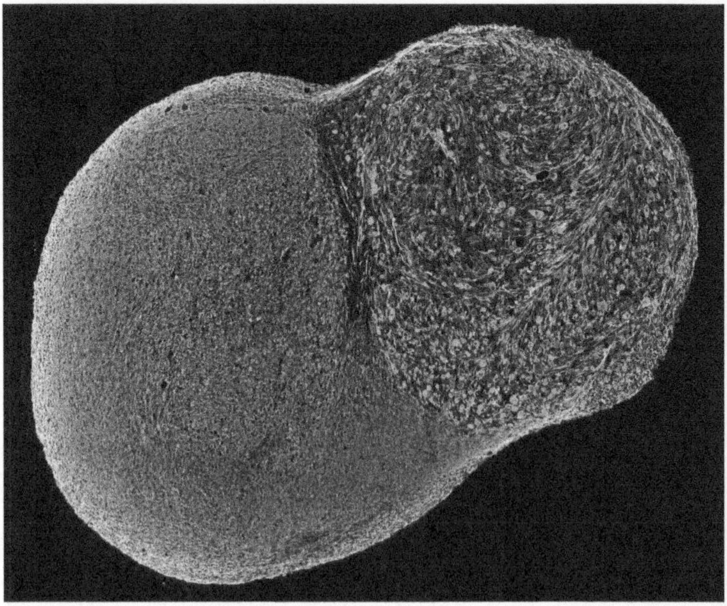

Ein neuromuskuläres Organoid besteht aus Nervengewebe (hell) und Muskeln (dunkel). Es ist aufgebaut wie eine neuromuskuläre Endplatte, die dazu dient, Informationen aus dem Nervensystem auf die Muskulatur zu übertragen. Das Organoid wurde bereits hundert Tage im Labor kultiviert.

Muskulatur. Als Organoid sind sie immerhin in der Lage, sich selbstständig rhythmisch zusammenzuziehen. Damit hätten die Mini-Organe ganz aus sich selbst heraus eine wichtige eigenständige Funktionen der menschlichen Organe übernommen, freut sich Mina Gouti, die Leiterin des Labors: »Das hat unsere Erwartungen übertroffen.«[17]

Diese Organoide bestehen aus Muskelzellen, Nervenzellen und die Nerven nach außen ummantelnden Schwann-Zellen. Ihre natürlichen Vorbilder verbinden das Rückenmark mit Muskeln in Rumpf, Armen und Beinen. Sie übertragen Informationen und Steuersignale und sorgen so dafür, dass wir uns überhaupt synchronisiert bewegen können. Bei vielen schweren Krankheiten, wie zum Beispiel der Amyotrophen Lateralsklerose, an der der Physiker Stephen Hawking litt, sind diese Organe betroffen. »Es ist bemerkenswert, dass sich die unterschiedlichen Gewebe aus sich selbst heraus organisiert und in drei Dimensionen zu funktionierenden Netzwerken zusammengefügt haben«, sagt Gouti. Nachdem sie vierzig Tage in Zellkultur gelebt hatten, begannen die Organoide sich zusammenzuziehen. Sie erreichen inzwischen eine Größe von bis zu sechs Millimetern und können viele Monate am Leben gehalten werden.[18]

Kaum zu glauben, wohin uns dieser Trend am Ende des Tages führen könnte. Theoretisch könnten die Organoid-Züchter zu Organzüchtern werden. Sie wären vielleicht sogar imstande, die perfekten, genetisch identischen Ersatzorgane für viele sterbenskranke Menschen aus deren eigenen Stammzellen zu erzeugen. Und man würde das System Mensch dank vieler neuer experimenteller Daten sehr viel besser verstehen als heute.

Das Leben auf null zurücksetzen

Am Anfang jedes Organoids steht eine wunderbare Art von Zelle. Diese hat ungeheure Möglichkeiten und kann noch dazu ewig leben. In der Kulturschale entfaltet sie eine seltene Eigenschaft: Die Zelle teilt sich und teilt sich und bleibt trotzdem jung. Während andere Zellen außerhalb des Organismus verkümmern, ist sie unsterblich. Das hat sie mit Krebszellen gemein. Doch anders als die bösartigen Killer ist sie kein Feind des Menschen, sondern ein weiterer seiner vielen neuen Hoffnungsträger.

In dieser wunderbaren Zelle steckt nicht nur die Information des zukünftigen Mini-Organs. Theoretisch können aus ihr auch ausgewachsene Organe und ganze Organsysteme wachsen – letztlich sogar das gesamte hochkomplexe vielzellige Lebewesen, zu dem die Zelle einst gehörte. Sie kann zu allen möglichen und unmöglichen fertigen Körperzellen heranreifen. Das macht aus ihr zukünftig hoffentlich den perfekten Ersatzteil-Lieferanten für angegriffene menschliche Gewebe.

Diese wunderbare Zelle ist eine Stammzelle. Sie trägt die gleiche genetische Information in sich wie sämtliche andere Zellen desselben Organismus. Aber sie hat anders als die anderen Zellen zugleich die Potenz, sich in verschiedene ausgewachsene Zellen fortzuentwickeln. Sind dies nur die einzelnen Zelltypen eines Gewebes, also zum Beispiel verschiedene Haut-, Gehirn- oder Blutzellen, handelt es sich bei der Stammzelle um eine bereits fortentwickelte Variante. Sie ist dann eine Vorläuferzelle für Haut, Nerven oder Blut. Solche adulten Stammzellen verstecken sich überall im Körper in speziellen Nischen und sorgen dafür, dass immer genügend Nachschub an vitalen, neuen und gesunden Zellen existiert.

Ist die Stammzelle aber noch so unreif wie die ersten Zellen am Anfang der Entwicklung eines Embryos, dann kann sie sich – die richtige Umgebung vorausgesetzt – in jede denkbare Körperzelle fortentwickeln. Würde man sie in eine Gebärmutter einpflanzen, könnte sie sogar zu einem neuen Lebewesen heranwachsen. Eine solche Stammzelle heißt pluripotente Stammzelle. Und sie ist spätestens seit dem Jahr 2012 der Superstar der Biomedizin. Damals erhielten zwei Pioniere der Stammzellforschung, der Japaner Shinya Yamanaka und der Brite Sir John Gurdon, den Nobelpreis für Medizin und Physiologie.

Gurdon hatte exakt fünf Jahrzehnte zuvor gezeigt, dass man Lebewesen klonen kann. Bei Fröschen hatte er das Erbgut einer Darmzelle in eine zuvor vom eigenen Erbgut befreite Eizelle gegeben und daraus einen neuen Frosch wachsen lassen. Das war der sensationelle Nachweis, dass selbst in der erwachsenen Darmzelle eines Frosches das komplette Erbgut mit allen Informationen für das komplexe Gesamtlebewesen steckt.

Auch für den Menschen gilt: Der Unterschied zwischen der Stammzelle und jeder erdenklichen Körperzelle ist nicht im genetischen Text des Erbgutmoleküls DNA begründet. Er steckt in der Art, wie dieser Text reguliert wird. Oder anders ausgedrückt: Der Unterschied zwischen den verschiedenen menschlichen Zelltypen liegt nicht in ihren Genen. Diese sind alle nahezu gleich und wurden via Ei- und Samenzelle von den Eltern geerbt. Der Unterschied liegt darin, welche ihrer Gene die jeweilige Zelle benutzen kann und welche nicht.

An diesem Punkt kommt die schon mehrfach erwähnte Epigenetik ins Spiel. Wir wissen bereits, dass sich epigenetische Strukturen systematisch mit dem Älterwerden wandeln. Möchten wir verstehen, wie es Zellen gelingt, trotz gleicher Gene unterschiedliche Gestalt anzunehmen, müssen wir zunächst verstehen, was epigenetische Strukturen überhaupt sind. Wie die Gene gehören sie zum Erbgut, das aus der DNA und all den Proteinen zusammengesetzt ist, die an sie angelagert sind.

Während der Teilung einer Zelle werden epigenetische Strukturen an die Tochterzellen weitergegeben. Sie werden vererbt. Aber sie verändern nicht den Text der Gene, sondern deren Erreichbarkeit. Sie sind »nebengenetisch« oder »zusatzgenetisch«, was ich für treffende Übersetzungen des Begriffs epigenetisch halte. Biochemisch betrachtet, handelt es sich um kleine chemische Veränderungen an der DNA selbst oder an den sogenannten Histonproteinen, um die die DNA in mehr oder weniger regelmäßigen Abständen aufgewickelt ist.

Epigenetische Markierungen verändern die Statik des Erbguts, sorgen unter anderem dafür, dass die DNA mehr oder weniger kompakt zusammengefaltet ist und beeinflussen so, wie gut die

Zelle ihre jeweiligen Gene überhaupt benutzen kann. Man könnte auch sagen, sie programmieren die Zelle.

Auf diese Weise bestimmen epigenetische Strukturen die Identität einer jeden Zelle. Indem sie wie Schalter und Dimmer die Aktivierbarkeit der Gene regulieren, legen sie fest, ob es sich zum Beispiel um eine Stammzelle oder eine Hirn-, Haut- oder Nervenzelle handelt. Gleichzeitig reagiert die Zelle durch Veränderungen ihrer Epigenetik auf Reize von außen. Sie passt sich an Einflüsse aus ihrer Umwelt an.

Damit schenkt uns die Epigenetik etwas außerordentlich Wichtiges: ein molekularbiologisches Gedächtnis für Umwelteinflüsse. Woran sich die Zellen durch eine gezielte Veränderung ihrer Epigenetik erinnern, können Botenstoffe aus der näheren Umgebung der jeweiligen Zelle sein, aber auch das Maß an Stress, dem wir als Mensch insgesamt ausgesetzt sind, oder die Art und Menge von Ernährung, Bewegung und anderen Lebensstilfaktoren. Diese Einflüsse frieren bestimmte Zustände der Zelle ein. Sie programmieren die Zelle um.

So erklärt die Epigenetik, wie uns selbst Erfahrungen aus dem Mutterleib oder der frühesten Kindheit zutiefst und zeitlebens prägen können. Manche Alterskrankheiten beginnen demnach ein Stück weit bereits vor der Geburt. Unsere Gesundheit hat vielleicht schon in der Kindheit unserer Großeltern begonnen und wird bei unseren Enkeln nicht enden, weil epigenetische Umweltanpassungen auch Generationsgrenzen überspringen können. Kein Wunder, dass die Epigenetik für die Systembiologie eine wachsende Bedeutung hat.[19]

Entwickelt sich eine Stammzelle zu einer Körperzelle fort – die Experten nennen das die Ausdifferenzierung der Zelle –, verändern sich ihre epigenetischen Strukturen. Es werden zum Beispiel Methylgruppen (CH-3) an die DNA oder die benachbarten Proteine

Ein Gen – zwei Vererbungsmöglichkeiten

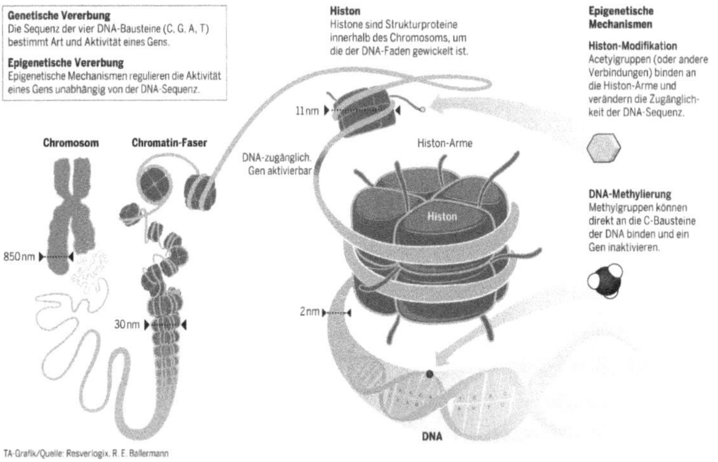

Die beiden wichtigsten epigenetischen Systeme auf einen Blick: Histonmodifikation und DNA-Methylierung.

angelagert oder von dort entfernt. Dadurch wechseln die Zellen in ein anderes Programm. Die Stammzelle teilt sich, aus einer ihrer Töchter wird zunächst eine Vorläuferzelle und schließlich nach mehreren weiteren Teilungen eine Reihe fertiger, hochspezialisierter Körperzellen.

Diesen natürlichen Prozess hielt man früher für unumkehrbar – bis Gurdon den ersten Frosch klonte und zeigte, dass der Kern einer komplett ausdifferenzierten Darmzelle im Inneren einer Eizelle wieder pluripotent werden kann. An dieser Stelle schrieb Jahrzehnte später der Japaner Shinya Yamanaka die Geschichte weiter. Er erhielt den Nobelpreis, weil er im Jahr 2006 Belege dafür präsentiert hatte, dass man die Hautzellen von Mäusen mit ein paar gentechnischen Kniffen zu pluripotenten Stammzellen zurückprogrammieren kann – ganz ohne den Umweg über eine entkernte Eizelle.

Yamanaka hatte lediglich vier aktive Gene in die Zellen eingepflanzt. Bei ausgereiften Körperzellen sind diese Gene stumm geschaltet. Bei Stammzellen und den von Yamanaka manipulierten Zellen sind sie aber aktivierbar. Es ist die Aufgabe der von ihnen codierten Proteine, die Pluripotenz der Zelle aufrechtzuerhalten. Das erledigen sie, indem auch sie eine Reihe anderer Gene an- oder ausschalten sowie die Epigenetik der Zelle kontrollieren. Heute nennt man diese vier Gene die Yamanaka-Faktoren. Übrigens war Yamanakas Ehrung mit dem Nobelpreis eine der schnellsten in der Geschichte der Auszeichnung. Nur sechs Jahre lagen zwischen der Publikation seiner ersten Resultate und der Preisverleihung.

Die Hand am Schalter der Zell-Identität

Selbstverständlich geht die Erfolgsgeschichte der Stammzellen weiter. Eigentlich nimmt sie jetzt erst richtig Fahrt auf: Mithilfe der Yamanaka-Faktoren gelang es längst, auch pluripotente Stammzellen des Menschen zu züchten. Dabei wurden die Methoden immer mehr verfeinert, sodass heute oft gar nicht mehr alle vier Faktoren zugleich zum Einsatz kommen.

Der neue Zelltyp erhielt den Namen induzierte pluripotente Stammzelle, kurz ipS-Zelle, was ihn von den ethisch fragwürdigen, aus Embryonen isolierten embryonalen Stammzellen abgrenzen soll, die Forscher*innen vor Yamanakas Triumph einsetzten. IpS-Zellen sind der Ausgangspunkt vieler Organoide, und heute, nur vierzehn Jahre nach ihrer erstmaligen Beschreibung, aus der Biomedizin nicht mehr wegzudenken.

Zudem helfen die ipS-Zellen der Grundlagenforschung und damit auch der Systembiologie. Und sie bilden die Basis des riesigen Zukunftsgebiets der regenerativen Medizin – also des Versuchs, erkrankte Organe und Gewebe durch neue, im Labor gezüchtete Strukturen zu ersetzen. »Das gewaltige Potenzial dieser zellulären

Ressourcen liegt auf der Hand«, schreibt mein Kollege Joachim Müller-Jung in seinem lesenswerten Buch über die Stammzellforschung *Das Ende der Krankheit.* Mit der großen Hoffnung kämen aber auch »quälende Fragen« auf: Ob die Technik wirklich sicher und damit ungefährlich sowie für alle Menschen eines Tages auch bezahlbar sei?[20]

Müller-Jung ist an diesem Punkt optimistisch. Der Fortschritt in der Biomedizin sei kaum aufzuhalten, mache die Verfahren immer besser und günstiger: »Der Übermensch wird jedenfalls kein Außerirdischer sein.« Tatsächlich geben ihm die neuesten Entwicklungen recht. Erste klinische Studien, in denen ipS-Zellen bei Patienten getestet werden, laufen bereits. 2017 pflanzten Ärzte und Stammzellforscher*innen im japanischen Kobe einer fast blinden Frau, deren Netzhaut wegen einer Makuladegeneration stark geschädigt war, aus ipS-Zellen gezüchtete Netzhautzellen ein.[21]

Im Herbst 2019 wurden erste Resultate von diesen und vier weiteren, ähnlichen Versuchen bekannt: Ein Patient konnte demnach etwas besser sehen, bei allen anderen schien der Krankheitsverlauf immerhin gestoppt. Ebenfalls in Japan spritzten Ärzte im Jahr 2018 einem Mann mit der Parkinson'schen Krankheit aus ipS-Zellen gezüchtete Vorläufer von Nervenzellen ins Gehirn, und ein Patient mit Herzschwäche bekam neue Herzmuskelzellen. Wie erfolgreich diese Therapien sein werden, steht noch offen.

Immerhin scheint eine Behandlung mit aus ipS-Zellen gezüchteten Blut-Vorläuferzellen schon einigen Menschen in Australien geholfen zu haben, die eine konventionelle Knochenmarkspende erhalten hatten und diese wegen einer gefährlichen überschießenden Reaktion eigener Immunzellen abzustoßen drohten. Die Stammzellen konnten das Immunsystem entschärfen.

Der ganz große Durchbruch sind all diese Versuche allerdings noch nicht. Zum einen bleiben die Erfolge überschaubar, zum anderen haben die Forscher*innen bislang in keinem einzigen Fall ipS-Zellen eingesetzt, die von den Patient*innen selbst stammten. Das große Versprechen der Stammzellforschung, dem Menschen eines Tages genetisch identisches Ersatzgewebe zu schenken, bleibt sie bis heute schuldig.[22]

Damit ergeht es den ipS-Zell-Pionier*innen allerdings nicht anders als den Stammzellforscher*innen der ersten Generation. Auch diese hatten sich immer wieder verschätzt, danach gefragt, wann ihre Erkenntnisse voraussichtlich erstmals für Therapien eingesetzt werden würden. Vielleicht werden diese winzigen, unscheinbaren, unsterblichen Alleskönner auch gar nicht direkt in der Medizin der Zukunft eingesetzt werden. Vielleicht helfen sie uns vielmehr dabei, über den Umweg der Organoide und auf andere Art das System Mensch besser zu verstehen. Dann lieferten sie einen subtilen Beitrag zur Vermessung des Menschen sowie dazu, Krankheiten zu verhindern, bevor sie entstehen.

Schon seit zwanzig Jahren träumen Stammzellforscher*innen davon, verloren gegangene Zellen des Nervensystems durch neue Zellen zu ersetzen, Herzmuskeln nach einem Infarkt aufzufrischen oder Unfruchtbarkeit zu bekämpfen. Auch wenn die Leber durch eine Vergiftung zerstört ist oder Zellen der Bauchspeicheldrüse bei Menschen mit Typ-1-Diabetes absterben, sollen die Stammzellkuren eines Tages dienlich sein.[23]

Stammzelltherapien als solche kennt man im Grunde schon lange. Bislang nutzte man dabei aber nur die ausgereiften Stammzellen des Blut- und Immunsystems, an die man erstaunlich leicht gelangen kann. Sie kommen im Knochenmark und in geringen Mengen im Blut selbst vor. Aus ihnen kann sich das gesamte Blut und Immunsystem eines Menschen regenerieren. Wird das Mark von Krebspatient*innen durch Chemotherapie zerstört, erhalten diese deshalb heute oft Stammzelltransplantate – die klassische Knochenmarktransplantation also, bei der sich aus den wenigen

Stammzellen der Spender das Knochenmark der Empfänger komplett neu bildet.

Rund 5000 solcher Transplantationen werden weltweit jährlich durchgeführt. Sie kommen seit einiger Zeit auch bei lebensbedrohlichen Autoimmunkrankheiten zur Anwendung. Dabei richtet sich das Immunsystem irrtümlicherweise gegen Zellen des eigenen Körpers. Die falsch trainierte Abwehr greift mitunter ganze Organe an, die sich entzünden und schweren Schaden nehmen können. In diesen Fällen entnehmen Ärzt*innen den Patienten Stammzellen, eliminieren das gesamte, zum Teil krank machende Immunsystem und geben die Stammzellen zurück. Diese finden den Weg ins Knochenmark, wo sie mit der Bildung neuer Immun- und Blutzellen beginnen. Eine intakte Krankheitsabwehr entsteht.

»Stammzellen gehören zu dem Spannendsten, was die Zellbiologie derzeit zu bieten hat«, sagte Ernst-Ludwig Winnacker, ehemals Präsident der Deutschen Forschungsgemeinschaft, deshalb auch schon im Jahr 2000. Die Herstellung von Gehirn-Organoiden war damals noch Science Fiction, dass es ipS-Zellen geben würde, konnte niemand sich vorstellen. Zwei Jahre zuvor hatten zwei US-Amerikaner mit ihren Teams auf verschiedenen Wegen die ersten menschlichen Stammzellen isolieren und in Petrischalen züchten können.[24] Ethisch fragwürdig sind beide Methoden, und so ist es ein Segen, dass man heute dank Shinya Yamanaka und seiner ipS-Zellen nicht mehr auf sie zurückgreifen muss.

Winnacker bezog sich auf einen wichtigen Schritt, der damals dem US-Amerikaner Ronald McKay von den National Institutes of Health in Bethesda, USA, gelungen war. Er lieferte eine effektive Methode, embryonale Stammzellen von Mäusen im Labor zu vermehren und zu Gehirn-Nerven weiterzuentwickeln, die den Botenstoff Dopamin erzeugen.[25] Solche Zellen sollen eines Tages Parkinson-Patient*innen helfen, bei denen aus bisher ungeklärten

Gründen genau diese Zellen absterben. Andere Ersatznerven könnten nach dem gleichen Muster die Folgen der Alzheimer'schen Krankheit, eines Schlaganfalls oder von Chorea Huntington lindern.

Ich lernte McKay vier Jahre nach seinem Triumph kennen. Er hielt im Jahr 2004 den Festvortrag bei der Eröffnung exakt jenes neuen Zentrums für Stammzellforschung im japanischen Kobe, in dem dreizehn Jahre später – 2017 – die ersten ipS-Zellen zur Linderung einer Makuladegeneration bei einer menschlichen Patientin herangezüchtet werden sollten.

McKay zeichnete schon im Jahr 2004 ein sensationelles Bild der bevorstehenden regenerativen Medizin, die eines Tages mithilfe von Stammzellen praktisch jedes menschliche Gewebe und Organ ersetzen könne. Seine eigenen Experimente zeigten, wie sich embryonale Stammzellen von Mäusen und Affen erfolgreich in verschiedene Arten von Nervenzellen umwandeln lassen. Es gebe sogar Hinweise, dass »menschliche Zellen diesen Weg auch gehen können«. Sein Fazit: »Die Parkinsontherapie ist ganz nah.«

Im persönlichen Hintergrundgespräch legte er sich damals auf einen Zeitraum von acht Jahren fest. Spätestens dann wäre das Ziel erreicht. Heute, siebzehn Jahre später, wissen wir, dass er viel zu optimistisch war. Der erste Einsatz von aus Stammzellen gezüchteten Dopaminzellen im Gehirn eines einzigen Parkinsonpatienten war 2018. Und die von McKay prognostizierte allgemeine Stammzelltherapie gegen Parkinson ist noch lange nicht in Sicht.

Für die Systembiologie bedeutet Stammzellforschung vor allem, dass sie uns eines Tages die Macht über die eigenen Organe schenken wird. Bei aller notwendigen Skepsis bleibe ich optimistisch und bin überzeugt: Mit ihrer Hilfe wird es einst gelingen, absterbende und kranke Zellverbände durch umprogrammierte, gesunde eigene Körperzellen zu ersetzen.

Vor allem das wachsende Wissen über die Epigenetik wird uns dabei helfen – aber auch das, was wir zunehmend an Erkenntnissen gewinnen über die systemische Vernetzung der einzelnen Elemente innerhalb des Organismus, also die Einzelzellbiologie und die Organoid-Forschung. Schon heute ist es zum Beispiel möglich, Hautzellen direkt in die Vorläuferzellen von Gehirnzellen umzuprogrammieren oder aus Bindegewebs-Zellen, die man aus dem Urin gefischt hat, Vorläuferzellen von Nerven zu züchten. Allein die Vorstellung, man bittet Parkinsonpatient*innen nur mal kurz um eine Urinprobe und begibt sich so schon auf den Weg zu neuen Nervenzellen, die die Kranken später heilen werden, ist tatsächlich bemerkenswert.

Doch egal wie realistisch dieses Szenario ist, solche direkten epigenetischen Zellumwandlungen machen den Umweg über die ipS-Zellen überflüssig. Vielleicht beschleunigen sie eines Tages das gesamte Verfahren und machen es wahrscheinlicher, dass die Züchtung genetisch identischer Ersatzorgane wieder in Blickweite gerät. Im Jahr 2020 gelang es Alterungsforschern um den Australier David Sinclair, den ich gleich noch ausführlich vorstellen werde, Zellen im Sehnerv alter Mäuse mithilfe von dreien der vier Yamanaka-Faktoren epigenetisch zu verjüngen. Blinde Mäuse konnten dadurch wieder sehen. Gelänge Gleiches auch bei anderen Zellen und beim Menschen, wäre es eine Art Jungbrunnentherapie gegen das Altern.[26]

Nebenbei ist all das aber auch ein großer Schritt dahin, das menschliche Leben systemisch besser zu verstehen. Denn die Erkenntnisse der Stammzellforschung zeigen uns die zentralen Elemente, über die wir biotechnisch oder aber auch durch Veränderungen des Lebensstils in das organismische System eingreifen und unsere Gesundheit steuern können.

Das Altern begreifen – und vielleicht aufhalten?

David Sinclair nimmt jeden Morgen je ein Gramm NMN (Nicotinamid-Mononukleotid), Resveratrol und Metformin ein, dazu Vitamin D und Aspirin. Zucker, Brot und Nudeln meidet er so gut es geht und verzichtet häufig auf das Mittagessen. Alle paar Monate lässt er sein Blut überprüfen und passt seinen Lebensstil an die jeweils aktuellen Werte an. Er nimmt möglichst häufig die Treppe statt des Fahrstuhls, geht regelmäßig ins Fitnessstudio und badet gerne eiskalt. Er isst überwiegend pflanzliche Lebensmittel, keine Fertiggerichte, setzt sich wenn möglich keiner UV- und Röntgenstrahlung aus, achtet auf kühle Raumtemperaturen und versucht, seinen Body Mass Index (BMI = Körpergewicht in Kilogramm zweimal hintereinander geteilt durch die Körpergröße in Metern) bei 23 bis 25, also im oberen Normalgewichtsbereich, zu halten.

Der australische Genetiker, der im US-amerikanischen Harvard bei Boston forscht, möchte auf diese Art sein Altern »behandeln«. Er hält es nämlich für eine Krankheit – noch dazu für eine besonders fundamentale, da es das Risiko für eine Vielzahl anderer Leiden erhöht. Es ist der Antrieb für Sinclairs Forschung, man kann inzwischen wohl sagen, seines Lebenswerks. Gelingt es uns eines Tages, das Altern zu therapieren, würden wir alle Alterskrankheiten zugleich behandeln: von Herzinfarkt bis Krebs, von Typ-2-Diabetes bis Alzheimer. Das wäre unerhört effektiv und dazu noch enorm kostensparend.

Dass ich das Altern nicht als Krankheit sehe, sondern als das Gegenteil von Gesundheit, habe ich bereits geschrieben. Beides sind natürliche Prozesse. Unterstützen wir unsere Gesundheit, gehen wir nicht gegen das Altern an, schon gar nicht schaffen wir es ab. Aber wir gestalten es angenehmer und verlangsamen es vermutlich auch.

Je älter wir werden, desto unflexibler und fehlerhafter werden unsere Zellen. Das hat eine Menge mit ihrer Genetik und Epigenetik zu tun. Vor allem, weil ihre Epigenetik sich wandelt und die Programme in den Zellen weniger präzise ablaufen, reagieren diese auf Anforderungen aus ihrer Umgebung zunehmend mit Fehlern. Das System Mensch passt sich immer schlechter an die alltäglichen und außergewöhnlichen Herausforderungen des Lebens an. Und es gelingt ihm immer schlechter, präzise Botschaften unter seinen Bestandteilen auszutauschen sowie in geeigneter Weise damit umzugehen. Man könnte auch sagen, wir verlieren mit dem Älterwerden an Stabilität, unser System gerät leichter aus dem Gleichgewicht.

Ein Stück weit könnte das sogar ein biologisch gewollter, epigenetisch gesteuerter Prozess sein. Epigenetische Uhren wie jene des Kaliforniers Steve Horvath messen diesen Prozess, und überall auf der Welt suchen Forscher wie Sheraz Gul in Hamburg, dank der Analyse dieser Zusammenhänge, nach Medikamenten, die wie ein Jungbrunnen wirken. Auch ich denke, dass die epigenetischen Uhren der Systembiologie eines Tages als Signal dafür dienen werden, wie gesund wir sind. So wie sie mir mein biologisches Alter verrieten, so könnten sie in Zukunft eine Rückkopplung sein, inwiefern es dem systembiologischen Ansatz gelingt, einen Menschen gesund zu erhalten.

»Gesundheit ist die Fähigkeit, sich anzupassen«, schrieb der französische Medizinphilosoph Georges Canguilhem bereits im Jahr 1943.[27] Ich kenne keine bessere Definition von Gesundheit und habe sie nicht ohne Grund diesem Buch vorangestellt. Es scheint mir die zentrale Aufgabe der Vermessung des Lebens zu sein, unsere Anpassungsfähigkeit zu erhöhen. Wenn aber das Altern das Gegenteil von Gesundheit ist, dann ist es demzufolge auch der zunehmende Verlust eben dieser Anpassungsfähigkeit.

Deshalb sollte eine systembiologisch ausgerichtete Gesundheits-

und Präzisionsmedizin sich nicht um Krankheiten, sondern um die Erhaltung der Gesundheit kümmern. Sie sollte uns anpassungsfähiger machen.

Davon, dass Fehler in der Epigenetik und Genetik uns altern lassen, ist übrigens auch David Sinclair überzeugt. Er zieht nur etwas andere Schlüsse aus dieser Erkenntnis. In seiner Welt werden die Menschen schon in wenigen Jahrzehnten im Mittel 120 Jahre alt werden. Und sie werden bis zum Ende jung und gesund bleiben. »Der Mensch, der 150 Jahre alt wird, ist schon geboren«, lautet eine der vielen vollmundigen Botschaften des Forschers aus seinem im Jahr 2019 auf Deutsch erschienenen Buch *Das Ende des Alterns*,[28] in dem der Forscher auch einen guten Überblick über den aktuellen Stand der Alterungsforschung liefert.

Die Wissenschaft versteht immer besser, wie und warum wir altern. Die Epigenetik beginnt schon mit unserer Zeugung sich systematisch zu verändern. In den meisten Zellen wird dadurch die Umgebung einer zunehmenden Zahl von Genen so verändert, dass diese nicht mehr benutzt werden können. Die Zellen entwickeln sich, wandeln ihre Identität, sie bauen ein Gedächtnis auf. Es gibt immer mehr Wissenschaftler, die hinter diesem steten nebengenetischen Umbau ein biologisches Programm vermuten: das Altern selbst.

Nach Sinclairs These ist das Altern aber weder von der Natur gewollt, noch wird es gezielt von ihr gesteuert. Seiner Meinung nach besitzen die Zellen nur eine begrenzte Menge an Enzymen, die unsere Epigenome – also die epigenetischen Programme in den jeweiligen Zellen – umbauen. Diese Enzyme lagern zum Beispiel Methylgruppen an das Erbgutmolekül DNA an oder entfernen Acetylgruppen von den Histone genannten DNA-Verpackungsproteinen. Werden unsere Zellen im Laufe des Lebens stark beansprucht, etwa weil sie Schäden an der DNA reparieren müssen, benötigen sie epigenetische Enzyme an Stellen, wo sie sonst nicht gebraucht werden. Sie verlassen ihren Aufenthaltsort und kehren nach getaner Arbeit dorthin zurück. Dabei passieren laut Sinclair Fehler. Die Zellen verlieren immer wieder einen winzig kleinen Teil ihrer Identität.

Sinclair nennt diesen Prozess das »epigenetische Rauschen«. Die Informationen zur Regulation der Gene werden ungenauer, je länger wir leben. Das Risiko für Entzündungen und Krankheiten steigt. Der Alterungsforscher schreibt: »Es ist der Grund, warum unsere Haare grau werden. Es ist der Grund, warum unsere Haut Falten bekommt. Und darüber hinaus ist es der Grund, warum unsere Gelenke zu schmerzen beginnen.« Und natürlich sei das epigenetische Rauschen auch für all die biomedizinischen Zeichen des Verfalls verantwortlich, die von der Wissenschaft als mögliche Auslöser des Alterns gehandelt werden: »von der Erschöpfung der Stammzellen über die Zellalterung bis zur Mitochondrienfehlfunktion und der schnellen Verkürzung der Telomere.«

Elegant ist Sinclairs These, weil sie ein Bindeglied zwischen den wenigen wissenschaftlich halbwegs abgesicherten Methoden des Jungbleibens herstellt. So ist bei allen Organismen, bei denen man es untersucht hat, vom Hefepilz bis zum Rhesusaffen, belegt, dass eine kalorienreduzierte Ernährung das Altern bremst. Auch Menschen, die stets wenig – aber nicht zu wenig – essen oder regelmäßig fasten, scheinen länger jung zu bleiben und ihr Risiko für Alterskrankheiten zu verringern.

Sinclair selbst hat als Wissenschaftler zum Verständnis der zugrunde liegenden molekularbiologischen Prozesse einiges beigesteuert. Mit Zellkulturen und Modellorganismen konnten er und viele andere Forscher belegen, dass Stoffwechselboten die Aktivität epigenetischer Enzyme verändern. Für den Organismus ist die anhaltende Nahrungsknappheit ein Hinweis auf kritische Lebensbedingungen. Die Zellen wechseln deshalb epigenetisch in eine Art Lebensverlängerungsprogramm.

Sie investieren mehr Energie in die Produktion von Substanzen, die sie jung halten, die epigenetischen Programme stabilisieren und vor Schäden schützen. Gleichzeitig teilen sich die Zellen langsamer. Das Grundprinzip dahinter ergibt evolutionsbiologisch Sinn: In schlechten Zeiten sollte man nicht noch mehr Nachkommen zeugen, sondern lieber länger leben und auf bessere Zeiten für die erst dann in die Welt zu setzende nächste Generation warten.

Deshalb lässt Sinclair oft das Mittagessen aus und bewegt sich generell viel (was ich übrigens ähnlich mache). Deshalb nimmt er auch Resveratrol ein (was ich nicht mache), den Stoff, der unter anderem in Traubenschalen und – in viel zu kleinen Mengen, um zu wirken – in Rotwein vorkommt und zumindest in Zellkulturen die epigenetischen Jungbrunnen-Enzyme aktivieren kann. Die Substanz NMN, eine Vorstufe des Moleküls NAD (Nicotinamid-Adenin-Dinukleotid), die er täglich schluckt, liefert vielen Enzymen des Körpers Energie, natürlich auch epigenetisch aktiven Varianten, die das Altern bremsen sollen.

Das Diabetes-Medikament Metformin schluckt Sinclair, weil man entdeckte, dass jene Patient*innen, die es über lange Zeit einnahmen, unabhängig von ihrer Krankheit besonders lange fit und gesund blieben. Auch hier gibt es Hinweise, die Substanz vermittle dem Körper die Botschaft einer Nahrungsknappheit und stoße so die gleichen verjüngenden Prozesse an wie eine kalorienreduzierte Ernährung. Sicher erinnern Sie sich an das erste Kapitel dieses Buchs: Darin berichtete ich von einer aktuellen, aufsehenerregenden Studie des US-Amerikaners Greg Fahy, der neun mittelalte Männer binnen eines Jahres im Schnitt um eineinhalb Jahre verjüngt haben will. Metformin war eine der Substanzen, die man diesen Männern verabreicht hatte.[29]

Alterungsforscher Sinclair ist überzeugt, in der Kombination schafften all diese Wirkstoffe und Lebensstilmaßnahmen »das richtige Maß an Stress – gerade so viel, dass die Langlebigkeitsgene zur Tätigkeit angeregt werden, epigenetische Veränderungen unterdrücken und das Jugendprogramm weiterlaufen lassen«. Das Ende des Alterns schenken sie der Menschheit allerdings noch nicht. Mit der gewagten Prognose vom Ende des Alterns baut der Australier auf zukünftige, sehr viel effektivere Anti-Alterungs-Pillen sowie die moderne Biomedizin. Vermutlich werden diese aber gar nicht gegen das Altern wirken, sondern für die Gesundheit.

Wir bleiben immer länger jung

Anders als David Sinclair glaube ich: Wir werden uns im Zeitalter der Systembiologie beim Jungbleiben sicher nicht nur auf Hightech und Pharmakologie verlassen müssen. Denn die neue Wissenschaft wird auch den Einfluss von sozialen Faktoren, Ernährung, Schlafverhalten, einem regelmäßigen Wechsel von Entspannung und Anspannung sowie eines körperlich aktiven Lebensstils miteinbeziehen. All diese Faktoren werden daraufhin geprüft werden, wie gut sie unsere Anpassungsfähigkeit – die individuelle Gesundheit – unterstützen.

Molekularbiologie und Biopsychologie haben bereits damit begonnen. Da wäre zum Beispiel die Studie von Raphaëlle Chaix über den potenziell verjüngenden Einfluss regelmäßiger Meditation, die bereits zur Sprache kam.[30] Auch zum verjüngenden, gesund erhaltenden Einfluss von jahrelangem Sport gibt es viele Untersuchungen. Selbst wer nur einen einzigen Marathon in seinem Leben läuft, profitiert davon, wie eine britische Studie aus dem Jahr 2020 zeigte: Londoner Kardiolog*innen konnten bei 138 Frauen und Männern im Alter zwischen 21 und 69 Jahren einen enormen Effekt auf das Herz-Kreislauf-System beobachten.[31]

Diese Marathonis waren zwar sehr viel langsamer als das austrainierte Spitzenfeld. Sie benötigten knapp fünf Stunden für das Rennen, für das sie während der sechsmonatigen Vorbereitungszeit zehn bis zwanzig Kilometer pro Woche gelaufen waren. Das ist nicht viel, aber es reichte, um ihr Aortensystem im Mittel um vier Jahre zu verjüngen. Was uns alle – auch die Jungen – besonders hoffnungsvoll machen sollte: Am meisten wirkte sich das Training auf die ältesten Proband*innen positiv aus. Es ist also nie zu spät, sein Leben zu ändern und jünger zu werden.

Übrigens scheint die Epigenetik auch beim Einfluss von Sport auf die Biologie viele epidemiologische und physiologische Fakten erklärbar zu machen. Sie liefert sozusagen die biologische Grundlage für langjährige Beobachtungen, die man sich bislang nicht ohne Weiteres mechanistisch erklären konnte. So unterscheiden sich die Muskelzellen von Männern im Alter von 60 bis 65 Jahren epigenetisch deutlich voneinander, je nachdem, ob die Männer zeitlebens viel Sport getrieben haben oder nicht.[32] Molekularbiologisch könnte das zumindest teilweise erklären, warum sportliche Menschen oft langsamer altern als andere.

Auch global gesehen dürften die immer besser werdenden Lebensverhältnisse neben dem medizinischen Fortschritt einen großen Anteil haben an einer der erfreulichsten Statistiken überhaupt. Seit dem Jahr 1840 werden die Menschen in den wohlhabenden Ländern alle vierzig Jahre um durchschnittlich zehn Jahre älter. »Wenn die medizinische Revolution stattfindet und wir einfach den Weg linear fortschreiben, auf dem wir uns bereits befinden, wird die Hälfte aller heute in Japan geborenen Kinder manchen Schätzungen zufolge älter als 107 Jahre werden«, glaubt deshalb auch David Sinclair.

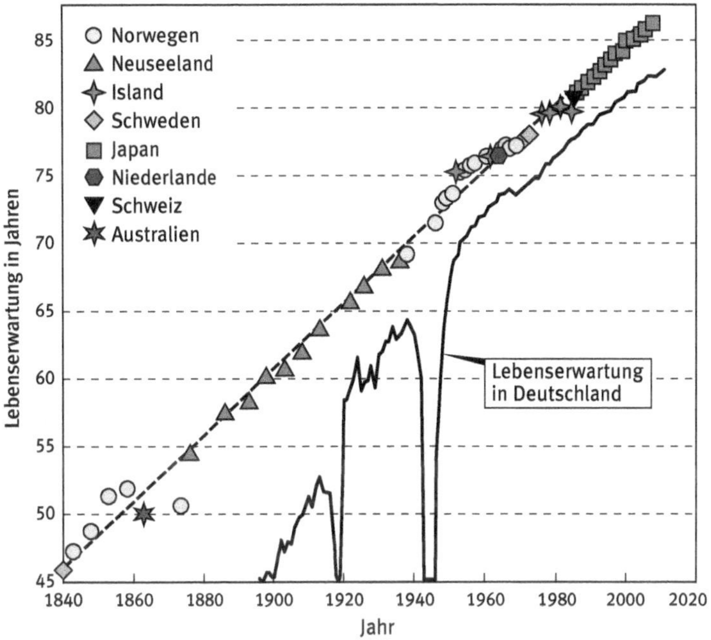

Die durchschnittliche Lebenserwartung seit 1840, jeweils in dem Land, das gerade weltweit in der Spitzenposition ist. Zum Vergleich ist die Lebenserwartung in Deutschland eingezeichnet. Sie steigt im gleichen Tempo an. Die Folgen der beiden Weltkriege sind deutlich sichtbar.

Ob sein Rezept gegen das Altern etwas taugt, will noch nicht einmal er selbst beurteilen. Entscheidend ist vielmehr, dass wir immer besser verstehen, wie und warum wir altern. Dieses Wissen wird der Systembiologie helfen. Alt werden wir sicher immer werden, und sterben werden wir natürlich auch. Aber beides wird anders werden. Es wird erträglicher sein als heute.

Andere Wissenschaftler bleiben skeptisch gegenüber dem Hype um die Jungbrunnenmedizin. Der Biomathematiker Thomas Höfer vom Deutschen Krebsforschungszentrum in Heidelberg sagt: »Die These, Altern sei eine Krankheit, ist mir vollkommen fremd.« Bei biologischen Prozessen, die im Laufe des Älterwerdens ablaufen, handele es sich um normale Entwicklungen. Sie hätten womöglich sogar »ihren guten Sinn«.

Und Ernst Hafen, der Genetiker vom Zürcher Institut für molekulare Systembiologie, hält das Leben für »eine endliche Größe.« Optimistisch ist indes auch er: »Wir werden ein besseres Alter haben – und ein anderes Verhältnis zum Tod.«

Fliegende Heuschrecken und die Biokybernetik

Manche Heuschrecken waren richtig gute Flieger. Sie hielten vier bis sechs Stunden durch. Mir raubte das regelmäßig den Feierabend. Glücklich machte es mich trotzdem. Denn diese ausdauernden Tiere schenkten mir die besten Resultate für meine Doktorarbeit.[33] Es ist fast dreißig Jahre her, dass ich am Zoologischen Institut der Universität Hamburg mit afrikanischen Wüstenheuschrecken experimentierte. Den Tieren geschah nichts. Im Gegenteil, sie durften fliegen, so viel sie wollten. Das ist nach dem Fressen definitiv ihre zweitliebste Beschäftigung.

Ich wollte mehr herausfinden über diese großen braunen Insekten, die, wie schon in der Bibel erwähnt, regelmäßig in riesigen Schwärmen über Afrika ziehen und alles kahl fressen, was ihnen in die Quere kommt. Die letzte, besonders große Plage ist gerade erst vorbei: Sie vernichtete im Jahr 2020 die Lebensgrundlage vieler Menschen in Ostafrika und Teilen Asiens bis nach Pakistan. Es spricht vieles dafür, dass ihr gigantisches Ausmaß eine negative Folge des menschengemachten Klimawandels ist.

Doch zurück in die frühen 1990er Jahre: Genau genommen wollte ich damals klären, ob sich die Tiere im Flug irgendwie an ihren Nachbarn orientieren und es ihnen so gelingt, auch in der Luft als Schwarm zusammenzubleiben. Ziel war es, Neues darüber zu erfahren, wie Insekten Bewegungen wahrnehmen und verarbei ten und sich derart unterstützt besser beim Fliegen zurechtfinden. Es ging um Biokybernetik – also um den Versuch, die Regelmechanismen zu ergründen, nach denen diese perfekten Flugmaschinen funktionieren. Ich wollte Einblick in das Sinnes- und Nervensystem der Heuschrecken gewinnen, ohne sie anzutasten, geschweige denn zerstören zu müssen.

Dazu hatten mein Mentor Reinhard Preiss und ich einen Flugsimulator gebaut. Die Tiere wurden mit etwas Wachs an einem Messsystem befestigt und in einem Windkanal von vorne angepustet. Projektoren warfen Muster, die sich mehr oder weniger schnell bewegten, an die Seiten und den Boden des Tunnels. Sie simulierten dem fliegenden Tier, dass es mehr oder weniger gut vom Fleck kam, ganz so, wie auch wir uns oft vortäuschen lassen, wir bewegten uns, wenn wir in einem am Bahnhof stehenden Zug sitzen und der Nachbarzug anfährt.

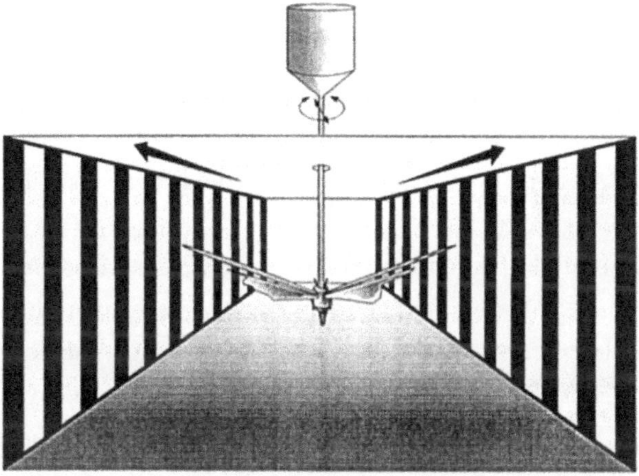

Der Windkanal, in dem »meine« Heuschrecken in den frühen 1990er Jahren fliegen durften: Gute Flieger verbrachten darin bis zu sechs Stunden. Sie waren über eine Stange mit dem Messsystem verbunden, und auf die Seiten wurden Muster projiziert, die den Tieren eine Eigenbewegung simulierten. Von vorne wurden die Insekten mit Luft angeblasen. Wollten sie nicht mehr fliegen, wurden sie von der Stange gelöst und zurück in den Käfig gesetzt.

Reinhard erforschte schon seit Jahren die Reaktionen der Tiere auf die Bodenbewegungen. Mein Metier sollten die Seiten werden. Die Heuschrecken in meinen Experimenten blieben also immer auf der Stelle, schlugen aber oft stundenlang mit ihren flatternden, glasigen, geäderten und kraftvollen Flügeln gegen den Wind – genauso wie sie es gewöhnlich auch in freier Natur tun, wo ganze Schwärme einige Hundert Kilometer am Stück zurücklegen können. Weil sich die Umgebung um sie herum scheinbar bewegte und sie Gegenwind hatten, mussten die Tiere tatsächlich annehmen, in der Luft zu sein und voranzukommen. Manche mochten dennoch nicht mitspielen. Sie ließen rasch Flügel und Beine hängen. Aber es gab eben auch diese Superflieger. Sie nahmen sofort die aerodynamische Flughaltung mit angelegten Beinen ein und legten mit maximaler Flügelschlagfrequenz los.

Stunde über Stunde konnte ich das Bewegungsmuster in ihrer Umgebung verändern und beobachten, wie sie darauf reagierten, ob sie schneller oder langsamer wurden oder nach rechts, links, oben, unten steuerten. In sogenannten Closed-loop-Experimenten konnten die Fluginsekten sogar selber bestimmen, wie sich das Muster um sie herum bewegte: Das Messsignal wurde im geschlossenen Regelkreis – dem *closed loop* – auf die Motoren der Projektoren zurückgekoppelt.

Erhöhten die Tiere ihren Vortrieb, wurde das Muster schneller in die entgegengesetzte Richtung, bremsten sie ab, wurde auch das Muster langsamer. Interessanterweise war eines der wichtigsten Resultate, dass die Tiere das seitliche Muster zum Stillstand bringen wollten. Wir folgerten daraus, sie wollten ähnlich schnell fliegen wie die anderen Schwarmtiere – ein sinnvoller Mechanismus, damit alle beisammenbleiben.

Doch warum erzähle ich Ihnen das alles? Bestimmt nicht, um Ihr Interesse an Heuschrecken zu wecken oder zu erklären, was Doktoranden der Neurobiologie vor dreißig Jahren so getrieben haben. Ich möchte auf die Bedeutung der Computertechnik für die Fortschritte in der Biologie hinaus.

Das, was wir damals herausfanden, hatte mit dem Versuch, ein komplexes biologisches System in Gänze zu verstehen und womöglich zu simulieren, allenfalls im Ansatz etwas zu tun. Wir schauten uns ein winziges Zahnrädchen in der gesamten großen Heuschrecken-Flugmaschine an – eine simple Reiz-Reaktions-Beziehung. Die Computer von damals waren selbst verglichen mit heutigen Smartphones ein Witz. Man kam – zumindest weitgehend – ganz gut ohne sie aus. Die Rückkopplung der Messsignale auf die Projektoren erfolgte elektronisch. Auch die Daten zeichnete ich anfangs analog auf: Die Signale bewegten Zeiger mit Tintenschreibern auf einer sich langsam abwickelnden Papierrolle hin und her. Noch heute lagern mehrere Ordner mit meterlangen vollgekritzelten Papierstreifen auf meinem Dachboden.

Die Auswertung der Daten erfolgte größtenteils mit dem Lineal. Erst dann kam der Computer ins Spiel: Ich gab die Ergebnisse per Hand in den Rechner ein. Die Algorithmen einer Software erledigten schließlich die Rechenarbeit. Sie machten statistische Analysen und stellten die aufbereiteten Rohdaten in schönen Graphiken dar. Wir erfuhren auf diesem Weg eine Menge über die Art, wie Heuschrecken die Welt sehen. Wir konnten spezielle experimentelle Situationen auswählen und im Idealfall sogar vorhersagen, wie sich die Tiere in diesen Situationen verhalten würden.

Wir betrachteten die Heuschrecken als System. Und wir wollten durch trickreiche Manipulation ihrer Umwelt und Beobachtung der Reaktion Rückschlüsse darauf ziehen, wie dieses System funktioniert. Aber wir benutzten die Computer nur als ausgelagerte Rechenmaschinen und gedankenlose Arbeitsgehilfen. Sie erledigten unsere Arbeit, aber sie brachten uns keinen Schritt weiter. Mal abgesehen von der unendlich vielen Rechenzeit, die sie uns abnahmen.

Das Anspruchsvollste, was ich meinem Rechner zumutete, war ein selbst geschriebenes Simulationsprogramm. Man musste darin bestimmte Vorgaben machen über die Regeln, nach denen das Gehirn der Heuschrecken womöglich arbeitete, und das Programm berechnete dann, wie sich die Insekten theoretisch im Flugsimulator verhalten würden. Mein größter Triumph war, auf diese Weise tatsächlich einige der schönsten und außergewöhnlichsten Reaktionen vorhersagen oder nachrechnen zu können.

Heutige Systembiolog*innen rechnen in ganz anderen Dimensionen. Ihre Computer arbeiten unendlich viel schneller als die damaligen Rechner, weil sie mit unendlich mehr Daten zur gleichen Zeit umgehen müssen. Doch die Computer für die moderne Systembiologie sollten noch mehr können: Sie müssen stellvertretend für uns Menschen »denken« und lernen. Sie benötigen Künstliche Intelligenz und maschinelles Lernen.

Damals bei den Heuschrecken war die Versuchsanordnung so überschaubar, dass wir Experimentatoren unsere Aufgaben jederzeit vollends erfassten. Das kann von der heutigen Systembiologie niemand mehr erwarten. Kein Mensch kann den Überblick über die unzählbar vielen im scheinbaren Chaos versteckten Muster in hochkomplexen Systemen behalten. Kein Mensch und auch kein Team von Menschen kann die zahllosen Daten, die von biologischen Systemen heutzutage oftmals existieren, überschauen und einordnen – geschweige denn, Zusammenhänge und Regeln darin erkennen.

Kein Mensch kann das System Mensch oder Tier in seiner ungeheuren Komplexität durchdenken. Das wird dank neuer Techniken aber hoffentlich alsbald die Systembiologie der Zukunft können.

Wie Computer uns das Leben erklären

Was heutige Computer also erledigen müssen, ist zwar einerseits noch immer bloße Rechenarbeit, genau wie damals in Reinhards und meinem Hamburger Labor. Anders als das menschliche Denken und Handeln, ist die Arbeit der Rechner auch noch immer nicht kreativ. Dennoch müssen die neuen Superrechner – etwa das wunderschöne MareNostrum in der Torre Girona in Barcelona – sehr viel mehr leisten: Sie müssen mit ihrer verflixt schnellen und aufwendigen Rechnerei den Biologen ein Stück ihres Denkens und Handelns abnehmen. Sie müssen Aufgaben übernehmen, derer wir niemals fähig wären. Es handelt sich bei ihrer Arbeit um das Rechnen in einer völlig anderen Dimension.

Schon einfache biologische Systeme sind so komplex, dass der menschliche Verstand die bloße Zahl ihrer Entwicklungsmöglichkeiten nicht mehr begreifen kann. Das mathematische Netz, das ihre Bestandteile miteinander knüpfen, ist bereits groß. Doch die Zahl der möglichen Kombinationen, mit denen diese Komponenten über längere Zeiträume hinweg in Beziehung zueinander treten sowie die Art und Weise, wie sie sich gegenseitig beeinflussen, übersteigen unser Vorstellungsvermögen bei Weitem.

Für die Lösung solcher Probleme haben Informatiker*innen in den vergangenen Jahren die neuen Verfahren des maschinellen Lernens entwickelt. Der oft synonym verwendete Begriff der Künstlichen Intelligenz ist missverständlich: Eine menschenähnliche Intelligenz werden Computer nie entwickeln. Sie werden so gut rechnen und so viele Aspekte parallel verarbeiten können, dass sie uns intelligent vorkommen mögen. Aber sie sind immer nur in jener Aufgabe gut, für die sie programmiert wurden.

Ein Schachprogramm kann kein Go – ein ostasiatisches Brettspiel, das manche Computer ebenfalls sehr gut beherrschen. Und erst recht kann es nicht aus den biomedizinischen Daten von Darmkrebszellen herauslesen, wo der Krebs herstammt und zu welchem Typ er gehört.[34] Ebenso wenig kann es in Computertomographie-Aufnahmen Krankheitszeichen entdecken, ein Nierenversagen ankündigen, bevor es lebensgefährlich wird,[35] die Faltung von Proteinen vorhersagen[36] oder die Geschwindigkeit der Sequenzierung von Erbgut-Daten beschleunigen.[37] Es trägt also auch nicht dazu bei, die Gentests der Zukunft kostengünstiger zu machen.

All die Programme, die jeweils eine dieser wichtigen Aufgaben leisten, existieren zwar bereits, aber sie können natürlich kein Schach spielen. Und sie werden auch niemals Modelle für die rasche Diagnose einer Covid-19-Krankheit entwickeln[38] oder mithilfe wieder anderer Algorithmen berechnen, welche der vielen allgemeinen biomedizinischen Messwerte, die Ärzt*innen permanent sammeln, eine besonders zuverlässige Prognose erlauben, wie gefährlich eine SARS-CoV-2-Infektion werden kann.[39] Und so fort.

Wir können die Fähigkeiten der Künstlichen Intelligenz nicht hoch genug schätzen. Wir sollten sie aber auch realistisch einordnen. Und schon gar nicht müssen wir uns vor ihr fürchten.

Künstliche Intelligenz sei »im Grunde nicht wirklich intelligent«, sagt auch Martin Spindler, Statistik-Professor am Hamburg Center for Health Economics, »sie erkennt nur Muster anhand von riesigen Datensätzen.«[40] Jeder Rechner macht also exakt das, was seine Algorithmen von ihm wollen. Das Spannende an Computern, die zum Beispiel mit der Deep-Learning-Methode programmiert wurden, ist ihre Fähigkeit, sich permanent zu verbessern. Man kann sie trainieren. Sie können lernen. Und sie werden niemals müde oder unkonzentriert. Das macht aus ihnen die perfekten Helfer für Biomedizin und Systembiologie.

Natürlich benötigen die Supercomputer dafür die vielen bereits existierenden Gesundheitsdaten möglichst vieler verschiedener

Menschen. Und sie werden sogar auf noch viel mehr und noch sehr viel präzisere und zuverlässigere Daten angewiesen sein, als heute bereits existieren. Im letzten Kapitel beschreibe ich, wie wir unsere persönlichen Daten sinnvoll für diesen Zweck einsetzen können und sie dennoch vor Missbrauch schützen.

Die moderne Informationstechnik bringt die Systembiologie jedenfalls weiter voran und wird sie in absehbarer Zeit regelrecht beflügeln. Mein Kollege Felix Hütten schrieb Ende 2019: »Es ist überhaupt nicht mehr die Frage, ob Künstliche Intelligenz die Welt und damit auch die Medizin weiter verändern wird – sondern nur wann und wie.«[41]

Deep-Learning-Algorithmen arbeiten das Problem, das sie lösen sollen, mit vielen hintereinander und parallel geschalteten Mini-Recheneinheiten ab – künstlichen Neuronen. Die Gesamtrechnung findet dabei immer wieder neue Wege in diesem virtuellen Netz. Trainiert werden die Computer mit Aufgaben, deren Lösung bekannt ist. Die Rechner vergleichen ihre vielen verschiedenen Ergebnisse mit der tatsächlichen Lösung und verstärken schließlich jenen Rechenweg, der der Lösung am nächsten gekommen ist. Wiederholen Informatiker solche Lernschritte immer wieder und testen sie die künstlichen neuronalen Netze mit immer neuen Aufgaben aus dem gleichen Bereich, beherrschen die Computer diese Art von Aufgabe irgendwann perfekt.

Beispiele, wie man dieses neue Rechnen in der Systembiologie einsetzt, habe ich bereits genannt: Da sind die israelischen Forscher*innen um David Zeevi, die Hochleistungsrechner auf Gesundheitsdaten diabeteskranker Proband*innen ansetzten, um individuelle Ernährungstipps zu geben.[42] Oder da sind der Berliner Nikolaus Rajewsky und sein Team, die zeigten, wie man den räumlichen Ursprung isolierter Einzelzellen rekonstruieren kann (siehe Abbildung S. 89). Daten über die Aktivität der Gene in einer bestimmten Zelle genügen Computern nach vielen Übungsdurchgängen, um zuverlässig zu berechnen, wo im Organ oder im Embryo eines Modelltieres eine im Labor ausgewertete Zelle ursprünglich beheimatet war.[43] Die Algorithmen liefern also aus dem gleichen beschränkten Satz an Daten eine wesentliche zusätzliche Information, die zuvor nicht zugänglich war.

Das maschinelle Lernen wird nicht ohne Grund überall dort eingesetzt, wo es darum geht, in großen Mengen unübersichtlicher Daten verborgene Regelmäßigkeiten zu entdecken. Deep Learning wird deshalb längst in Programmen angewendet, die Gesichter erkennen oder aus der Mimik eines Menschen seine Stimmung herauslesen. Es verbessert Software zur computergestützten Übersetzung von Sprachen, zum automatischen Steuern und Navigieren von Fahrzeugen oder zur Vorhersage des Klimas und so fort.

Anders ausgedrückt: Künstliche Intelligenz findet Hinweise auf systemische Beziehungen in komplexen Netzwerken. Kein Wunder also, dass gerade die Biomedizin und die Systembiologie sich auf Deep Learning und Co. stürzen. Fast nirgends werden so viele Daten generiert – von der Körpertemperatur über Blut- und Urinwerte oder Röntgenaufnahmen bis hin zur DNA-Sequenz, der Zusammensetzung des Mikrobioms in einer Stuhlprobe oder der Art und Anzahl der im Organ oder in einer einzelnen Zelle gerade produzierten Proteine. Fast nirgendwo sonst verstecken sich in den Datenmassen so viele unerkannte Muster, die noch dazu eine große – lebensrettende – Bedeutung haben könnten. Kaum ein System ist so komplex wie das eines Lebewesens.

Eigentlich zweifelt keine Expert*in mehr daran, dass die lernenden Algorithmen die Medizin in nahezu allen Bereichen verbessern werden. Sie werden sie vielleicht sogar eines Tages revolutionieren hin zu einer Medizin, mit deren Hilfe wir auf selbst festgelegte Weise präzise und individuell unsere Gesundheit aus eigenem Antrieb steuern können.

Die offenen Fragen sind also eher, wie tiefgreifend die anstehenden Veränderungen sind und ob die biomedizinischen Daten, mit denen die entsprechenden Algorithmen trainiert werden, schon heute die ausreichende Qualität haben für derart wichtige Berechnungen. Auch der Datenschutz wird und muss in diesem Zusammenhang ein immer größeres Thema werden.

Noch klagen Mediziner*innen hierzulande allerdings eher darüber, dass es für die Wissenschaft schwierig sei, an die vielen Daten heranzukommen. Dabei würden sie die Schätze, die darin verborgen liegen, nur zu gerne heben.

Digitale Medizin

Mittlerweile erscheinen fast wöchentlich Studien über neue Verfahren, die mit Deep Learning entwickelt wurden und der Medizin vielversprechende Anwendungsmöglichkeiten eröffnen sollen. Umso wichtiger wird es sein, in Zukunft noch mehr und noch bessere Daten aus der Grundlagenforschung zu bekommen. Denn die Algorithmen sind natürlich immer nur so gut wie die Werte, mit denen sie trainiert wurden.

Schon heute überzeugend ist eine Studie von Rodrigo Torres und Kolleg*innen aus den USA. Sie werteten epigenetische Botenstoffe in verdächtigen Hautzellen aus und konnten dank Deep Learning nach einer gewissen Zeit recht zuverlässig und vor allem sehr früh erkennen, ob es sich um bösartigen schwarzen Hautkrebs handelt oder einen harmlosen Leberfleck. Die Computer hatten gelernt, welche der zahlreichen Botenstoff-Typen für diese Art der Diagnose entscheidend sind.[44]

In einer anderen Studie mit Hautkrebspatient*innen war ein Computer dank Deep Learning in der Lage, Fotos von menschlichen Pigmentflecken mindestens genauso gut auf ihre mögliche

Bösartigkeit hin zu bewerten wie eine Vergleichsgruppe menschlicher Hautärzt*innen.[45] Eine weitere Analyse, an der auch Forscher*innen der Gesundheitsdaten-Abteilung von Google beteiligt waren, zeigte, dass der Einsatz von Künstlicher Intelligenz wohl auch die Resultate von Mammographien zur Aufspürung von Brustkrebs verbessern könnte.[46]

Und vielleicht noch ein letztes Beispiel aus der Krebsmedizin: Nachdem ein großes internationales Team seine Computer mit Daten von 2800 Patient*innen mit verschiedenen Formen von Gehirntumoren gefüttert hatte, erhielten sie einen Algorithmus, der erstaunlich präzise diagnostizieren kann, welcher von 91 möglichen Hirntumortypen jeweils vorliegt. In einem ersten Test bewährte sich das Verfahren bei 1100 Einsätzen praktisch fehlerlos.

Was nachdenklich stimmt und viele Diskussionen auslöste: Menschliche Pathologen, die diese Aufgabe für gewöhnlich übernehmen, lagen im Gegensatz zu den Rechnern in zwölf Prozent der Fälle falsch. Sie irrten sich vor allem bei besonders seltenen Tumortypen. Die Computer würden also die Diagnose von Hirntumoren verbessern, was spürbare Auswirkungen auf den Therapieerfolg bei einigen Menschen haben dürfte.[47]

Sollen wir also dem Computer fortan die Erkennung und Einordnung von Krankheiten überlassen? Sollen wir komplett auf die sogenannte digitale Medizin setzen? Bis es so weit kommt, müssen die Resultate und die Qualität der Studien noch sehr viel besser werden als heute. Es gibt nämlich auch viele ungenügende oder unzuverlässige Befunde. Das ist bei einer derart jungen Disziplin normal. Aber es wird leider allzu oft verschwiegen.

Vorerst sollten Mediziner*innen und Computer vielleicht besser Hand in Hand arbeiten. Einer weiteren Studie zufolge ist es nämlich besonders effektiv, wenn sich beide bei der Auswertung von Bildern – in diesem Fall Magnetresonanzaufnahmen – ergänzen.[48] »Wenn ein KI-Algorithmus zehn Millionen Röntgenbilder von der

Lunge analysiert hat und dabei gute Lehrer an der Seite hatte, die seine Befunde immer wieder korrigiert und das System so trainiert haben, dann wird er ein Assistent sein, den wir nicht mehr missen wollen«, kommentiert Christian Gerloff, Direktor der Klinik für Neurologie am Hamburger Universitätsklinikum Eppendorf solche Fortschritte.[49]

Selbst die schlagzeilenträchtige Software, der es angeblich gelingt, in EKG-Aufnahmen schon dann erste Anzeichnen einer Herzrhythmusstörung zu erkennen, wenn die EKGs für die Kardiolog*innen noch völlig unauffällig sind, wurde per Deep Learning entwickelt.[50] Knapp 650 000 Datensätze von 18 000 Patient*innen waren nötig, um die Computer zu perfektionieren. Experten sprechen von »sehr spannenden« Resultaten beziehungsweise einem »enormen Potenzial«. Es sei beachtlich, »was Künstliche Intelligenz leisten kann«.[51]

Dazu passt eine weitere Studie. Darin fanden Wissenschaftler*-innen per Deep Learning im Erbgutmolekül DNA von Autisten bislang unbekannte Stellen, die so verändert waren, dass bestimmte Gene anders reguliert wurden als bei nichtautistischen Menschen. Zwar wusste man bereits, dass diese Gene eine Rolle bei Autismus spielen, unbekannt war aber, dass sie von der Aktivität der neu entdeckten Regionen reguliert werden.[52] Die Algorithmen helfen also nicht nur bei der Diagnostik, sondern auch der Wissenschaft.

Die neue Computertechnik wird die Biomedizin auf jeden Fall zunehmend unterstützen und Ärzt*innen beraten. Sie wird ihnen komplizierte Diagnosen abnehmen, Krankheiten besonders früh erkennen und Therapieempfehlungen geben. Sie wird uns allen eines Tages – wie schon heute im Fall der israelischen Studie mit den Diabetiker*innen – Tipps für einen individuell gesunden Lebensstil geben. Das würde im besten Fall verhindern, dass wir überhaupt erkranken, und wäre ein großer Schritt hin zu einer echten Gesundheitsmedizin.

Der US-amerikanische Molekularmediziner und Publizist Eric Topol ist sogar zuversichtlich, dass die derzeit oft entmenschlicht wirkende, von Apparaten dominierte Medizin dank der modernen Informationstechnik zu ihren humanen Ursprüngen zurückfindet: Ärzt*innen hätten aufgrund der vielen Datenerzeuger und -auswerter vielleicht schon bald wieder Zeit, sich mehr mit ihren Patient*innen zu unterhalten, ihnen zuzuhören, in die Augen zu sehen, durchdachte Empfehlungen zu geben. Topol glaubt, dass die moderne Informationstechnik eine Rückkehr der sprechenden Medizin bewerkstellige.[53]

Am meisten wird aber die Systembiologie von den Supercomputern und ihren selbstlernenden Algorithmen profitieren. Sie unterstützen sie bei ihrem Vorhaben, das Leben mathematisch zu beschreiben und dabei alle Regelbeziehungen zwischen seinen Bestandteilen zu erfassen und zu kalkulieren. Sie sucht exakt das was Künstliche Intelligenzen vergleichsweise leicht entdecken können: verborgene Muster in hochkomplexen gigantischen Datenmengen.

Computer starten gerade erst damit, uns das Leben zu erklären und seine vernetzten Muster zu berechnen. Deshalb werden es eines Tages vielleicht gerade auch die Computer sein, die uns dabei helfen, die krankheitsfixierte Medizin, wie wir sie heute kennen durch eine gesundheitsorientierte Variante abzulösen.

Die Zukunft der Medizin

Die Medizin wird sich also enorm verändern. Sie hat sich in den vergangenen Jahren bereits dramatisch gewandelt. Werden Menschen heute mit einer Krebsdiagnose konfrontiert und gehen sie zur Behandlung an ein modernes Krebszentrum, dann werden die Ärzt*innen so viele wichtige Daten von ihrem Tumor und auch von ihren gesunden Zellen aufnehmen wie irgend möglich. In manchen Fällen werden diese Daten mit den Resultaten in den riesigen öffentlichen Datenbanken der modernen Biomedizin und Molekularbiologie abgeglichen. Es werden mehr oder weniger standardisierte Tests durchgeführt, und vielleicht wird auch schon ein Deep-Learning-Algorithmus eingesetzt, um Informationen aus all den Werten herauszulesen, die mehr über die Betroffenen und ihren Tumor verraten, als selbst die Fachleute ahnen.

All das geschieht zu dem einen Zweck: den Krebs und die Biologie der Patient*innen so gut es eben geht kennenzulernen. Krebsmediziner*innen ordnen Tumore immer seltener danach ein, in welchem Gewebe oder Organ sie entstanden sind. Sie schauen längst auf die molekulare Struktur der bösartigen Zellen. Diese verrät einiges über die Herkunft und die biologische Geschichte des Krebses, und die kann bei Tumoren in völlig verschiedenen Organen die gleiche sein. Das heißt aber auch, diese Tumoren sollten ähnlich behandelt werden, ganz egal ob es beispielsweise ein Lungen-, Brust- oder Nierenkrebs ist.

Ziel ist die personalisierte oder individualisierte Therapie. Jeder Mensch erhält die Behandlung, die nach aktuellem Stand der Wissenschaft für ihn persönlich die erfolgversprechendste ist. Bislang müssen sich Ärzt*innen bei ihren Therapieentscheidungen in den meisten Fällen noch an großen wissenschaftlichen Untersuchungen orientieren, die lediglich Durchschnittswerte produzieren.

Aber die viel präzisere systembiologisch orientierte moderne Medizin funktioniert in einigen Bereichen bereits erstaunlich gut. Und sie wird es in einigen Jahren sogar noch viel besser tun, ist beispielsweise der Alterungsforscher Sinclair überzeugt: »Dank der stark sinkenden Preise für die DNA-Sequenzierung, tragbarer Geräte, großer Computer-Rechenleistung und Künstlicher Intelligenz treten wir in eine Welt ein, in der Therapieentscheidungen sich nicht mehr auf Erkenntnisse darüber stützen, was für die meisten Menschen in den meisten Fällen am besten ist.«

Sinclair glaubt sogar, die Medizin könne die Krankheiten in der Zukunft völlig zurückdrängen: Wir seien »auf dem Weg zu einem grundlegenden Wandel bei der Suche nach Krankheiten, ihrer Diagnose und Therapie«. Man werde eines Tages die Leiden bereits vor den ersten Symptomen kurieren, noch vor dem »Unwohlsein«. Als Kronzeuge dient ihm die Genetik: »In sehr naher Zukunft wird eine DNA-Vorsorgeuntersuchung ebenso zur Routine werden wie das Zähneputzen. Ärzte werden die Worte ›Wenn wir das doch nur früher festgestellt hätten‹ immer seltener aussprechen müssen – und irgendwann überhaupt nicht mehr.«

Allerdings sind die allerwenigsten Krankheiten streng genetischen Ursprungs. Das Auftreten neuer Infektionskrankheiten wie Covid-19 wird man beispielsweise nie verhindern, aber man wird immer besser lernen, sie so früh zu bekämpfen, dass sie hoffentlich nie wieder zur Pandemie werden. Mir leuchtet der Ansatz des Berliner Molekular- und Zellbiologen Nikolaus Rajewsky deshalb noch mehr ein. Wie sagte er noch – nicht minder euphorisch übrigens? »Wir werden irgendwann die Logik der Zellen verstehen.« Das sei »das wirkliche Potenzial von Systembiologie«. Rajewsky will das Leben von Grund auf vermessen, sich nicht nur auf die Analyse der Gene beschränken.

Die Fortschritte der Medizin sind fraglos beachtlich. Krebs wird zum Beispiel schon heute immer häufiger und früher diagnostiziert und führt zugleich immer seltener zum Tod. Ähnlich ist es mit Herzinfarkten oder Schlaganfällen. Diese und viele ähnliche Erfolge sind vor allem deshalb möglich, weil die zugrunde liegenden Krankheiten biologisch gesehen vergleichsweise leicht zu »durchschauen« sind.

Der eindimensionale, rein die Krankheit bekämpfende Ansatz der Medizin stößt jedoch irgendwann an seine Grenzen. Bei hochkomplexen Leiden oder bei den tiefer liegenden, vielschichtigen Ursachen scheinbar einfach zu verstehender akuter Komplikationen wie einem Infarkt oder einer Embolie ist es anders. Bei den allermeisten psychischen Leiden, Volks- und Alterskrankheiten sowie Autoimmunkrankheiten, chronischen Schmerzen oder Entzündungen, aber auch bei manchen schlecht verstandenen Krebsarten macht die Medizin derzeit noch wenig Fortschritte.

Natürlich wird es immer bessere Gegenmittel geben. Viele der Krankheiten wird man so gut in Schach halten, dass sie chronisch werden, anstatt tödlich zu enden. Schon heute sterben Menschen oft mit einer Krankheit, nicht mehr an ihr. Aus der Welt schaffen wird man die meisten dieser Krankheiten auf diesem Weg aber nicht. Gleichzeitig wird die moderne Medizin immer teurer – vielleicht wird sie sogar zum Luxus für wenige. Schon heute sind zum Beispiel die Überlebenschancen nach einer Krebsdiagnose erschreckend stark davon abhängig, in welchem Land man lebt. Viele weniger industrialisierte Länder dieser Erde können sich den medizinischen Fortschritt gar nicht leisten.

So gesehen führen die Verbesserungen der Medizin ohne den weitenden systemischen Blick auf die Mechanismen im Hintergrund in eine Sackgasse. Grund dafür ist die anhaltende Fixierung darauf, Krankheiten zu besiegen. Die Medizin wird immer mächtiger – aber auch immer aufwendiger und teurer werden. Sie wird immer mehr dem Irrglauben verfallen, technische Lösungen, die gegen Krankheiten und ihre Symptome gerichtet sind, reichten aus, unsere Gesundheit gezielt zu steuern.

Doch Gesundheit ist nicht das Gegenteil von Krankheit. Eine wirkliche Gesundheitsmedizin wird es erst geben, wenn wir auch die systemischen Beziehungen verstanden haben, aus denen die Gesundheit entsteht. Eine wirklich moderne, menschliche, für alle bezahlbare Medizin hat erkannt, was in den hochkomplexen Netzwerken des Lebens geschieht, wenn sich eine Krankheit anbahnt. Und sie kann die Gesundheit so steuern, dass die Krankheit rasch verschwindet oder gar nicht erst ausbricht.

Zum Glück bieten die Fortschritte in der Biomedizin auch für diese Ideen eine Mut machende Basis: Es gebe längst so viele Daten von so vielen verschiedenen Menschen, »der ultrareduktionistische Ansatz funktioniert nicht mehr«, sagt der Zürcher Systembiologe und Genetiker Ernst Hafen. »Wir beginnen, die biologischen Netzwerke zu verstehen – und das sogar über die Zeit.«

Das sieht der Biomathematiker Thomas Höfer aus Heidelberg ähnlich: »Die Molekularbiologie hat lange Zeit den Blick verstellt«, sagt er. Man habe zu sehr gedacht, eine einzelne Mutation der DNA oder eine Kombination verschiedener Genvarianten spiele sozusagen Schicksal und bewirke mehr oder weniger direkt und zwingend die Krankheit. Für einige wenige Leiden mag das auch zutreffen, aber nicht für das komplexe Geschehen im mehr oder weniger gesunden Körper.

Wie sagte Höfer noch mal? »Wir kommen am Verständnis der Wechselwirkungen nicht vorbei.«

Leben in Gesundheit

Die heutige Medizin setzt meistens noch immer nur an einzelnen Rädchen des »biologischen Systems Mensch« an. So wird sie krank machende Ungleichgewichte, die im Rauschen der Daten verborgen sind, weder beheben noch ihnen vorbeugen können. Die meisten Mediziner sind zudem dem Machtgefälle im Verhältnis zwischen Arzt und Patient verpflichtet. Sie verzichten weitgehend darauf, das Leben als solches und die Entstehung der Gesundheit grundlegender begreifen zu wollen.

Das wäre nicht nur deutlich komplizierter als der heutige Ansatz. Es hieße vor allem auch, den Patient*innen ein großes Stück der Verantwortung für ihre Gesundheit zurückzugeben. Es hieße zudem, uns allen etwas Freiheit zu schenken. Es hieße für Mediziner*innen, in weiten Bereichen nur noch beratend tätig zu sein. Die Handelnden wären auf einmal wieder die Menschen selbst, weil sie häufiger als heute bewusste, eigenverantwortliche Gesundheitsentscheidungen träfen.

Dass auch dieser Trend längst begonnen hat, weiß der US-amerikanische Wissenschaftsautor Michael Specter. Angesichts der vielen Informationen im Internet sowie der technischen Möglichkeiten, sich selbst via Gesundheits-App und Fitnesstracker mit mehr oder weniger relevantem Wissen zu versorgen, schrieb er schon im Jahr 2013 im Magazin *New Yorker:* »Die Ära der paternalistischen Medizin, in der die Ärzte alles besser wissen und die Patienten froh darüber sind, sie zu haben, ist beendet.«[54] Moderne Patient*innen bräuchten keine medizinischen Autoritäten mehr. Meist bekämen sie es ohnehin nur noch mit der seelenlosen Apparatemedizin zu tun.

Solange der Medizinbetrieb sehr viel mehr damit verdient, Labortests zu machen und Geräte am Laufen zu halten, als sich mit Patient*innen auf Augenhöhe zu unterhalten, kommen wir der

Lösung des Gesundheitsproblems nicht näher. Die Gesellschaft muss versuchen, Menschen aus einem grundsätzlich systemischen Verständnis heraus und mit möglichst vielen Kenntnissen über den individuellen Hintergrund – und selbstverständlich auch auf der Basis von Daten – zu einer personalisierten gesundheitsfördernden, präventiven Haltung zu motivieren.

Die folgende Erkenntnis ist nicht neu, aber das macht sie nicht weniger wichtig: Mediziner*innen sollten im Grunde nur noch dafür bezahlt werden, dass die ihnen Anvertrauten nicht erkranken oder mit ihrer Krankheit besser leben.

Aber sind die Ärzt*innen dann überhaupt noch Mediziner*innen? Ist das, was sie dann machen, überhaupt noch Medizin? Sind sie dann vielleicht viel eher Gesundheitsbegleiter oder Wohlfühl-Coaches? Auf jeden Fall werden sie Aufgaben an andere Berufsgruppen abgeben müssen. Denn auch die Psychosomatik, die Krankheitsprävention oder Biopsychologie und Psychotherapie fördern die Gesundheit. Genauso wie die Physiotherapie, die Alten- und Krankenpflege, die Geburtshilfe oder professionelle Anleitung zu ausgewogener Ernährung oder zum Sport.

Die Grenzen zwischen den Gesundheitsberufen dürften übrigens nicht verschwimmen, weil die Biotech-Szene plötzlich einsichtig wird und etwas vom wachsenden Gesundheitsmarkt abgeben möchte. All die atemberaubenden Fortschritte in der Molekularbiologie, der Einzelzellbiologie, der Stammzell-, Alterungs- und Organoid-Forschung sowie der Computer- und Softwaretechnik die ich in diesem Kapitel vorgestellt habe, werden das aus sich selbst heraus erreichen. Denn sie liefern nebenbei handfeste messbare Belege, wie die vermeintlich »weichen« psychologischen, entwicklungsbiologischen, kulturellen und sozialen Faktoren sowie Einflüsse des Lebensstils unsere Biologie bleibend verändern.

Dank des Fortschritts werden wir eines Tages das gesamte systembiologische Netzwerk berechnen, das letztlich die Gesundheit eines Menschen ausmacht. Wir werden erkennen, dass es aus molekularen *und* sozialen Knotenpunkten besteht und sich mit der Zeit wandelt. Wir werden verstehen, wie es lebt, wie seine Bestandteile wechselseitig miteinander in Beziehung stehen. Und dann – auf der Ebene der Systembiologie – wird es keinen Unterschied mehr machen, ob es ein Medikament ist, das die Beziehungen im Netzwerk verändert, oder der Entschluss, einen Marathon zu laufen, die Ernährung umzustellen, sich neue Freunde zu suchen, sich einen Fitnesstracker oder einen Hund zuzulegen oder sich psychologisch coachen zu lassen.

Es wird auch keinen grundsätzlichen Unterschied mehr machen, ob eine bestimmte Genvariante das Risiko für eine Krankheit beeinflusst oder die frühkindliche Prägung durch eine besonders stabile, gelungene Bindung zu den Eltern. Klar wird man im einen Fall vermutlich anders reagieren als im anderen, die jeweiligen Konsequenzen mögen auch unterschiedlich stark sein, aber beides sind rein mathematisch betrachtet bloße Variablen im systembiologischen Algorithmus. Es sind Daten eines vermessenen Lebens.

Der Ende 2018 verstorbene Trierer Psychobiologe und Stressforscher Dirk Hellhammer entwickelte zuletzt mit dem Psychologen Gunther Meinlschmidt und weiteren Kolleg*innen ein Konzept zur personalisierten Therapie von Stresskrankheiten. Die Betroffenen werden dabei einer von vielen möglichen Erscheinungsformen, sogenannten Phänotypen, zugeordnet. Diese schließen neben den klassischen molekularbiologischen Daten »zahlreiche andere Merkmale ein, etwa bestimmte Zustände des Hormon- und Immunsystems, des autonomen und motorischen Nervensystems, des Mikrobioms sowie spezielle Symptome der Psyche, des Nerven- oder Herz-Kreislauf-Systems sowie des Magen-Darm-Trakts.« So erklärte es mir Hellhammer Anfang 2018 in einem Interview.[55] Es ist offensichtlich, dass hier vermeintlich »weichere« und »härtere«

Daten gemeinsam berücksichtigt werden. Sie tragen alle ihren Teil zur Diagnose des Gesamtsystems Mensch bei.

Noch weiter geht die Filmemacherin und systemische Therapeutin Nora Bateson. Auf dem Metaforum Kongress im italienischen Abano Terme sagte sie: »Im Grunde geht es darum, wie wir Antworten finden auf komplexe Prozesse – wie wir neue Muster finden.« Auch wenn uns diese Worte bekannt vorkommen, wenn sie auch von knallharten Systembiolog*innen stammen könnten: Bateson sprach nicht über Biomathematik oder Künstliche Intelligenz. Sie sprach über ihren systemtherapeutischen Ansatz namens »warm data«.

Durch Begegnungen in Gruppen, denen sie zuvor bestimmte Aufgaben stellt, sammelt Bateson, was sie warme, belebte, vielleicht auch unterbewusste Daten nennt. Es sind zum Beispiel nonverbale oder unterschwellige verbale Botschaften, mit denen sich die Menschen innerhalb der Gruppe einordnen oder den zuvor gestellten Aufgaben begegnen. Diese Daten haben garantiert nichts mit Molekularbiologie zu tun. Aber es sind ebenfalls Daten, die – sorgfältig interpretiert – Hinweise auf unsere komplexe Biologie liefern können. Dank Jahrmillionen Jahren Evolution sind wir vermutlich die perfekt abgestimmten Empfänger für eben solche Daten. Auch Bateson könnte wegen ihrer grundsystemischen Herangehensweise demnach einen Beitrag für die Gesundheit der Zukunft leisten. Wer weiß das heute schon?

Es war übrigens der Epigenetiker Moshe Szyf von der McGill University in Montréal, Kanada, der als einer der ersten auf eine neue Epoche der Biomedizin hinwies. Als er vor mehr als zehn Jahren mit mir darüber sprach, dass Einflüsse unserer Umwelt oder unseres Lebensstils epigenetische Strukturen verändern können und die Zellen damit ein Gedächtnis für diese Umwelteinflüsse aufbauen, sagte er: »Wenn die Umwelt eine Rolle bei der Veränderung unserer

Epigenome spielt, dann können wir eine Brücke schlagen zwischen biologischen und sozialen Prozessen. Und das ändert unsere Sicht des Lebens total.«

Letztlich wird die Systembiologie diese »Brücke« fertigstellen. Und damit wird sie auch zu Ende führen, was die moderne Medizin schon heute Hervorragendes leistet. Die Systembiologie wird mit ihrer neuen Sicht des Lebens auf der Basis der gewaltig angewachsenen und in den nächsten Jahren noch gewaltiger zunehmenden wissenschaftlichen Erkenntnisse die Medizin in ihrer heutigen Form obsolet machen. Sie wird uns ein Leben in Gesundheit schenken.

Kapitel 3

Modellieren für die Gesundheit – Die Systembiologie und ihre Vision

»Eine lernende Maschine muss durch Erfahrung programmiert werden.«

Norbert Wiener[1]

»Daten sind nur durch bloßes Anschauen nicht zu verstehen.«

Thomas Höfer[2]

Der Gesundheits-Navigator

Ich liebe Landkarten. Früher konnte ich mich stundenlang darüber beugen und die nächste Fahrradtour planen. Jede Linie stellte nicht nur eine unbekannte Straße dar, sie war immer auch die Chance auf ein Abenteuer. Natürlich helfen die Karten dabei, ans Ziel zu kommen. Aber sie können noch viel mehr: Sie erklären uns den Weg, deuten an, wo Berge sind, wo schöne Landschaften, Städte, Sehenswürdigkeiten. Landkarten lassen uns in eine mögliche Zukunft blicken. Sie lassen uns träumen, ferne, unbekannte Welten und Erlebnisse erahnen.

Wie es wohl vor ein paar Hundert Jahren war, als Menschen zu unentdeckten Kontinenten aufbrachen, mitten hinein in die unkartierten Regionen dieser Welt? Rechts, links, geradeaus? Über den Pass oder weiter am Fluss entlang? Das nächste Lager aufschlagen oder weiterziehen? Im vorausliegenden fruchtbaren Tal endlich auf Dauer niederlassen? So lauteten die existenziellen Fragen.

Heute bringen uns GPS-Ortung und Navigationssystem gefahrenfrei in die entlegensten Winkel der Erde. Die Fragen sind aber nicht verschwunden. Sie haben sich verlagert und klingen trivialer. Vor allem aber sind sie weniger folgenreich: Treppe statt Fahrstuhl? Mit dem Fahrrad zur Arbeit oder doch mit dem Auto? Was nehme ich zum Frühstück zu mir? Wann stehe ich morgens auf? Wie oft soll ich nach draußen gehen und mich bewegen – gar eine richtig große Runde laufen? Muss ich zur Ärzt*in? Rufe ich Freunde an und verabrede mich, oder bleibe ich allein zu Hause und surfe ein wenig im Internet?

Schade eigentlich, dass es kein Gerät gibt, das jedem Einzelnen von uns hilft, uns sicher durchs Leben zu navigieren. Jeder Mensch ist anders. Wir sind das Produkt aus Erbe, Umwelt und Vergangenheit. Und deshalb sind für jeden von uns andere Sachen gut. Ganz zu schweigen davon, dass wir individuelle Ziele haben. Der Drang, alle Menschen so zu behandeln, wie es dem Durchschnitt der Menschheit mit der größten Wahrscheinlichkeit guttut, muss dazu führen, dass die allermeisten permanent das Falsche tun oder sich zumindest unwohl und missverstanden fühlen.

Wie viel besser wäre es, in Ruhe verschiedene Lebens-Routen berechnen zu können? Sich die Konsequenzen möglicher Handlungen zu vergegenwärtigen, sie durchzuspielen. Und dann zwischen mehreren echten Alternativen zu entscheiden. Wie hilfreich wäre es, wüsste man im Voraus, wie man als eigenständiger, individueller Organismus in einer bestimmten Situation reagieren sollte? Man wüsste bereits den Preis oder den Lohn für eine bestimmte, bewusst zu treffende Option. Wie gut wäre es, könnte man seine Zukunft planen, wie die nächste Reise auf der Landkarte?

Es bedeutete eine riesengroße Freiheit, denn wir hätten immer wieder eine echte Wahl. Wir könnten ganz bewusst auch mal die weniger optimale Entscheidung treffen, die Route wählen, die uns nicht direkt zum Ziel führt, aber vielleicht etwas mehr Spaß macht, Genuss verspricht, interessanter oder lehrreicher ist. Im Grunde gäbe es so gut wie keine falschen Entscheidungen mehr. Es gäbe nur unterschiedliche Routen auf der Landkarte des Lebens, die im besten Fall alle ans selbe Ziel führen: möglichst glücklich und möglichst gesund zu sein. Und ich bin überzeugt: Umwege zu nehmen, vorbei an herrlichen Landschaften und spektakulären Sehenswürdigkeiten, wäre die lebenswertere Variante. Wir dürfen also hin und wieder faul sein oder vermeintlich Ungesundes essen. Das schadet gar nicht, im Gegenteil kann es uns sogar zuträglich sein, wenn uns der Gesundheits-Navigator danach vielleicht zu mehr Bewegung oder ausgewogener Ernährung motiviert.

Ganz nebenbei würde ein solcher Blick in die Zukunft und auf die individuelle Gesundheit auch dabei helfen, dass die Gesellschaft übergewichtige oder chronisch kranke Menschen nicht mehr diskriminierte. Zum einen sollte es natürlich wegen der Fortschritte immer weniger davon geben. Zum anderen sollten die Navigatoren aber auch dabei helfen, dass man sehr wohl beides sein kann: übergewichtig oder krank – und gesund. Natürlich müsste man das Angebot dann auch nutzen. Denn wir alle – egal ob dick, asthmatisch, in früher Kindheit traumatisiert, alt oder dünn – erhielten damit eine angemessene Begleitung in Form einer systembiologisch unterstützten Software, gefüttert mit unseren individuellen Daten.

Diese würde jedem von uns auf seine eigene und frei gewählte Art helfen, das Leben in Gesundheit zu meistern. Es wäre ein digitaler Zwilling, der uns an die Hand nähme und uns auf unserem individuellen Weg der Gesundheit begleitete. Die zugrunde liegende Software müsste natürlich hundertprozentig neutral sein. Sie dürfte niemanden aufgrund der Vergangenheit, der Herkunft oder des Geschlechts benachteiligen, und wir müssten jederzeit die Möglichkeit haben, uns die Ziele, die uns im Leben wichtig sind, neu zu stecken.

Wenn uns die Weltgesundheitsorganisation (WHO) und die Protagonisten unseres Gesundheitssystems heute vorschreiben, Gesundheit wäre ein Zustand »kompletten körperlichen, mentalen und sozialen Wohlbefindens« sowie der totalen »Abwesenheit von Krankheit oder Gebrechlichkeit«,[3] dann sind wir in Gefahr, uns zu sehr auf das Ziel zu konzentrieren und den Weg dorthin aus dem Blick zu verlieren. Angesichts der Systembiologie ist dieses Denken nicht mehr zeitgemäß.

Ich habe es schon mehrfach erwähnt: Nach meinem Verständnis ist Gesundheit etwas ganz anderes. Sie ist ein Prozess. Weitgehend unbewusst treffen wir in jedem Zustand, in jedem Moment – egal wie krank oder vital wir gerade sind – Entscheidungen, die diesen Prozess steuern. Wir reisen durch unsere persönliche Gesundheit, durch die Landschaft unseres Lebens. Zu dumm, dass wir dabei keine Landkarte studieren können, oder, was die deutlich modernere Variante wäre, ein Navigationssystem zur Seite haben.

Ein Gesundheits-Navigationssystem wäre die perfekte Lösung: Es würde uns erlauben, die meiste Zeit einfach vor uns hin zu leben oft das zu tun, wozu wir gerade lustig sind oder vielleicht auch, was andere von uns erwarten. Das Navi würde nur gelegentlich mit dezentem, freundlichem, aber bestimmtem Ton einen Hinweis geben dass wir mal wieder etwas Bewegung vertragen würden, die Wahl unserer Speisen überdenken oder abends etwas zeitiger zu Bett gehen sollten.

Wir könnten diese Ansagen ignorieren. Das wäre kein Problem Am Tag darauf fiele die Mahnung vermutlich etwas deutlicher aus Und wenn wir sie immer wieder ignorierten, könnte es natürlich sein, dass unser Gesundheits-Navigator uns irgendwann warnen würde, bestimmte Werte im Blut hätten sich zum Schlechten verändert. Er habe einen Termin bei der Ärztin ausgemacht oder ein bestimmtes Medikament liege bereits in der Apotheke zur Abholung bereit.

Sie finden das abwegig? Es macht Ihnen Angst? Es bedroht Sie womöglich? Wieso eigentlich? Beim Autofahren genießen Sie doch auch die Freiheit, die Ihnen das Navi schenkt. Es weiß, wohin Sie wollen. Und es berechnet die kürzeste Strecke zu diesem Ziel. Gegebenenfalls, dann wenn Sie sich nicht an die vorgegebene Route halten, wieder und immer wieder aufs Neue, mit unendlicher Geduld. Es ist ein Computer. Es ärgert sich nicht, wenn Sie nicht auf es hören. Es berechnet einfach einen neuen Weg. Und auch dieser führt Sie so rasch wie möglich zum Ziel.

Sehr viele Menschen haben damals, als die Navis neu in den Autos waren, auf sie geschimpft. Sehr viele wollten sich nicht ständig von diesen Dingern den Weg weisen lassen. Heute haben sich fast alle daran gewöhnt. Und manche können gar nicht mehr ohne Navi Auto fahren.

Bei dem Navi, das die Systembiologie entwickeln wird, ist das Ziel ein gelingendes Leben. Und der Weg ist die Gesundheit. Das ist übrigens nicht wirklich neu. In gewisser Weise handelt unser Organismus schon immer ähnlich wie Autofahrer*innen, die sich auf ihr Navigationssystem verlassen. Dank der Evolution sollten wir uns zumindest theoretisch mehr oder weniger triebhaft aus uns selbst heraus so verhalten, dass es für unser Überleben und die Weitergabe unserer Gene vorteilhaft ist.

Zu dumm nur, dass die Evolution so langsam ist und wir genetisch gesehen eher Steinzeitmenschen sind. Das uns seit der Zeugung mitgegebene, evolutiv erzeugte biologische Gesundheits-Navi versagt in der heutigen, veränderten Welt unentwegt. Es sendet regelmäßig die falschen Signale, belohnt uns für Verhaltensweisen, die auf Dauer sogar krank machen. Wie viel besser wäre doch das moderne, systembiologisch an den neuesten Erkenntnissen ausgerichtete und an die modernen Zeiten angepasste, auf Algorithmen basierende Hilfsmittel, an dem die Forschung derzeit arbeitet.

Mit dem Auto steuern Sie trotz Navigator in jeder Sekunde selbst, entscheiden für sich ganz alleine, ob sie einen Umweg machen oder nicht. Exakt so könnten Sie auch mit einem Gesundheits-Navigator oder einem digitalen Zwilling leben. Sie könnten essen und trinken und faul sein, lange wach bleiben, sehr viel arbeiten, zu wenig Zeit mit Freunden und zu viel vor dem TV-Gerät verbringen oder sich Dauerstress aussetzen, das Leben genießen, Partys feiern. Auf der Basis neuer Messwerte erhielten Sie immer wieder neue Vorschläge, was Sie als Nächstes tun oder besser lassen sollten. Und natürlich werden Sie bei den meisten Entscheidungen Ihrem Gesundheits-Navi bereitwillig folgen.

So zu leben, wird Ihnen Spaß machen, Ihre Kreativität, Lebensfreude und Leistungsfähigkeit erhalten. Es wird Ihnen Ihre Verantwortung vor Augen führen, und es wird Sie freier machen.

Theorien von Systemen

Bis zu einer so umfassenden computergestützten kostenlosen Gesundheitsbegleitung für alle ist es natürlich noch ein sehr langer Weg. Moderne Fitnesstracker oder schlaue Uhren am Handgelenk, die zum Beispiel die Zahl Ihrer Schritte zählen und Sie auffordern, mehr oder weniger zu gehen, sind ein minimaler und ziemlich unzulänglicher Versuch, Ähnliches schon heute zu leisten.

Aber immerhin: Viele erfolgreiche Leistungssportler bauen auf moderne computergestützte Trainingsbegleitung. Auch die Typ-1-Diabetiker, die probeweise einen permanent aktiven Glukose-Sensor tragen, der ihren Insulinspiegel via implantierter Pumpe automatisch reguliert, profitieren bereits von einer ähnlichen Technik.

Ein Algorithmus, der die individuelle Gesundheit eines einzelnen Menschen in Gänze ausliest, in all ihrer Komplexität, und daraus eine mögliche Zukunft berechnet, ist dennoch pure Utopie. Es ist die Utopie der Systembiologie. Auf dem Weg dorthin arbeiten Forscher*innen aus aller Welt an digitalen Zwillingen sowie an möglichst perfekten Methoden zum Sammeln und Analysieren der verschiedensten Daten, am biologischen Verständnis des Lebendigen und seiner Bestandteile sowie an den besten Algorithmen. Vor allem aber arbeiten sie auch schon daran, all das zu einem stimmigen systemischen Konzept zusammenzufügen.

»Eines Tages werden wir in die Zukunft schauen«, sagt Systembiologe Nikolaus Rajewsky, »wir werden das Leben vorhersagen«. Und das werde das Ende sehr vieler Krankheiten sein.

Den Anfang dieser systemischen Sicht auf die Welt machten im Laufe des vergangenen Jahrhunderts die ersten Systemtheoretiker*innen. Sie begannen, mehr oder weniger komplex geregelte Prozesse mithilfe mathematischer Gleichungen zu beschreiben.

Egal ob die Abhängigkeit der Erntezeiten von geographischen Besonderheiten, die Entwicklung von Märkten in der zunehmend global vernetzten Welt, das Wechselspiel der Populationsdichten von Raubtieren und ihrer Beute, der Verlauf von Grippeepidemien oder auch die komplizierte Steuerung eines im Wind schwingenden und schwere Lasten hebenden Hafenkrans: Es ging den Theoretiker*innen immer darum, die Beziehung zwischen zwei oder mehr Elementen auszuloten, die auf irgendeine mehr oder weniger direkte Weise miteinander zusammenhängen. Die Systemiker*innen wollten modellieren und berechnen, wie sich die Bestandteile eines Systems wechselseitig beeinflussen. So wollten sie vorhersagen, wie sich dieses System als gemeinsames Ganzes fortentwickelt.

Der österreichische Biologe Ludwig von Bertalanffy formulierte im Jahr 1949 als einer der Ersten eine Allgemeine Systemtheorie.[4] Diese sollte biologische Prozesse modellhaft durchdringen und daraus mathematische Gesetzmäßigkeiten ableiten. Da es sich um Lebewesen handele, müssten die zugehörigen Systeme offen sein, sagte der Biologe. So grenzte er sich von dem geschlossenen Ansatz der Kybernetik ab, deren Ideen zuerst vom deutschstämmigen US-Amerikaner Norbert Wiener vorgestellt wurden.

Wieners Theorie beschäftigte sich weniger mit dem System als Ganzem als mit den Regel- und Steuerprozessen, die dessen Funktionieren zugrunde liegen. Sie beschrieb zunächst nur unbelebte Systeme und hatte deshalb etwas Mechanistisches. Doch später wandte Wiener die Kybernetik auch auf die Biologie an. Er gilt deshalb als Urvater der Biokybernetik. 1948 erschien sein wichtiges Buch *Cybernetics or Control and Communication in the Animal and the Machine*. Gemeinsam mit Bertalanffys Allgemeiner Systemtheorie gelten Wieners Ideen heute als direkte Vorläufer der Systembiologie. Die Übergänge zwischen allen drei Gebieten sind ohnehin fließend.

Später übertrugen mehrere findige Biolog*innen Wieners Ideen noch konsequenter auf Lebewesen. Sie bauten vermehrt nichtlineare Elemente in die Regelungsmodelle der Kybernetik ein und entwarfen spezielle Gesetze, etwa, dass biologische Systeme, anders als Maschinen, immer nachhaltig agieren sollten, um in der Evolution erfolgreich zu sein. Es ist ein Ansatz, der – wie auch ich mithilfe der fliegenden Heuschrecken lernte – durchaus zu spannenden Erkenntnissen führt. Zu den bedeutendsten Vertretern dieser Fachrichtung zählte übrigens der deutsche Biologe Horst Mittelstaedt. Bis heute bin ich stolz darauf, dass er sich einst bereit erklärte, meine Doktorarbeit über die Heuschrecken im Flugsimulator als zweiter Gutachter zu bewerten.

Zu jenen, die Systemtheorie, Biokybernetik und Systembiologie zusammenbrachten, gehörte natürlich auch der bereits im ersten Kapitel erwähnte britische Anthropologe und Biologe Gregory Bateson. Hinzu kommen die chilenischen Biophilosophen Humberto Maturana und Francisco Varela mit ihrem Konzept der Autopoiese. Wie beschrieben wollten sie den Prozess des Lebens erklären und entwickelten eine umfassende Systemtheorie des Lebens. Eine ihrer wichtigsten Erkenntnisse: Aus dem systemischen Blickwinkel heraus betrachtet, sei es das Wesen eines jeden lebendigen Organismus, sich aus sich selbst heraus erschaffen und erhalten zu können.

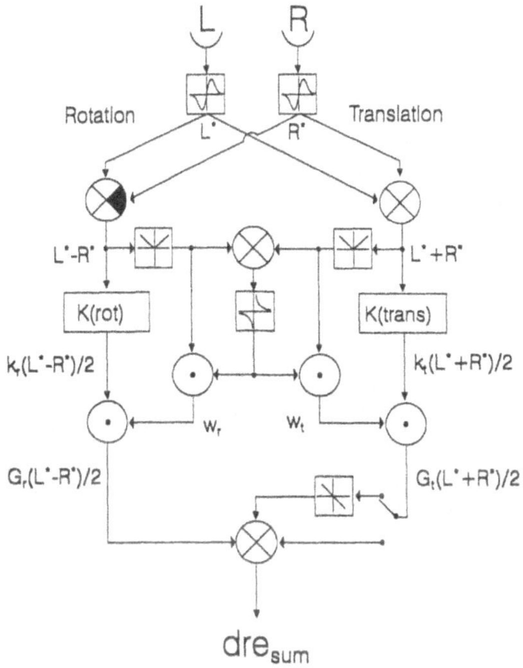

Abb. 37 Flußdiagramm des Modells zur Verrechnung seitlicher Musterbewegung. Das Eingangssignal des linken Auges (L) und des rechten Auges (R) werden an der optomotorischen Kennlinie gefaltet und miteinander verrechnet. Die resultierenden rotatorischen und translatorischen Komponenten werden getrennt verstärkt (K[rot], bzw. K[trans]) und durch die Multiplikation mit dem Anteil, den sie jeweils am Gesamtmusterlauf hatten (w_r, bzw. w_t), gewichtet. Die Reaktion auf die Translationskomponente kann ihre Polarität ändern. Gegen Ende werden beide Reaktionskomponenten zur Gesamtreaktion (dre_{sum}) addiert; weitere Erklärungen im Text.

Abbildung aus meiner Doktorarbeit mit Original-Legende. Das biokybernetische Flussdiagramm zeigt ein Modell, wie fliegende Wüstenheuschrecken seitlich über beide Augen wahrgenommene Bewegungen so miteinander verrechnen, dass daraus ein mehr oder weniger starker Bewegungsimpuls resultiert.

Es mangelte in der Mitte des 20. Jahrhunderts also nicht an Theorien von Systemen. Da war es dann nur noch ein kleiner Schritt, sich voll und ganz der umfassenden systemischen Betrachtung ganzer Organismen und ihrer wichtigsten Prozesse zuzuwenden. Ab diesem Moment war die Idee vom Vermessen und anschließenden Berechnen des Lebens geboren. Sie erhielt den Namen Systembiologie. Und sie begann sogleich damit, die verbliebenen weißen Flecken auf den Landkarten des Lebens mit neuen Erkenntnissen zu füllen.

Wenn Mathematik auf Biologie trifft

Seien Sie unbesorgt: Es folgt jetzt kein Exkurs in die höhere Mathematik. Auch wenn ich mich früher sehr wohl für die Magie des Rechnens begeistern konnte, so wäre ich definitiv der falsche Autor dafür. Mein Job ist es, neues Wissen aus den Laboren und theoretischen Seminaren dieser Welt in die Gesellschaft zu tragen und Ihnen so zu vermitteln, dass Sie mir folgen können. Dafür rede ich mit Wissenschaftler*innen, besuche Kongresse und lese sehr viel Fachliteratur. Und dann mache ich mir natürlich meine eigenen Gedanken.

Nehmen wir zum Beispiel die Differenzialgleichungen. Fürchterliche Dinger – aber irgendwie auch wunderschön logisch. Egal wenn die meisten von uns sie nicht verstehen: Entscheidend ist, dass wir begreifen, wie nützlich diese Gleichungen sein können. Sie beschreiben, wie sich Funktionen mit der Zeit in Abhängigkeit von bestimmten Variablen und auf der Basis einer zugrunde liegenden Ordnung verändern. Und damit helfen sie auf geradezu magische Weise dabei, wenn es um die Erklärung und Modellierung dynamischer natürlicher Prozesse geht. Denn die machen ja genau das Gleiche: Sie verändern sich mit der Zeit auf der Basis einer bestimmten Ordnung und in Abhängigkeit von bestimmten Eigenschaften.

Der Berliner Nikolaus Rajewsky betont: »Alle Gesetze der Natur werden in Differenzialgleichungen formuliert. Weil wir als Naturwissenschaftler Gesetze immer als Veränderungen beschreiben.« Der aktuelle Stand der Systembiologie entspreche dabei am ehesten

»jenem Moment in der europäischen Wissenschaftsgeschichte, als die Astronomen begonnen hatten, die Bewegungen der Planeten so genau auszumessen, dass andere Leute damit beginnen konnten, diese Bewegungen wissenschaftlich zu erklären«.

Auf einmal habe man verstanden, wieso »Änderungen so passieren, wie sie passieren«. Und man habe vorhersagen können, »was als Nächstes passiert, wenn man eine bestimmte Veränderung anstößt«. In der Astronomie sei das möglich geworden durch den im späten 17. Jahrhundert entwickelten »Gedanken des sogenannten Differenzials, mit dem Isaac Newton oder Gottfried Wilhelm Leibniz zum Beispiel begannen, Planetenbahnen zu beschreiben«. Newton erfand dafür die Infinitesimalrechnung, Leibniz entwarf parallel das gleiche Verfahren und nannte es im Jahr 1670 Differenzialrechnung.

Rajewsky macht an seinem Institut im Grunde das Gleiche wie die Astronomen von damals, nur nicht mit Planeten, sondern mit einzelnen Zellen. Auch das Problem ist letztlich das gleiche: das Beschreiben und Vorhersagen von Zustandsveränderungen. »Wir messen jetzt die molekularen Zustände der Zellen und Zelltypen aus und versuchen, die molekularen Veränderungen für jeden Moment im Leben dieser Zellen zu berechnen«, sagt Rajewsky. Zudem könne man »diese Änderungen vergleichen mit allen anderen Änderungen des gleichen Systems«. Das Vermessen und Berechnen des Lebens an einem bestimmten Moment und um diesen Moment herum: Exakt das sei Systembiologie.

Begonnen hat all das sehr viel einfacher: Schon Mitte der 1920er Jahre stellten zwei Forscher unabhängig voneinander die gleichen Regeln und Formeln auf, die die Beziehung zwischen Raubtieren und ihrer Beute beschreiben. Der US-amerikanische Chemiker Alfred Lotka und der italienische Mathematiker Vito Volterra forschten beide an solchen Populationsdynamiken. Fast gleichzeitig veröffentlichten sie ihre mathematische Beschreibung der Schwankungen von Räuber-Beute-Populationen.

Ihre bis heute gültigen Gesetze erklären, wie sich die Zunahme von Raubtieren auf das Schwinden ihrer Beute auswirkt und wie umgekehrt in Folge dessen die Raubtiere wieder weniger werden, bis sich dann eines Tages die Population der Beutetiere erholt und die Raubtiere allmählich nachziehen – und immer so weiter. Das ist ein klassisches ökologisches Phänomen. Zudem sind die Gleichungen von Lotka und Volterra der gelungene systembiologische Versuch, das zugrunde liegende Beziehungsgeflecht über die Zeit hinweg zu modellieren und weiter in die Zukunft fortzuschreiben – auch wenn es damals noch niemand Systembiologie nannte.

Dank der Mathematik ist es jedenfalls möglich, präzise Vorhersagen über bevorstehende Veränderungen im Ökosystem zu machen. Es ist eine wissenschaftlich fundierte, verlässliche Prognose. Es ist die rationale Kalkulation der Zukunft. Und exakt das ist es, was die Systembiologie auch heute noch erreichen will – selbstverständlich auf einer ungleich komplexeren Ebene und mit ungleich komplizierteren Formeln.

Rechnen in der Coronakrise

Bis heute ist die Ökologie eines der wichtigsten Einsatzfelder der Systembiologie geblieben. Aber es ist schon längst nicht mehr das einzige. Erinnern wir uns nur an jene beängstigenden Tage im Februar und März 2020, als die in China gestartete Coronavirus-Pandemie zunächst Italien und dann ganz Europa erreichte. Ich schrieb gerade an diesem Buch und war sogar fast ein wenig froh, dass meine Vorträge abgesagt wurden. So hatte ich mehr Zeit für die Arbeit am Schreibtisch. Die notwendigen Recherchereisen waren zum Glück bereits absolviert.

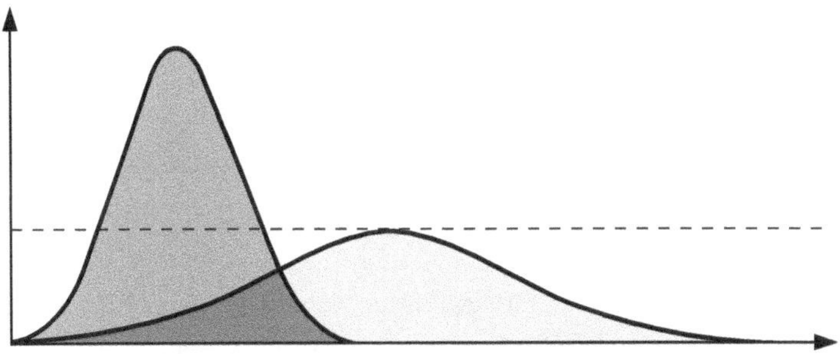

Diese Graphik wurde im März 2020 zum Symbol des Covid-19-Shutdowns: Unter dem Hashtag *#FlattenTheCurve* rieten Wissenschaftler*innen, die Modelle des weiteren Pandemieverlaufs berechneten, die Kurve der Neuinfektionen möglichst flach zu halten.

Überall nahmen damals die Zahlen der gemeldeten Infizierten den nichtlinearen exponentiellen Verlauf, den die Expert*innen vorhergesagt hatten. In regelmäßigen, viel zu kurzen Abständen verdoppelten sich die Zahlen. Nur in China, wo man von Anfang an auf sehr strenge Isolation der Betroffenen gesetzt hatte, war die Epidemie schon dabei, abzuebben. Jetzt rief auch in Deutschland die Bundeskanzlerin Angela Merkel dazu auf, unnötige soziale Kontakte zu unterlassen. Auf der ganzen Welt wurden Kultur- und Sportveranstaltungen abgesagt, Schulen, Kitas und Universitäten geschlossen, der Notstand oder Katastrophenfall ausgerufen.

Die Idee dahinter war zuallererst aber gar nicht, die Zahl der Infektionen insgesamt zu verringern. Es ging vor allem darum, was unter dem Hashtag *#FlattenTheCurve* bekannt wurde: Die Kurve, die die Zahl der Infizierten über die Zeit hinweg darstellt, sollte sich nach hinten verschieben und so flach wie möglich gehalten werden. Anders gesagt: Man wollte verhindern, dass sehr viele Menschen schon sehr bald erkrankten und dass dieses Schicksal noch dazu beinahe alle zur gleichen Zeit träfe.

Zum einen ging es also um Zeitgewinn. Denn Forscher*innen mussten Medikamente und Impfstoffe gegen das Virus erst noch finden. Zum anderen wollte man die Gesundheitssysteme vor dem Kollaps bewahren. Eine hohe spitze Erkrankungswelle wäre nicht mehr zu bewältigen gewesen. Es gab viel zu wenige Ärzt*innen, Pflegekräfte, Krankenhausbetten und Beatmungsgeräte, um die Zahl der Erkrankten, die das negative Szenario prognostizierte, gleichzeitig zu versorgen.

Die Aufgabe war also, ein konkretes, eng umgrenztes biomedizinisches Problem zu lösen. Es ging um die bestmögliche Prävention. Dazu musste man aber in die Zukunft schauen: Wie würde sich die Pandemie unter welchen Bedingungen entwickeln? Das war die entscheidende Frage. Es war eine Frage wie gemacht für die Systembiologie.

Also begannen die Expert*innen zu rechnen. Sie entwarfen Modelle und kalkulierten auf der Basis der bereits existierenden Zahlen zu Ansteckungsgefahr, Infektionswegen, Krankheitsverläufen und Effektivität von Gegenmaßnahmen, wie sich das Coronavirus in Zukunft ausbreiten könnte. Eine der Modellrechnungen ergab zum Beispiel, dass sich das Tempo der Infektionswelle um etwa die Hälfte verringern würde, wenn alle Menschen ihre direkten Kontakte zu anderen Menschen um die Hälfte reduzierten.

Ein weiteres wichtiges Resultat der Modellrechnungen: Würden sich die Menschen konsequent an diese simple Vorgabe halten, dürfte sich die Kurve zumindest theoretisch derart abflachen, dass die Pandemie die Gesundheitssysteme nicht mehr überforderte. Es war genau diese Prognose, die viele Politiker*innen auf aller Welt überzeugte. Die meisten griffen zu der unpopulären Maßnahme den Menschen soziale Enthaltsamkeit zu verordnen – oder besser gesagt: sie unter Androhung von Strafen räumlich auf Abstand zu halten.

Wo auch immer dieser Shutdown konsequent umgesetzt wurde gingen die Ansteckungszahlen anschließend deutlich zurück. Wo das nicht geschah – beispielsweise in den USA, in Brasilien oder im Herbst in Deutschland –, stiegen sie weiter oder verharrten auf hohem Niveau. Übrigens haben die Modellierer auch den neuerlichen Anstieg der Infektionszahlen in Deutschland im Herbst, der auf das vergleichsweise sorglose Leben im Sommer folgte, ziemlich gut vorhergesagt. Hätte man früher auf sie gehört, wäre die zweite Welle vermutlich weniger hoch gewesen.

Anschaulicher als an diesen Beispielen kann man Systembiologie kaum erklären. Es gibt ein komplexes System, nämlich – grob vereinfacht – die Viren, die Menschen, die Krankheit selbst und das Beziehungsgeflecht zwischen all diesen Protagonisten. Dieses System folgt zumindest in Teilen biologischen Gesetzen und gehorcht nichtlinearen mathematischen Regeln.

Es gibt also nicht nur direkte proportionale Beziehungen zwischen den Elementen des Systems, nach dem Motto: Jeden Tag stecken sich drei Menschen mit Corona an, und zwei Menschen werden geheilt. Wer das System mathematisch beschreiben will, muss auf kompliziertere mathematische Gleichungen zurückgreifen, wie zum Beispiel auf Exponentialfunktionen.

Verglichen mit hochkomplexen biologischen Systemen, etwa der Gesundheit eines Menschen, ist die Corona-Pandemie zwar einfach. Aber es gibt trotzdem so viel zu beachten, dass es schnell unübersichtlich wird: Die Menschen in den einzelnen Ländern haben unterschiedliche Gewohnheiten, Bildung und finanzielle Möglichkeiten. Die Gesundheitssysteme sind verschieden. Je nach Kulturkreis feiert man andere Feste, hat zu anderen Zeiten Ferien, verreist mehr oder weniger viel, begrüßt sich unterschiedlich oder lebt in mehr oder weniger großen Familien zusammen.

Außerdem können einzelne Entscheidungen, die anfangs sogar nur bestimmte Regionen betreffen, sich auf das Gesamtsystem auswirken und an völlig anderen Stellen schwerwiegende Folgen haben. Wäre im Frühjahr 2020 zum Beispiel der Karneval in Italien und Deutschland abgesagt worden, oder hätten sich die großen Fußball-Ligen zeitiger dazu durchgerungen, ihre Spiele auszusetzen, wäre die gesamte Krankheitswelle zumindest in Europa langsamer verlaufen. Vielleicht hätten sogar deutlich weniger Menschen sterben müssen. Umgekehrt wäre alles vielleicht noch viel schlimmer gekommen, hätte China nicht beizeiten die Region um die Stadt Wuhan abgeriegelt, in der die Pandemie vermutlich ihren Ausgang nahm.

In der Coronakrise hat rund hundert Jahre nach den ersten systembiologischen Berechnungen auch die Mitte der Gesellschaft gelernt, warum Modellrechnungen in der Biologie, Epidemiologie und Medizin so hilfreich sind. Ein Glück also, dass es überall auf der Welt gut ausgebildete und erfahrene Systembiolog*innen gibt. Wer in lebenswichtigen Dingen Prognosen wagt, sollte wirklich gut rechnen können.

Im Reich der Differenzialgleichungen

Vermutlich verbinden Sie mit Differenzialgleichungen schlechte Erinnerungen aus der Schulzeit? Keine Sorge: Das geht den meisten so. Doch dann wird es höchste Zeit, ihr Gedächtnis umzuschreiben: Differenzialgleichungen sind etwas Wunderbares. Wer sie nicht mag, hatte vielleicht einfach nur die falschen Mathematiklehrer*innen. Glauben Sie mir.

Oder dem US-amerikanischen Systembiologen Eberhard Voit. Er berichtet gerne von der Pionierarbeit der britischen Physiologen Alan Lloyd Hodgkin und Andrew Fielding Huxley. Was sie im Jahr 1952 präsentierten, »war wahrlich einer der ersten Erfolge der mathematischen Modellierung in der Biologie«, schreibt Voit.[5]

Lediglich mit ein paar Differenzialgleichungen schufen die beiden nichts Geringeres als das erste mathematische Modell einer

$$C \cdot \frac{\mathrm{d}U}{\mathrm{d}t} = I - I_K - I_{Na} - I_L$$

Mithilfe dieser Differenzialgleichung beschreiben Hodgkin und Huxley, wie sich die Spannung an der »Außenhaut« einer Nervenzelle (das Membranpotenzial U) in Abhängigkeit von verschiedenen Variablen verändert. C ist die elektrische Membrankapazität, I ist der von außen einwirkende externe Strom und I_K, I_{Na} und I_L bezeichnen die Ströme der hinein- oder herausfließenden Ionen von Kalium, Natrium und Lithium.

Nervenzelle. Sie benutzten die Mathematik, um das Wechselspiel der in die Nervenzelle ein- und ausströmenden geladenen Teilchen zu simulieren. So konnten sie zeigen, wie dieser Fluss der Ionen die typischen Spannungsänderungen an der Außengrenze der Zellen bewirkte. Die resultierenden Spannungswechsel – auch Aktionspotenziale genannt – pflanzen sich längs der Zellmembran bis ans hinterletzte Ende jedes Zellausläufers fort und sorgen so für die Informationsweiterleitung in Nervensystemen.

Diese Auslösung und Weiterleitung von Erregung im Nervensystem gehorchen laut Hodgkin und Huxley erstaunlicherweise den gleichen Regeln, wie es der Fluss der Elektrizität in einem Stromkreis tut. Es seien die gleichen formalen Muster, »wie wir sie immer wieder in elektronischen Geräten finden«, schreibt Voit. Allerdings hätten die beiden Forscher »in einem Anfall von Genialität« auch noch drei zusätzliche Differenzialgleichungen aufgestellt, die die wesentliche Eigenschaft erfassen, in der sich die Nervenzellen von unbelebten elektronischen Schaltkreisen unterscheiden: Wenn die Zellen die Ionenkanäle verändern, die in ihrer Membran genannten Außenhaut sitzen, können sie das Ein- und Ausströmen der geladenen Teilchen modulieren.

Dadurch steuern sie ihre Erregung und legen letztlich die Basis dafür, dass Gehirne rechnen und Menschen denken können. Für dieses bahnbrechende Modell erhielten Hodgkin und Huxley im Jahr 1963 den Nobelpreis für Medizin und Physiologie.

Ein weiterer Pionier der Systembiologie ist der Brite Denis Noble. Auf der Basis der Hodgkin-Huxley-Gleichungen gelang es ihm 1960, ein schlagendes Herz mit all seinen ineinandergreifenden, elektrisch aufeinander abgestimmten Muskelzellen komplett mithilfe von Differenzialgleichungen durchzurechnen und virtuell zu modellieren.[6]

Es war die erste Simulation eines Herzens, die diesen Namen auch verdiente. Und es war eine Sensation. Denn nun war belegt, dass der Herzschlag nicht auf der Aktivität eines einzelnen Schrittmachers basiert, wie man lange gedacht hatte. Stattdessen ist er das Produkt der Zusammenarbeit mehrerer im Pumporgan eingebauter biologischer Regelkreise, die gegenseitig aufeinander ein- und auf sich selbst zurückwirken. Ganz nebenbei konnte man nun sogar die Wirkung möglicher Gegenmittel gegen Herzkrankheiten am Modell durchrechnen, bevor man sie an Lebewesen testete. Die Mathematik brachte an dieser Stelle also auch die Kardiologie entscheidend voran.

Heute ist die Unterstützung biomedizinischer Forschung mehr denn je ein wichtiger Bestandteil der Systembiologie. Auch der Biomathematiker Thomas Höfer hilft anderen Forscher*innen rechnerisch auf die Sprünge. Der Heidelberger füttert seine Computer zum Beispiel mit experimentellen Daten darüber, wie sich die Menge der Blutstammzellen von Mäusen nach einer lebensgefährlichen Blutvergiftung – einer Sepsis – verändert.

Welche Arten jener Zellen, die für das Immunsystem so wichtig sind, wandeln sich in welcher Weise um? Welche vermehren sich, welche tun dies ausgesprochen stark? »Besonders interessiert uns natürlich, wodurch das zustande kommt«, sagt Höfer, »teilen sich die Zellen zum Beispiel mehr als sonst, oder sterben sie weniger oder machen sie sogar beides?«

Das Dilemma: Die Daten, die die Biologen mit findigen Experimenten ermitteln, »sind nur durch bloßes Anschauen nicht zu verstehen«, erklärt der Mathematiker. Man müsse stattdessen Verhältnismäßigkeiten berechnen, die Fortentwicklungsrate oder die Teilungsrate der Zelle zum Beispiel. Dann erkenne man auf einmal, welche Prozesse die Sepsis unter bestimmten Bedingungen bei den Tieren in Gang gesetzt habe und könne nun auch gezielt an neuen Medikamenten oder Therapien arbeiten. »Erst die Kooperation der Mathematiker mit den Biologen führt hier zu Lösungen«, sagt Höfer.

Seine Arbeitsgruppe berechnet neue Informationen aus den verschiedensten Daten der experimentellen Biologen des Deutschen Krebsforschungszentrums. Das habe schon oft dabei geholfen, neue Experimente zu entwerfen und sogar völlig neue Hypothesen aufzustellen. Höfers Kollege, der an Blutstammzellen von Mäusen forscht, stand einst zum Beispiel vor einem Rätsel: Er markierte die Blutstammzellen in den Nagetieren mit einem genetischen Label und untersuchte, wie lange es dauerte, bis sämtliche Blutzellen des Tieres ebenfalls dieses Label trugen, also von den markierten Stammzellen abstammten.

Obwohl sich die Blutzellen, wie es sich gehört, regelmäßig erneuerten, dauerte der gesamte Prozess ungewöhnlich lange, »praktisch das gesamte Leben der Maus«, erinnert sich Höfer. Dann begann er zu rechnen. Er testete verschiedene Modelle, um herauszufinden, welches die Realität am besten spiegelte. Sein Resultat: Offenbar leben die Vorläuferzellen, die als Zwischenstufe zwischen den Stammzellen und den Blutzellen dienen, in der gesunden Maus sehr viel länger, als man aufgrund bisheriger Versuche annehmen musste. Sie teilen sich zudem häufiger und erzeugen aus sich selbst heraus sehr viel mehr neue Blutzellen als gedacht. Dieses Ergebnis widersprach komplett den Erfahrungen der experimentellen Biologie.

Schließlich bestätigten die Biolog*innen am benachbarten Krebsforschungszentrum Höfers Prognose mithilfe gezielter Experimente, die sie andernfalls kaum durchgeführt hätten. »Heute wissen wir, dass die Stammzellen für die Blutbildung im erwachsenen Tier eigentlich vernachlässigbar sind. Möglicherweise spielen sie aber eine entscheidende Rolle bei der Verhinderung von Leukämien«, also Blutkrebs, sagt der Systembiologe. Für die Entwicklung neuer Therapien sei diese Erkenntnis äußerst wichtig. Dank seiner Modellrechnung haben die Biolog*innen diese Entdeckung deutlich früher gemacht.

»Nur mit Mathematik sind wir auf diese Hypothesen gekommen, die die Kollegen dann im Experiment überprüfen konnten«, freut sich Höfer, »so etwas wird in Zukunft sicher zunehmen«. Immer mehr der praxisorientierten Biomediziner*innen am Heidelberger Krebsforschungszentrum denken jedenfalls um. Anders als noch vor ein paar Jahren greifen sie auf die theoretische Unterstützung der Mathematiker aus dem vergleichsweise kleinen, aber äußerst gut ausgestatteten Institut für Systembiologie von nebenan sehr gerne zurück.

Die Systembiologie entdeckt die Molekularbiologie

Doch zurück in die 1960er Jahre, als noch niemand sich vorstellen konnte, dass heute überall auf der Welt üppig finanzierte Institute für das Sammeln und Gewinnen biomedizinischer Daten und die mathematische Berechnung biologischer Prozesse aus dem Boden schießen: Damals machte immerhin der Begriff der Systembiologie zunehmend die Runde. Bald gab es Differenzialgleichungen für eine Vielzahl belebter Prozesse. Und es dauerte nicht lange, da konnten die Systembiolog*innen sogar die zuvor nur in Ansätzen verstandenen molekularen Abläufe innerhalb von Zellen beschreiben.

Einer der ersten, der die Systembiologie und die Genetik zusammenführte, war der berühmte französische Molekularbiologe Jacques Monod. Gemeinsam mit seinem Kollegen François Jacob hatte er entdeckt, wie es Bakterien und weiteren sogenannten prokariotischen Einzellern gelingt, auch ohne Zellkern die Aktivität bestimmter Gene mithilfe der Produkte anderer aktiver Gene zu regulieren. Auch für diese glasklar systembiologische Problemlösung gab es den Medizin-Nobelpreis, das war im Jahr 1965.

Monod schaffte es als einer der Ersten, die komplexen genetischen Regelprozesse mithilfe von Formeln zu beschreiben und damit systembiologische Prognosen über die mögliche Entwicklung einzelner Zellen und Gewebe zu ermöglichen. Bekannt wurde vor allem sein 1970 erschienenes Buch *Zufall und Notwendigkeit. Philosophische Fragen der modernen Biologie.*[7] Darin versucht er sich in einer Definition der Biologie als systemisches Konzept, und er bezweifelt, dass das Leben in seiner heutigen Komplexität aus sich selbst heraus entstanden sei. Die Wahrscheinlichkeit dafür tendiere gegen null. Vermutlich sei ein Wunder dafür nötig gewesen – eine Aussage, die zu Recht für Entsetzen bei den darwinistisch denkenden Kolleg*innen sorgte.[8]

»Das Universum ist nicht mit dem Leben schwanger gegangen«, schrieb Monod. Heute geht hingegen die überwältigende Mehrheit der Biologen davon aus, dass das Leben seine Komplexität sehr wohl vielen kleinen, aufeinanderfolgenden Schritten verdankt und im Zuge der Evolution ohne irgendwelche über- oder außerirdischen Einflüsse gedeihen konnte. Der Vergleich mit einer Schwangerschaft mag hinken, aber ganz abwegig ist er nicht.

Wenn Monod an diesem Punkt also sehr wahrscheinlich irrte, so schuf er mit vielen anderen Kolleg*innen seiner Zeit dennoch die Basis für eine wichtige Erweiterung der Systembiologie. Sie machten die Regulation der Gene beschreibbar. Mithilfe von Differenzialgleichungen und mehr oder weniger komplexen Regelkreisen fassten sie zusammen, wie es dem Leben in seinen kleinsten Einheiten – den Zellen – gelingt, sich selbst auf molekularer Ebene zu steuern und mit anderen, gleichen oder ähnlichen Einheiten zu kommunizieren.

Erst dadurch können sich Zellen zu weitaus komplexeren Systemen zusammenfügen.

Jacques Monod, der 1976 starb, wäre sicher begeistert darüber gewesen, dass die Molekularbiologie heute so sehr von der Systembiologie profitiert – und umgekehrt die Systembiologie von der Molekularbiologie. Seit den 1990er Jahren sind es jedenfalls zwei technische Entwicklungsstränge, die sich geradezu exponentiell beschleunigen, die den Traum vom tiefen Verständnis des Lebens in Sichtweite bringen: die Computertechnik mit ihren immer rascher und leistungsfähiger arbeitenden Großrechnern und die Molekularbiologie mit ihren atemberaubend zügig optimierten Hochdurchsatztechniken – also Robotern, die biologische Moleküle in großer Menge und in kürzester Zeit analysieren.

Ausgehend von den Fortschritten des Humangenomprojekts gelingt heute nicht mehr nur das bloße Lesen genetischer Information. Forscher*innen können die Genaktivität inklusive ihrer teils epigenetischen Kontrolle erfassen. Sie messen, welche Proteine eine Zelle gerade erzeugt und wie diese Proteine mit anderen Proteinen wechselwirken. All das gelingt den Biolog*innen und ihren Maschinen inzwischen in extrem hoher Auflösung, bis in einzelne Zellen hinein und über längere Zeiträume hinweg.

Dabei erfassen die Forscher*innen sogar, wie äußere und innere Faktoren das molekulare Geschehen verändern – wie die Zelle mit ihrer Umgebung in Wechselwirkung tritt. Und dann nutzen sie ihre Computer, um all diese scheinbar chaotischen Prozesse auf der Basis der unbegreiflich großen, zuvor ermittelten Datenmengen mathematisch zu modellieren. Längst genügen dafür nicht mehr nur die bloßen Differenzialgleichungen. Vor allem die Methode des Deep Learning kommt zum Einsatz. Die Programmiertechniken der Künstlichen Intelligenz haben in der modernen Systembiologie ein perfektes Betätigungsfeld gefunden.

So könnte es schon bald gelingen, nicht nur das Leben zu verstehen, sondern darüber hinaus auch noch seine mögliche Zukunft in solide Prognosen zu packen.

Willkommen im Zeitalter der Systembiologie.

Hinterm Differenzial geht's weiter

»Wissen Sie, was der ehemaligen Gesundheitsminister von Schottland mal auf einem Kongress gesagt hat über das Risiko, eine Stoffwechselkrankheit zu bekommen?«, fragt der Genetiker Ernst Hafen bei meinem Besuch auf dem Zürcher Hönggerberg. »Nein, noch nie gehört«, antworte ich.

Der Systembiologe lächelt, hebt die Augenbrauen und legt los: Es sei wie so oft darum gegangen, einen möglichst guten Biomarker für Stoffwechselkrankheiten zu finden. Der Gesundheitsminister war auf der Suche nach einer ebenso simplen wie preisgünstig zu ermittelnden Messgröße, die mit minimalem Aufwand und maximaler Genauigkeit das Risiko für Übergewicht, Diabetes und eine der vielen Folgekrankheiten abschätzen hilft. So wie eine erhöhte Körpertemperatur Hinweise auf eine ernsthafte Erkrankung in unserem Körper gibt, so sollte dieser Biomarker mit einer gewissen Treffsicherheit vorhersagen, ob und wie stark Menschen dazu tendieren, einst eine der besonders häufigen Volks- und Alterskrankheiten zu bekommen oder nicht.

Und wofür entschied sich der Minister nach der Auswertung epidemiologischer Daten? Wie wollte er in Zukunft das Risiko der Schott*innen für Stoffwechselerkrankungen ermitteln? »Sein Biomarker war die Anzahl der Gutenachtgeschichten, die ein Kind von seinen Eltern erzählt bekommt«, sagt Hafen. Und es stimmte zumindest statistisch gesehen tatsächlich: Je weniger Gutenachtgeschichten in der Kindheit, desto mehr Störungen des Stoffwechsels später im Leben. Angeblich verordnete der Schotte den Eltern schließlich sogar, ihren Kindern regelmäßig Gutenachtgeschichten zu erzählen.

Zuerst mag das verwundern. Und ganz sicher gibt es hier keinen unmittelbaren kausalen Zusammenhang. Aber die beiden relevanten Knotenpunkte in dem systemischen Lebensnetzwerk der Menschen – das Vorlesen und die Erkrankung – sind natürlich auf Umwegen miteinander verbunden. Unsere Existenz verbindet alles miteinander, was diese Existenz berührt. Soziologische wie ökonomische Einflüsse tragen selbstverständlich ganz erheblich zu unserer Gesundheit bei.

Angesichts dieses Gedankens machen auch die scheinbar verblüffenden Daten aus Schottland Sinn: Haushalte, in denen viel vorgelesen wird, sind meist wohlhabender, ihre Bewohner meist gebildeter als der Durchschnitt. Das Vorlesen selbst sorgt bei den Kindern ein Stück weit dafür, dass der Stellenwert von Bildung und das Interesse an Büchern steigen. Bildung und Wohlstand gehören zudem nicht nur statistisch gesehen zu den wichtigsten Faktoren für eine gute Gesundheit. Sie beeinflussen, was wir essen wie oft wir Sport treiben, ob wir rauchen, wie viel wir schlafen und vieles mehr. Das haben zahlreiche epidemiologische Studien gezeigt.

Ernst Hafen möchte die Menschen mit dieser Anekdote natürlich nicht zum Vorlesen nötigen, anders als der schottische Ex-Gesundheitsminister. Er will auf etwas ganz anderes hinaus: Das systemische Netzwerk unseres Lebens halte »unendlich viele Möglichkeiten bereit«, sagt er. Das anzuerkennen, und ihm auch system biologisch gerecht zu werden, mache demütig und sei eine riesige Herausforderung.

Längst ist klar: Es gibt so viele Einflüsse, so viele Veränderungsmöglichkeiten, so viele Elemente im Netzwerk des Lebens, schon lange möchte niemand mehr das undurchschaubare Spiel der Biologie alleine mit den viel zu simplen linearen Lösungsansätzen der klassischen Genetik erklären. In aller Regel sind es eben nicht ein paar bestimmte Genvarianten, die ein Konglomerat daraus abzuleitender Eigenschaften bedingen. Es gibt kein Gen und auch keine Gruppe von Genen, deren Varianten bestimmen, wie gerne wir als Eltern Gutenachtgeschichten vorlesen. Selbst die nichtlinearen Differenzialgleichungen der ersten Systembiologen versagen angesichts der Komplexität der aktuellen Fragestellungen.

»Was hilft, ist der evolutive Ansatz«, sagt der Genetiker Hafen. Die Evolution komme ohne ein vorher festgelegtes Design aus. Sie gehorcht ihren eigenen Regeln und löst Probleme aus sich selbst heraus. Auch die Systembiologie kann ihre Fragestellungen laut Hafen mithilfe von sehr viel Rechenleistung und reichlich guten Daten eines Tages aus sich selbst heraus lösen. Hafen möchte an und mit dem Problem der Simulation des Lebens lernen, um es systemisch zu beschreiben – ganz so, wie es die Natur seit vier Milliarden Jahren mit dem Leben selbst macht.

Deshalb setzt Hafen so große Hoffnungen in die Künstliche Intelligenz und die damit verbundenen Methoden: »Sie schenken uns unendlich viele Lösungen.« Das verwirre uns zwar, denn wir wollten immer eine einzige Lösung haben, »aber genau so funktioniert die Natur eben nicht«. Die Evolution nähere sich immer wieder aus vielen verschiedenen Richtungen mit vielen verschiedenen Lösungen dem gleichen Problem. Die Natur handelt also evolutiv und komplex, nicht linear und eindimensional. Die modernen Algorithmen könnten laut Hafen mit den »unendlich vielen Möglichkeiten« eines Lebens in all seiner Komplexität eines Tages vielleicht tatsächlich fertig werden. Sie könnten es berechnen, weil sie an und mit ihm wachsen würden, sich an das Leben mit der Zeit rein mathematisch anpassen könnten.

»Eine lernende Maschine muss durch Erfahrung programmiert werden«, schrieb schon 1948 der Begründer der Kybernetik, Norbert Wiener. Damals gab es gerade mal die allerersten elektronischen Rechenmaschinen. Und doch meinte Wiener wohl genau das, was die heutige Systembiologie macht.

Voraussetzung für maschinelles Lernen, für Künstliche Intelligenz und Deep Learning muss Ernst Hafen zufolge allerdings sein, dass die Algorithmen früh und effektiv filtern, welche Beziehungen im systemischen Lebensnetzwerk tatsächlich relevant sind und welche nicht. Kein Computer dieser Welt werde jemals alle Beziehungen innerhalb des biologischen Systems eines Menschen berechnen können, sagt der Systembiologe. Aber darauf käme es zum Glück auch gar nicht an. Entscheidend sei, dass man genügend Informationen zusammentrage, um zuverlässige Prognosen zu erstellen, die dabei helfen, kritische Kipppunkte rechtzeitig zu erkennen.

Es genügt also eines Tages hoffentlich, nur einen winzigen Ausschnitt der theoretisch verfügbaren Optionen des Lebens zu berechnen. Es sollte nur der richtige sein. Der Experte Hafen gibt sich sicher: Vorausgesetzt wir haben eines Tages eine ausreichende Menge an guten, zuverlässigen, besonders aussagekräftigen Daten gewonnen und wir nehmen uns die nötige Zeit, sie rechnerisch zu verarbeiten, dann werde die moderne Computertechnik die Systembiologie revolutionieren.

Der Zürcher Genetiker ist mit dieser optimistischen Vision nicht alleine. Fast alle Systembiolog*innen, mit denen ich in den vergangenen Jahren gesprochen, deren Studien oder Bücher ich gelesen habe, sehen es ähnlich. »Wir sind gerade dabei, die Gesetze hinter dem Differenzial zu verstehen«, sagt zum Beispiel der Berliner

Molekularbiologe Nikolaus Rajewsky. Auch er ist vom Wandel der Systembiologie überzeugt. Sie sei keine überwiegend theoretische Disziplin mehr, die Prozesse des Lebens einfach nur besonders präzise mathematisch nachbilden und möglichst gut fortschreiben möchte. Sie verändere sich hin zu einer experimentellen, beobachtenden und eingreifenden Wissenschaft.

Überall in den biomedizinischen Zentren der Welt sei man dabei, auch die komplexen und hochgradig chaotisch anmutenden Regelprozesse innerhalb ganzer Lebewesen mathematisch zu erfassen. Diese neue Systembiologie, die, so Rajewsky, hinter dem Differenzial beginne, untersucht das systemische Geflecht ganzer Organismen auf der Ebene ihrer Einzelteile und analysiert deren Beziehung zueinander. Und sie versucht, die Systeme gezielt mit Experimenten zu beeinflussen. Schließlich sammelt sie vor allem Daten, Daten und noch mehr Daten.

Dazu beobachtet sie die lebenden Systeme nicht nur in statischen Augenblicken. Schon das ist für unseren Verstand aufgrund der unbegreiflich vielen Entscheidungs- und Aktionsmöglichkeiten der Systeme nicht erfassbar. Die Systembiologie zerlegt diese Systeme zudem in ihre Einzelteile. Sie verfolgt die Systeme und ihre Elemente über die Zeit und registriert bei ihnen so ziemlich alles, was man irgendwie messen, beobachten und speichern kann. Schließlich versuchen die Forscher*innen, die lebenden Systeme mithilfe Künstlicher Intelligenz und Deep Learning zu modellieren.

Eines Tages wird man noch einen Schritt weitergehen und einzelne, rundum verstandene Zellen im Computer zu kompletten virtuellen Organismen neu zusammensetzen. Im Kleinen funktionieren solche virtuellen Zusammenbauten von Leben bereits – als Simulation von Zellen oder einfachen Geweben und Organoiden. Gelänge es auch im Großen, wäre das die »wirkliche Systembiologie«, sagt Rajewsky. Viele der dafür benötigten Daten seien bereits erhoben. Jetzt ginge es vor allem darum, die geeigneten Werkzeuge und Methoden Schritt für Schritt darum herum zu entwickeln.

Dafür bedarf es angesichts der Komplexität der Aufgabe vieler kluger Köpfe aus nahezu allen Gebieten der Natur-, aber auch der Geisteswissenschaften. »Ethische Aspekte sind selbstverständlich auch sehr wichtig«, sagt der Berliner Molekularbiologe. Und soziologische, psychologische wie anthropologische Daten spielten ebenfalls an entscheidenden Stellen ins biologische System hinein. Die Molekularbiologie legt derzeit zwar die entscheidende Basis für die Systembiologie der Zukunft. Doch gerade wenn es darum gehen wird, aus den winzigen Details auf das große Ganze zurückzuschließen, wenn wir echte Prognosen für unser eigenes Leben erwarten, wenn wir digitale Zwillinge erschaffen wollen, dann wird das niemals auf der Basis der Molekularbiologie alleine gelingen.

Natürlich möchte ich von Rajewsky wissen, wie lange es seines Erachtens noch dauert, bis die Systembiologie endlich an diesem Punkt angekommen sein wird. Der Berliner denkt lange nach, und dann formuliert er vorsichtig und leise: »Wir beginnen schon heute in ersten Ansätzen, das Leben vorherzusagen. Das ist ein unheimlich gutes Gefühl.« Bereits in zehn Jahren werde es deshalb viele konkrete Fortschritte geben. Viele Krankheiten, die man heute noch nicht verstehe, werde man früher und effektiver bekämpfen können.

Und in fünfzig Jahren greife dann vielleicht sogar der vollständige Ansatz der Systembiologie. Bis dahin müsste das Leben so komplett verstanden sein, dass man zuverlässige Prognosen über mehrere mögliche individuelle Zukünfte berechnen könne. Ist das erst mal machbar, sollte es auch mithilfe gezielter Maßnahmen – von der Anpassung des Lebensstils bis zur Verabreichung vorsorglich wirkender Medikamente – gelingen, das individuelle Leben so zu steuern, dass es den Prozess der Gesundheit gar nicht mehr verlässt.

Daten, Daten, noch mehr Daten

Es scheint so einfach: »23 and me« in das Fenster der Suchmaschine eingeben und rasch die Seite *www.23andme.com* anklicken. Schon sind Sie da, bei der Firma, die Ihnen verspricht: »Health happens now« – Gesundheit geschieht jetzt. Dann poppt ein neuer Text auf. Sie erfahren, dass 76 Prozent der Kunden dieser Firma sagen, sie würden heute mehr Wert auf ihre Gesundheit legen als früher, 55 Prozent würden gesünder essen, 45 Prozent würden sich mehr bewegen, 42 Prozent mehr schlafen. Lauter schöne Botschaften, unterlegt mit einer bunten Mischung aus Fotos von glücklichen, lachenden Menschen.[9]

Was Ihnen hier verkauft werden soll, sind Genom-Analysen. Ähnlich wie bei dem eingangs des Buchs beschriebenen epigenetischen Test auf das biologische Alter reichen Sie dafür eine Speichelprobe ein. In den darin enthaltenen Zellen liest die US-Firma mit Sitz in Sunnyvale, Kalifornien, den Text von Hunderttausenden Abschnitten Ihrer ganz persönlichen DNA. Und schließlich berechnet sie aus der bei Ihnen individuell vorliegenden Kombination an Genvarianten eine Menge mehr oder weniger spannender Informationen.

Wie so oft in der biomedizinischen Diagnostik werden Sie also mit Wahrscheinlichkeiten versorgt: Sie erfahren, mit welcher Gewissheit und zu welchem Prozentsatz Ihre Vorfahren aus Asien, Europa, Afrika, dem Nahen Osten, Süd- oder Nordamerika oder sonst woher stammten. Ob sie es tatsächlich taten, sagt man Ihnen nicht. Außerdem lernen Sie eine Menge über das Risiko, bestimmte Krankheiten zu bekommen.

Aber ist es wirklich so einfach? Sollen wir 23andMe glauben? Gibt es sie im Grunde bereits, die systembiologisch unterstützte Welt der Gesundheitsmedizin, die Gesundheit der Zukunft? Ist mein Buch Makulatur? Natürlich nicht. So weit sind wir noch lange nicht.

Hier geht es vor allem um das theoretische Risiko, das alle Menschen miteinander teilen, die die gleiche Kombination an Genvarianten haben wie Sie. Es geht nicht um Ihr individuelles Risiko. Das hängt nur in Ausnahmefällen wirklich streng am genetischen Text: Sollte die Genom-Analyse tatsächlich die Gefahr einer jener seltenen, aber äußerst gefährlichen Erbkrankheiten wie Mukoviszidose, Chorea Huntington oder familiären Brustkrebs nahelegen, wäre das für Sie eine schlechte und sehr ernst zu nehmende Nachricht. Sie müssten sich dringend medizinische Beratung suchen. Allerdings wüssten Sie sehr wahrscheinlich ohnehin bereits davon. Denn die Krankheit käme in Ihrer Familie gehäuft vor, und Sie hätten längst einen spezifischen Gentest gemacht – oder sich vielleicht auch bewusst dagegen entschieden.

Es ist ähnlich wie mit vielen anderen streng genetischen Merkmalen auch: Sie sind so offensichtlich, dass man keinen Gentest für ihre Diagnose benötigt. Seine Augen- oder Haarfarbe kennt man zum Beispiel, ohne die zugehörigen Genvarianten wissen zu müssen.[10]

Bei der überwiegenden Mehrheit der Krankheiten, bei sämtlichen sogenannten Volks- und Altersleiden, bei fast allen psychischen Erkrankungen, aber auch bei anderen komplexen Merkmalen wie Intelligenz oder Persönlichkeit, ist die Aussagekraft heutiger Genom-Analysen äußerst gering.[11] Die Gene repräsentieren eben immer nur einen Teil des Produkts aus Erbe, Umwelt und Vergangenheit. Diese drei Faktoren bestimmen unser Schicksal aber in der Regel gemeinsam. Wir dürfen deshalb auch keine dieser Komponenten isoliert von den anderen Einflüssen für irgendwelche Prognosen oder als alleinige Entscheidungshilfe für Veränderungen des Lebensstils oder das Aufsuchen von Mediziner*innen nutzen.

Wir dürfen das System nicht zerteilen oder unnötig stark redu zieren, wenn wir etwas Belastbares über uns selbst erfahren möchten. Aus genau diesem Grund habe ich bis heute übrigens nichts von meinem Speichel nach Sunnyvale geschickt.

Das heißt allerdings nicht, dass die riesigen Mengen genetischer Daten von möglichst vielen verschiedenen Menschen für die Systembiologie nicht von herausragender Bedeutung wären. Von wenigen Ausnahmen abgesehen, wie zum Beispiel bei der Abschätzung des Risikos für eine Erbkrankheit, für Vaterschaftstests oder die Identifikation von Straftätern, sollte der Text der Gene also vor allem im systemischen Zusammenhang betrachtet werden. Und das gilt genauso für die vielen anderen molekularbiologischen, psychologischen oder soziologischen Daten.

Mit den Fragen, welche Daten in welcher Form zur Systembiologie beitragen werden, was die Daten uns heute bereits zuverlässig verraten und was nicht, beschäftige ich mich im folgenden Kapitel. Im letzten Kapitel wird es dann zusätzlich darum gehen, wie wir uns vor Datenmissbrauch schützen sollten, und wie wir unsere persönlichen Daten gezielt nutzen und sogar für eigene Interessen einsetzen können. Zunächst möchte ich nur erklären, woher all die vielen Daten, die die Systembiologie benutzt und die sie derzeit so sehr voranbringen, überhaupt kommen.

Beim Thema Datengewinnung für die Wissenschaft spielt 23andMe eine Vorreiterrolle. Wer dort seine Gene analysieren lässt, willigt darin ein, dass die Firma die Daten anonymisiert für Forschungszwecke zur Verfügung stellt. Fünf Millionen Menschen haben das nach Angaben des Unternehmens bereits getan. Sehr viele wichtige Studien sind seither erschienen, die früher undenkbar gewesen wären. Genetiker*innen können mittlerweile Daten der US-Firma auswerten und daraus faszinierende Zusammenhänge ableiten. Das ist eine wichtige Ergänzung zu den vielen frei zugänglichen biomedizinischen Datenbanken auf der Welt.

So wenig die genomischen Daten in der Regel dem Individuum über sich selbst verraten, so viel erzählen sie der Grundlagenforschung darüber, wo die wichtigen Schnittstellen sitzen, über die die Genetik in das biologische System Mensch eingreift – und umgekehrt. So kennen Wissenschaftler*innen heute beispielsweise einige Genvarianten, die unseren Chronotyp mitbestimmen, also die weitgehend angeborene Neigung, abends möglichst lange aufzubleiben oder morgens automatisch früh aufzustehen.[12]

Selbst Verbindungen zwischen einzelnen Genvarianten vieler Menschen und deren Bildungserfolg,[13] ihrem allgemeinen Wohlbefinden,[14] ihrem Risiko, psychische Krankheiten, einen Herzinfarkt oder Diabetes zu bekommen, lassen sich berechnen. Allerdings sind die jeweiligen Genvarianten nicht unbedingt für die zugehörigen Merkmale verantwortlich. Mögliche direkte Einflüsse sind, wenn überhaupt vorhanden, verschwindend gering. Gemessen werden zunächst nur Korrelationen, keine kausalen Zusammenhänge. Doch auch diese sind für die Forschung und gerade auch für die Systembiologie äußerst wichtig. Denn sie würden wahrscheinlich nicht existieren, gäbe es nicht irgendeine Beziehung zwischen den zugeordneten Daten.

Wie die Medizin in zehn Jahren aussehen wird

Die stetig wachsenden Gen-Datenbanken von Firmen wie 23andMe und auch von ganzen Staaten wie Island oder Estland sind also vor allem für die Grundlagenforschung von Bedeutung. Natürlich interessiert sich die Systembiologie gerade für die Schnittstellen, an denen zum Beispiel Lebensstilfaktoren wie die Ernährung auf die Regulation bestimmter Gene wirken. Da ist es von unschätzbarem Wert, wenn man dank der riesigen Studien mit den Genom-Daten schon mal weiß, welche Gene in einem bestimmten Zusammenhang überhaupt wichtig sein könnten und welche nicht.

Der große alte Mann der deutschen Genetik, Ernst-Ludwig Winnacker, kritisiert deshalb auch vehement die Weigerung vieler Deutscher, sich für solche Datenbanken aus Angst vor Datenmissbrauch testen zu lassen. Auf einer Podiumsdiskussion im Jahr 2019, die ich moderieren durfte, warnte er, wir fielen deshalb im Vergleich zu anderen Ländern immer weiter in der Wissenschaft zurück.

Einen Beitrag zur Forschung und damit auch zur Gesundheit der Zukunft zu leisten, wäre derzeit übrigens auch der einzige Grund für mich, meine Gene doch noch analysieren zu lassen. Zunächst warte ich aber auf das passende Institut dafür. Es würde aus meinen Daten kein Kapital schlagen wollen, sondern sie im Gegenteil für sinnvolle Wissenschaft einsetzen.

Genau genommen existieren aber von jedem bereits unzählige Gesundheitsdaten – von den Resultaten vergangener Zahn- oder Blutuntersuchungen über die Auswertung der Fitnesstracker oder die Eintragungen im Impfpass bis zu den Suchbegriffen, die wir regelmäßig bei Google und Co. eingeben, oder den Informationen, wo und was wir mit unserer Girokarte bezahlen. Bisher war die große Frage, wozu all diese Daten überhaupt gut sein sollen. Noch erhalten wir zwar immer mehr Informationen über das Leben und die Gesundheit einzelner Menschen, aber gleichzeitig haben wir keine Möglichkeiten, aus der Kombination dieser Informationen zusätzliche sinnvolle Schlüsse zu ziehen.

Diesen Punkt ändert die Vermessung des Lebens gerade. Sie sucht nämlich nach den Gesetzmäßigkeiten und Mechanismen, die den Messwerten eines Tages einen Sinn verleihen werden. Erst die neue Form der datengetriebenen Systembiologie wird dazu führen, dass die allermeisten von uns auch persönlich von der Analyse ihrer individuellen molekularbiologischen Informationen profitieren.

Damit sie das eines Tages erreicht, benötigt die systembiologische Grundlagenforschung aber schon heute und erst recht in den kommenden Jahren noch sehr viel mehr neue Daten.

Neben Analysen des Gentextes und der Genaktivität sind dies Daten zu den Proteinen, die Zellen tatsächlich erzeugen. Es sind Daten zur Regulation der Gene, zum Mikrobiom auf der Haut und im Darm, zu allen Arten von Botenstoffen im Körper. Es sind aber auch möglichst präzise Bilder von Organen und Geweben, Angaben zu psychosozialen Besonderheiten, zur Bildung und zum Wohlstand von Menschen, zu ihrer medizinischen Vergangenheit, Ernährung, ihrem Schlaf- und Bewegungsverhalten.

Die molekularbiologischen Daten benötigt die Systembiologie zudem nicht nur von einzelnen Individuen. Sie braucht sie letztlich von jedem Zelltyp, und dann auch noch in Abhängigkeit von äußeren Einflüssen, von Alter und Geschlecht und bezogen auf mögliche Veränderungen im Falle einer Erkrankung. Es genügt also nicht, wenn die Messwerte einmal erhoben werden. Viel sinnvoller ist, sie möglichst kontinuierlich über lange Zeiträume hinweg zu erfassen – in möglichst vielen Menschen und unterschiedlichen Modellsystemen wie Labortieren, Organoiden oder Zellkulturen.

Es ist eine lange Strecke, die die Systembiologie seit ihren Anfängen vor knapp hundert Jahren zurückgelegt hat. Immer wieder ging es ihr darum, Beziehungen zu verstehen und vorhersagbar zu machen. Wie beschrieben begann es mit der Abhängigkeit der Räuber von ihrer Beute, setzte sich beim Austausch elektrischer Teilchen zwischen Nervenzellen und ihrer Umgebung fort und erreicht derzeit ein neues Niveau in dem Versuch, wichtige molekularbiologische Prozesse in ganzen Bakterien oder Körperzellen als komplexe Reiz-Reaktions-Netzwerke zu simulieren.

Hierher schaffte es die Wissenschaft vom Vermessen und Be

rechnen des Lebens vor allem wegen ihrer neuen Werkzeuge: der Einzelzell- und Molekularbiologie, der Künstlichen Intelligenz und der gigantischen Fortschritte bei der Speicherung und Verarbeitung von Daten. Doch es ist in Wahrheit mehr als eine weitere Stufe, die die Systembiologie derzeit erreicht. Sie nimmt das Leben nicht mehr nur auseinander, vereinfacht und isoliert, damit sie Beziehungen analysieren und simulieren kann. Sie setzt das Leben auch wieder zusammen, knüpft zunehmend neue Knoten im Netzwerk der organismischen Systeme, die sie untersucht. Sie erforscht die Regeln der Gesundheit, nicht mehr die Auslöser von Krankheiten und ihren Symptomen.

Die ersten Resultate, von denen wir konkret profitieren, dürften in zehn Jahren vorliegen. Darauf tippt wie erwähnt der Berliner Molekularbiologe Nikolaus Rajewsky. Und sein Zürcher Kollege Ernst Hafen bestätigt: »In zehn Jahren sieht die Welt ganz anders aus – und vor allem auch die Medizin.« Tatsächlich könnten dann für eine Vielzahl von derzeit noch schwer zu behandelnden Krankheiten effektive mathematische Modelle vorliegen, mit deren Hilfe man ihr Auftreten auf der Basis einer Reihe relevanter Daten vorab berechnen kann. Man könnte die Krankheiten im Idealfall therapieren – oder besser gesagt: ihnen effektiv vorbeugen –, und zwar bevor sie erste Symptome zeigen.

Ärzt*innen würden dann Hand in Hand mit Systembiolog*innen und Mathematiker*innen an und mit Software arbeiten, die dazu beiträgt, die Menschen gesund zu erhalten. Ärzt*innen wären nicht mehr für die Medizin zuständig, sondern für die Gesundheit. Das Verblüffende dabei: Obwohl es eine hochgradig technisierte Lösung ist, befreit sie uns von der übertechnisierten und unpersönlichen Medizin der Gegenwart.

»Die neue Technik wird uns die Persönlichkeit in der Medizin zurückschenken«, ist zum Beispiel der Systembiologe Hafen überzeugt, »der Arzt wird wieder den Patienten anschauen und nicht mehr den Computer«. Für den technischen Teil der Gesundheitsbegleitung wird der digitale Zwilling sorgen, die Ärzt*innen können sich den Menschen zuwenden.

Die von so vielen Institutionen und Expert*innen geforderte Rückkehr zur sprechenden Medizin, die Wiederkehr von Ärzt*innen, die ihren Patient*innen zuhören und mit ihnen reden, wird also kommen. Vermutlich wird es dann auch keinen Unterschied mehr geben zwischen Ärzt*innen und Psycholog*innen. Ihr neues, gemeinsames Studien- und Berufsfeld könnte Gesundheitsbegleitung heißen.

Der entscheidende Unterschied zur jetzigen Situation wird sein, dass wir mithilfe der Systembiologie und ihrer Computer nicht nur zu Reagierenden werden, deren Handeln sich in Anti-Krankheits-Aktionen erschöpft, sondern darüber hinaus eine echte, permanente Rückmeldung darüber erhalten, ob unser Verhalten in einer modernen Welt nachhaltig gut für uns ist.

Auf dem Weg zum neuen Menschen

Zwanzig Minuten still halten. Bloß nicht bewegen. Flach atmen. Und das, obwohl das Bein schmerzt. Eine Tortur. Dann auch noch dieser Höllenlärm: Es knattert, es klopft. Da hilft selbst der Kopfhörer mit der beruhigenden Musik auf den Ohren nicht. Zudem – als ob es nicht schon qualvoll genug wäre – ist es stockdunkel und eng.

Ich liege in der Röhre eines Magnetresonanztomographen. Die Röntgenärztin soll mithilfe dieses MRT klare, eindeutige Bilder liefern, die dem Unfallchirurgen bei der Diagnose des Kreuzbandrisses und all der anderen Schäden in meinem Knie helfen. Bewusst und langsam hebe und senke ich den Brustkorb, versuche zur Ablenkung an den letzten Sommerurlaub zu denken. Natürlich möchte ich hier raus. Aber mir bleibt keine Wahl. Es muss sein. Ich bin ja selber schuld. Wäre ich bloß nicht beim Skifahren über diese dämliche Schanze gesprungen. Wie kann man nur so dumm sein.

Vermutlich ahnen Sie, wie ich mich gerade fühle, denn die meisten Menschen lagen schon mal in einem MRT. Die Technik kommt ohne belastende Röntgenstrahlung aus und liefert brillante Bilder. Ein echter Segen, wenn da nur nicht die lästige, für manche Menschen unerträgliche Prozedur wäre.

Da klingt es wie eine Erlösung, was Forscher*innen um Matthew Brookes von der School of Physics and Astronomy in Nottingham, Großbritannien, im November 2019 veröffentlichten: Sie haben ein tragbares Magnetenzephalographie-Gerät, kurz MEG, entwickelt, eine Art MRT fürs Gehirn, das wie ein Fahrradhelm aussieht und von Kleinkindern ebenso getragen werden kann wie von Erwachsenen.[15] Dieses MEG wiegt keine halbe Tonne wie die gewöhnlichen Apparate, die Menschen zu diesem Zweck über den Kopf gestülpt werden, sondern gerade mal 500 Gramm.

Ach, was gäbe ich dafür, könnte man mit so einem Gerät auch in mein kaputtes Knie schauen. Doch bis dahin wird es wohl noch dauern. Mit MEGs kann man keine Kreuzbandrisse diagnostizieren. Es handelt sich um eine etwas andere, simplere Technik als bei den MRTs, die nur für die Analyse des Gehirns geeignet ist. Es werden nämlich die von den Nervenzellen des Gehirns selbst erzeugten Magnetfelder registriert. Anders als ein MRT muss ein MEG keine eigenen Magnetfelder aufbauen.

Der Fortschritt ist dennoch beachtlich: Ohne dass die untersuchten Menschen angestrengt still sitzen müssen, kann man ihr Gehirn endlich auch im Alltag überwachen. Man kann seine Funktion während natürlicher Handlungen und Bewegungsabläufe verfolgen. Und weil der MEG-Helm mit den Menschen mitwächst, können sie ihn immer und immer wieder aufsetzen.

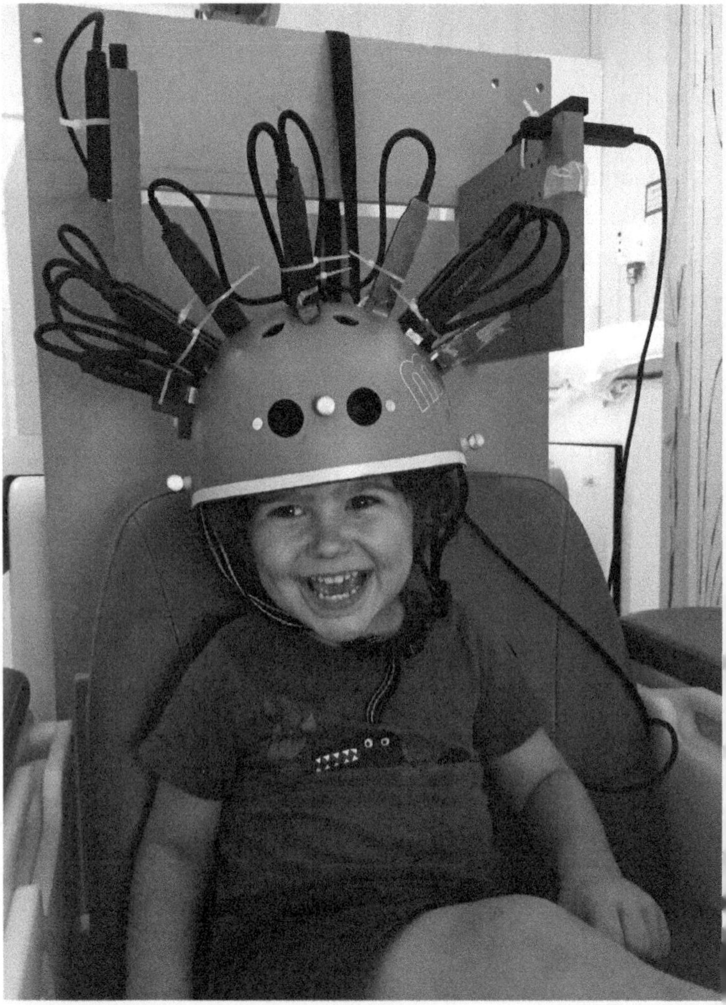

Ein Kind trägt das neue, an einen Fahrradhelm angelehnte Gerät zur Magnetenzephalographie (MEG), mit dem man die Aktivität des Gehirns unter natürlichen Bedingungen analysieren kann.

Ärzt*innen erfahren dadurch, wie sich das Gehirn entwickelt und ob es angemessen auf bestimmte Situationen reagiert. Verläuft alles normal, oder geht etwas schief? Droht ein epileptischer Anfall?

Bahnt sich Autismus an? Reagiert das Gehirn angemessen auf die Herausforderungen des Alltags? Vor allem für Kinder ist es eine riesige Erleichterung, sich mit dem Helm für die Zeit der Messung frei bewegen zu können.

Noch vor wenigen Jahren war ein solcher Fortschritt kaum vorstellbar. Die Verbesserungen in der Diagnostik sind ähnlich groß wie in den anderen Bereichen der Biomedizin. Vieles, was heute Alltag ist, war für die Menschen vor einem halben Jahrhundert noch weiter entfernt als Science-Fiction. Wer weiß, vielleicht verschwinden eines Tages sogar die großen MRT-Röhren aus den Radiologiepraxen und machen kleinen, tragbaren Geräten Platz? Vielleicht können wir dann permanent in unser Inneres schauen, werden im übertragenen Sinn zu durchsichtigen Wesen.

Smartphones und andere tragbare Geräte – Wearables genannt – machen ihren Nutzern heute schon große Versprechungen: Mit der richtigen App sollen sie Bluthochdruck, Nervenentzündungen und sogar Hautkrebs erkennen können, zudem sollen sie das Herz per EKG überwachen, bei der Einstellung des Blutzuckerspiegels helfen, Atemaussetzer im Schlaf ermitteln und vieles mehr. Sogar als Ultraschallgeräte für den tiefen Blick unter die Haut werden sie bereits getestet.[16] Fitnesstracker am Handgelenk erfassen wie beschrieben den Puls, die Herzratenvariabilität, Atemfrequenz oder Schlafstadien. Sie zählen Schritte, berechnen Trainingsfortschritte und messen den Kalorienverbrauch.[17]

Noch muss man mit solchen Anwendungen natürlich kritisch umgehen, und ich kann sie an dieser Stelle nicht uneingeschränkt empfehlen. Abgesehen davon, dass man aufpassen sollte, wem man seine sensiblen Gesundheitsdaten anvertraut, ist die Zuverlässigkeit der Resultate in der Regel zweifelhaft. Wer allerdings die Schwächen der neuen Sensoren kennt, profitiert – wie ich – vor allem von kontinuierlichen Messungen und achtet auf auffällige

Veränderungen. Diese sind mir viel wichtiger als die absoluten Zahlen, denn sie haben ihre Ursache wahrscheinlich in systemischen Reaktionen meiner Biologie und nicht in Schwächen oder Fehlern der Geräte und ihrer Algorithmen.

Parallel dazu werden aber auch die Apps und Tracker immer besser. Es ist nur noch eine Frage der Zeit, bis sie gut genug sind, um den Ärzt*innen eine Reihe von Aufgaben abzunehmen. Auch in Sachen persönlicher, individualisierter und kontinuierlicher Diagnostik ist also eine Revolution im Gange. Der Blick in den Körper wird immer unkomplizierter. Er wird immer genauer. Und er bringt uns dem Leben in Gesundheit deutlich näher.

Vermutlich wird es nicht mehr lange dauern, da werden wir gar keine Fitnesstracker mehr brauchen. Die Sensoren werden überall auf oder knapp unter der Haut sitzen. Schon heute gibt es Blutdruckmessgeräte, Muskelbewegungsfühler, Gehirnaktivitätsmesser oder Sensoren zur Erfassung des Blutzuckerspiegels, die so funktionieren. Problematisch ist derzeit noch der notwendige Austausch leerer Batterien. Doch auch hier zeichnen sich Lösungen ab: Thermodynamische Materialien, die in Kleidung eingewebt oder auf der Haut befestigt sind, wandeln unsere Körperwärme in Strom um und versorgen die Sensoren laufend mit Energie.[18]

Natürlich sind solche Entwicklungen noch sehr teuer und bleiben stark belasteten Patient*innen vorbehalten. Da sind zum Beispiel Frühgeborene oder auch Kleinkinder, die intensivmedizinisch versorgt werden müssen: Sie haben ein großes Bedürfnis nach körperlicher Nähe und Zuwendung. Mit den Eltern zu kuscheln, kann für sie lebenswichtig sein. Gleichzeitig sitzen aber überall an ihrem Körper Sensoren, um entscheidende Lebensfunktionen zu überwachen. Die Kinder können sich deshalb nicht frei und ungezwungen bewegen. Und die Eltern dürfen ihnen oft nicht nahe kommen.

Ein Team um John Rogers von der Northwestern University in Chicago, USA, stellte deshalb im Jahr 2020 neuartige, auf der Haut sitzende Biosensoren vor. Diese sehen wie dicke Pflaster aus, können an verschiedensten Stellen angebracht werden und überwachen die Frühchen und Kleinkinder ähnlich gut wie herkömmliche Geräte. Sie erfassen auf hohem medizinischen Niveau die Atem- und Herzfrequenz sowie Körpertemperatur und Blutsauerstoffgehalt, aber auch die Körperlage der empfindlichen winzigen Patient*innen und ihre Bewegungen.[19]

Die neuen Sensoren werten sogar die Herzgeräusche aus, ermitteln über das Schreien und andere Signale der Kinder, wie gut ihnen die derzeitige Situation psychisch bekommt, und berechnen letztlich den »physiologischen Vorteil der Haut-zu-Haut-Fürsorge« durch die Eltern, so die Forscher*innen. Dass das Kuscheln dank dieser Sensoren so leicht fällt, hat vor allem einen Grund: Die Messfühler sind nicht nur klein und außen weich, sie übertragen ihre Daten kabellos.

In Sachen Miniaturisierung, Energieversorgung und Datenübertragung tut sich bei den Systemen zur Körperüberwachung also eine Menge. Zudem werden die Sensoren lebenden Sinnesorganen in ihrer Komplexität immer ähnlicher. Gerade erst stellten zwei Wissenschaftler aus San Francisco künstliche Nasen vor, die so geschickte Algorithmen benutzen, dass sie mithilfe maschinellen Lernens auf das Erkennen verschiedenster Duftstoffe trainiert werden können. Der Clou: Die Duftstoffe werden nach einer gewissen Zeit sogar noch dann erkannt, wenn sie mit vielen andern Düften gemischt sind. Vergleichbares vermochten bislang nur echte Nasen zu leisten.[20] Vielleicht erlaubt es die Technik ja eines Tages, geschädigte Riechorgane zu ersetzen.

Die technische Evolution

Wir befinden uns also inmitten einer technischen Evolution, die wir als Geschenk begreifen sollten. Denn sie versorgt uns mit einer neuen Gattung von Sinnesorganen. Für ihre Entwicklung hätte die biologische Evolution Jahrmillionen gebraucht – wenn es ihr überhaupt jemals gelungen wäre.

Dank technischer Hilfe erschaffen und perfektionieren wir künstliche Sinne. All die Traglinge und anderen Messgeräte sind kleine Helfer, die uns etwas liefern, was für die Gesundheit von unschätzbarem Wert ist: Rückkopplung. Sie bieten ein Sensorium für die Erbe-Umwelt-Interaktion. Denn sie geben uns Antworten auf Fragen, die für unsere fernen Vorfahren völlig irrelevant waren.

Unsere gnadenlos veralteten Sinne benötigen dringend Nachhilfe. Und die Technik des 21. Jahrhunderts hilft uns aus diesem Dilemma heraus. Ich denke dabei nicht nur an Fühler, die in unsere Kleidung eingebaut sind, auf oder unter der Haut sitzen. Ich denke auch an Nanolaboratorien, die als kleine Kapseln wie Mini-U-Boote durch die Blutbahn oder in der Blase schwimmen und wichtige Biomarker – also Enzyme, Proteine oder herumtreibende Erbgutstückchen – analysieren.

Eines Tages könnten implantierte oder frei bewegliche Sensoren in unserem Körper sogar epigenetische, proteomische, mikrobiotische oder genetische Muster unserer Zellen an ferne Großcomputer senden. Dann wäre auch noch unsere Molekularbiologie kontinuierlich im Blickfeld.

Egal ob Ihnen diese Aussichten gefallen oder nicht, Sie werden sich daran gewöhnen, und Sie werden die Vorteile zu schätzen wissen. Denn wir alle beginnen, inmitten vieler geschlossener psychosozia ler und organisch-technischer Gesundheits-Regelkreise zu leben. So, wie unsere Existenz ohne biologische Regelkreise undenkbar wäre.

Ich erwähnte es bereits: Wenn es so weit ist, werden wir dank der technischen Sinnesorgane auf einmal »spüren«, wenn wir zu lange am Schreibtisch sitzen, zu viel Fleisch oder Brot gegessen haben oder über Wochen hinweg zu wenig schlafen. Und genauso werden wir erkennen, ob eine Psychotherapie oder die Änderung der Ernährung wirken.

Vieles davon wird unbewusst und automatisch geschehen. Weil wir – anders als heute – nicht mehr in relativ großen Zeitabständen unseren Körper untersuchen lassen und dann durch gewisse Maßnahmen auf die möglichen Befunde reagieren. Wir werden stattdessen für uns wichtige Regelkreise schließen und somit mehr oder weniger pausenlos viele kleine, niederschwellig gute Dinge tun, von denen unser innerer Schweinehund gar nichts mitbekommt.

So wird sich mit der Zeit – fast von alleine – unser Leben ändern: Wir werden hoch motiviert Sport treiben, wenn es an der Zeit ist. Und wir werden dann zu Bett gehen, wenn für uns die persönlich richtige, innere, biologische Zeit dafür gekommen ist – und nicht etwa warten, bis der Krimi im TV sein Ende gefunden hat. (Es sei denn, der Krimi ist sehr spannend natürlich. Aber das wäre auch kein Problem, solange es nicht ständig passiert.)

Ein anderes Beispiel ist die künstliche Bauchspeicheldrüse. Über das Mut machende israelische Experiment mit 800 Diabetiker*innen, die eine Woche lang mit Glukose-Sensor lebten und daraufhin individuell abgestimmte Ernährungstipps erhielten, habe ich ja schon berichtet.[21]

Doch warum soll das Gleiche nicht auch bei Gesunden funktionieren? Warum sollten nicht auch diese mithilfe der Blutzucker-Wearables lernen, sich vernünftig zu ernähren? Die Messgeräte melden zurück, ob ein Getränk oder eine Speise zu viel Zucker enthält, der noch dazu sehr rasch ins Blut gelangt. Dieser Ansatz ist sehr viel genauer als der heute übliche Blick auf die meist kaum leserliche Liste der Inhaltsstoffe auf der Verpackung eines Lebensmittelprodukts. Und jeder Körper ist individuell und reagiert anders auf Ernährung.

Steigt der Blutzuckerspiegel zu plötzlich und zu stark an, ist das auch für Nichtdiabetiker ungesund und erhöht das Krankheitsrisiko, wenn es immer wieder geschieht und man seine Ernährung nicht umstellt. Was liegt da näher, als den unmittelbaren Einfluss eines Lebensmittels individuell und direkt zu messen? Das ist die angemessene biosystemische Rückkopplung, die wir im Kampf gegen Übergewicht und den als Altersdiabetes bezeichneten Typ-2-Diabetes so dringend benötigen. Der Glukose-Sensor arbeitet im Grunde wie das fehlende Sinnesorgan. Unaufdringlich hilft er uns möglichst viel vom Richtigen und weniger vom Falschen zu essen.

Die Erfahrungen von gesunden Menschen, die einen Glukose-Sensor ausprobiert haben, bestätigen: Der Stoffwechsel eines jeden Menschen reagiert anders auf Lebensmittel. Der Alterungsforscher David Sinclair berichtet beispielsweise von seiner Kollegin Rhonda Patrick, die mithilfe eines solchen Messgeräts permanent ihren Blutzuckerspiegel überwachte. Sie konnte damit unmittelbar sehen, wie ihr Körper sich verhielt, wenn sie bestimmte Nahrung zu sich nahm. Rhonda Patrick habe dabei »gemerkt, dass weißer Reis schlecht ist, während Kartoffeln besser abschneiden«, schreibt Sinclair. Am schlimmsten seien Weintrauben gewesen. Diese esse sie seitdem überhaupt nicht mehr.[22]

Auch der Systembiologe Ernst Hafen hat schon mal für ein paar Wochen mit einem Blutzucker-Tragling gelebt. Heute sagt er dazu: »Den direktesten Einfluss auf meine Gesundheit hatte der Glukose-Sensor.« Niemals hätte er vorher geahnt, wie extrem sein Körper auf bestimmte zuckerhaltige Lebensmittel reagiert. »Seitdem trinke ich keine Cola mehr. Wenn Sie mal sehen, was nur ein Glas Cola ausmacht: Ihr Blutzuckerspiegel geht durch die Decke.« Das direkte Rückkopplungssignal für den Umwelteinfluss, der langfristig eine lebenswichtige Rolle spielen kann, in der Steinzeit aber unwichtig war, hat den Forscher nachdenklich gemacht. In diesem Bereich sehe er mit das größte Potenzial der zukünftigen Systembiologie.

Die vielen neuen kleinen Sinne werden uns also ganz direkt eine Menge Gutes tun. Wir dürfen gespannt darauf sein, wie sie unser Leben verändern werden. Doch die Helferlein werden noch aus einem zweiten Grund immer wichtiger: Sie sammeln fleißig und unentwegt Daten. Und die sind der Treibstoff der Systembiologie.

Kapitel 4

Die Vermessung des Lebens – Der Treibstoff der Systembiologie

»Zum ersten Mal in der Geschichte werden wir (…) in der Lage sein, Alltagsentscheidungen über unsere Gesundheit auf der Grundlage von Daten zu treffen.«

David Sinclair[1]

»Winners are made of blood, sweat and data«

Werbeslogan der Firma Polar[2]

Gene sind keine Determinanten

Lisa und Jan wünschen sich nichts so sehr wie ein Kind. Schon seit Jahren bleibt ihr Wunsch unerfüllt. Schließlich entscheiden sie sich für eine In-vitro-Fertilisation – die Befruchtung im Reagenzglas. Lisa lässt eine belastende Hormonbehandlung über sich ergehen, damit genügend Eizellen zur Verfügung stehen, die mit Jans Spermien befruchtet werden können.

Als die Prozedur zu Ende ist, sind zehn gesunde, befruchtete Eier übrig – eine außergewöhnlich gute Quote. Das Paar ist glücklich. Doch nun steht die schwierigste Entscheidung an: Welche dieser Eizellen soll der Mutter in die Gebärmutter gepflanzt werden? Welche bekommt die Chance, ein Mensch zu werden? Da stoßen die zukünftigen Eltern auf das Angebot der US-amerikanischen Firma Genomic Prediction. Sie verspricht ihnen Hilfe bei der Auswahl. Letztlich selektiert sie die potenziellen neuen Menschen. Einer der möglichen Nachkommen soll aufgrund seines genetischen Designs leben dürfen – die anderen nicht.

Die Idee dahinter: Wenn man schon die Wahl habe, warum nicht jenes Ei auswählen, das später mit der größten Wahrscheinlichkeit zu einem besonders intelligenten und großen Individuum heranwächst? Für diese beiden Merkmale existieren bereits genügend Daten, um Prognosen alleine aus den Genen heraus zu ermöglichen. Genomic Prediction liest und vergleicht das Erbgut der möglichen Kinder. Aus der Genom-Analyse berechnet die

Firma sogenannte polygene Werte. Und diese sollen den angehenden Eltern tatsächlich relevante Informationen über die Zukunft ihres Nachwuchses liefern. So lautet zumindest das Versprechen.

Das Paar zögert. Soll es die Entscheidung, welches Kind Lisa austrägt, tatsächlich den Genetikern überlassen? Können diese wirklich alleine auf der Basis des DNA-Codes ermitteln, aus welchem der befruchteten Eier später ein gesunder Mensch mit bestimmten Eigenschaften wird? Was sind diese polygenen Werte überhaupt? Was versteckt sich hinter dem Versprechen? Beide diskutieren lange, aber schließlich gibt der Umstand den Ausschlag, dass es kein anderes rationales Auswahlverfahren gibt. Dem Zufall zu vertrauen, halten Lisa und Jan für die schlechtere Option.

Wie vermutlich die meisten Eltern können die beiden dem Angebot nicht widerstehen, ihrem ungeborenen Kind möglichst gute Startbedingungen zu verschaffen. Wer wünscht seinen Nachkommen nicht das Beste? Sie investieren in den Test und entscheiden sich für Eizelle Nummer drei. Dass es ein Mädchen ist, dürfen sie wegen gesetzlicher Vorschriften nicht wissen, aber sie hätten bestimmt nichts dagegen. Was sie aber von Genomic Prediction erfahren: Das Kind soll das intelligenteste von allen zehn möglichen werden und überdurchschnittlich groß.

Die Eltern sind glücklich.

Was sich wie Science-Fiction liest, ist ein Stück weit schon heute Realität. Polygene Werte werden derzeit zu immer mehr menschlichen Merkmalen berechnet. Diese berücksichtigen die Varianten von Hunderten bis Tausenden Genen zugleich und sollen deren Einfluss auf komplexe Merkmale wiedergeben. Sie sind ein wichtiges Werkzeug für die Forschung, aber eignen sich nicht gut für Prognosen und folglich auch jenseits aller ethischen Vorbehalte nicht für eine Selektion. Es wundert jedenfalls, dass dennoch behauptet wird, diese Werte sagen auf der Basis einer Genom-Analyse die Wahrscheinlichkeit vorher, mit der ein Mensch einen hohen Bildungsabschluss haben, in Intelligenztests gut abschneiden oder besonders groß werden wird.

Die Firma Genomic Prediction, die diese Analysemethode werdenden Eltern anbieten möchte, existiert. Sie kündigte schon im November 2018 an, mit einem solchen Test in absehbarer Zeit Geld verdienen zu wollen.[3]

Was aber nach den neuesten Erkenntnissen mehr denn je Fiktion bleibt, ist die Annahme, die Gene in befruchteten Eizellen könnten tatsächlich verraten, wie schlau oder erfolgreich ein Mensch eines Tages sein wird oder auch nicht. Auf absehbare Zeit dürfte es unmöglich bleiben, gezielt designte Menschen zu erschaffen. Denn anders als zum Beispiel die Augenfarbe oder die Veranlagung zu einer genetischen Erkrankung sind komplexe Merkmale wie Intelligenz nicht abhängig davon, ob wir bei einem oder wenigen Genen bestimmte Varianten geerbt haben oder nicht. Es gibt keine Intelligenz-Gene.

Man kann deshalb auch nicht per Gen-Analyse präzise vorhersagen, ob ein zukünftiger Mensch tatsächlich eines Tages einen hohen IQ haben wird oder nicht. Der polygene Wert ist letztlich nur eine statistische Größe, die aus der Analyse Tausender Gene berechnet wurde. Dieser Wert gibt an, wie hoch der IQ von Menschen im Durchschnitt ist, die bei all diesen Genen die gleichen Varianten besitzen. Er beschreibt also nur eine Korrelation und sagt deshalb nichts darüber aus, ob die Genvarianten die Intelligenz direkt beeinflussen oder nicht. Er gibt lediglich das direkte Verhältnis einzelner Knoten des riesigen systemischen Lebensnetzwerks an, ohne auch nur irgendeinen anderen Aspekt zu berücksichtigen.

Polygene Werte sind also ein eher beschränkter Blick in die Vergangenheit. Ohne Gesetzmäßigkeiten zu kennen, kann daraus keine seriöse Prognose für die Zukunft werden. Wir wissen längst: Komplexe Merkmale entstehen aus dem untrennbaren Zusammenspiel von Erbe, Umwelt und Vergangenheit. Und es sind die Varianten Hunderter oder sogar Tausender Gene daran beteiligt, deren Regulation von vielen inneren wie äußeren Faktoren abhängig ist. Es sind nicht die Genvarianten selbst, die die Merkmale bedingen, es ist das, was die Umwelt und die Vergangenheit aus ihnen machen. Menschen sind biologische Systeme, die man auch nur systemisch betrachten kann.

Aus diesem Grund ist hoch umstritten, ob ein polygener Wert, der letztlich einen bestimmten genetischen Typus (einen Genotyp) beschreibt, der besonders oft gemeinsam mit einer bestimmten Eigenschaft vorkommt, zuverlässige Annahmen für die Zukunft erlaubt. Das würde nur funktionieren, wenn die Eigenschaft auch das direkte Resultat der Genvarianten wäre. Und genau das trifft bei komplexen Merkmalen nicht zu.

Es klingt ein wenig haarspalterisch, aber es ist für das Verständnis der modernen Systembiologie einfach so wichtig, dass ich es noch einmal betonen muss: Der polygene Wert gilt streng genommen immer nur rückblickend innerhalb der untersuchten Gruppe von Menschen und bezogen auf die Umwelt, in der sie lebten. Er beschreibt die Wahrscheinlichkeit, mit der die Unterschiede innerhalb dieser Gruppe auf den Text der Gene zurückzuführen sind – und das auch nur unter der Voraussetzung, dass sich die Umwelt und der Lebensstil inklusive der gesamten frühkindlichen Erfahrungen nicht verändert haben. Für eine systemische Betrachtung des Lebens kann deshalb der alleinige Blick auf die Gene niemals genügen.

Gene sind keine Determinanten. Ändert sich zum Beispiel die Umwelt oder der Lebensstil oder wandelt sich die untersuchte Gruppe, können Genvarianten, die zuvor von Vorteil waren, plötzlich große Nachteile mit sich bringen und umgekehrt.

Die untersuchte Gruppe besteht bei den meisten bisher bekannten polygenen Werten übrigens aus den inzwischen rund fünf Millionen Menschen, die ihre DNA bei 23andMe analysieren ließen – jener kalifornischen Firma, über die ich im vorigen Kapitel berichtet hatte. Diese Menschen haben eingewilligt, ihre Daten für den Einsatz in der Wissenschaft zur Verfügung zu stellen. Und die Berechnung polygener Werte ist eines dieser Einsatzfelder. Auch wenn diese Gruppe sehr groß ist, ist sie natürlich nicht für alle Menschen repräsentativ.

Aber all das erfahren meine ausgedachten Protagonist*innen Lisa und Jan nicht. Ihnen sagt man nur, dass die Werte für die Körpergröße, die Intelligenz oder den zu erwartenden Bildungserfolg ihrer möglichen Kinder Wahrscheinlichkeiten beschreiben. Man spricht von genetischen Potenzialen. Und das klingt fast schon wie Gewissheiten.

Zu Unrecht: »Zu wissen, wie sich ein Genotyp in einer konkreten Umwelt entwickelt, bedeutet nicht, das ›genetische Potenzial‹ zu kennen«, schreiben zum Beispiel der Freiburger Neurogenetiker Karl-Friedrich Fischbach und der Hamburger Redakteur Martin Niggeschmidt in ihrem lesenswerten Buch *Erblichkeit der Intelligenz*.[4] Die Autoren reagieren damit auf eine anhaltende Debatte. Sie wurde im Jahr 2018 durch eine Studie aus den USA angestoßen, nach der der Bildungsabschluss von Menschen schon heute mit einer Genauigkeit von bis zu dreizehn Prozent vorhersagbar sei – und in Zukunft sicher noch viel besser prognostiziert werden könne.[5]

Der US-amerikanische Psychologe Richard Plomin entwarf damals sogar das Szenario einer Art »Präzisionserziehung«. Kinder sollten entsprechend ihrer polygenen Werte eingeordnet und gezielt in der für sie vermeintlich optimalen Weise gefördert werden.[6]

Fischbach und Niggeschmidt begegnen solchen Ideen mit einem einleuchtenden Gedankenspiel: Würde eine Gesellschaft rothaarige Kinder diskriminieren und vom Bildungssystem fernhalten, wäre die Genvariante für rote Haare extrem streng mit dem späteren Bildungserfolg korreliert. Hält man diese bloße Korrelation aber für einen kausalen Zusammenhang, liegt der Schluss nahe, Rothaarige seien aufgrund ihrer geerbten Gene dumm. Und dann hat man sofort ein gefährliches Argument, ihnen auch in Zukunft keine Bildung zugutekommen zu lassen. Zeigt ihre genetische Veranlagung – gemessen via polygenem Wert – doch angeblich glasklar, dass das Geldverschwendung wäre.

Die beiden Buchautoren nennen solche Fälle »kausale Unschärfen«. Diese »können gravierend sein«, und sie sind in weniger offensichtlicher Form in unserem Alltag überall präsent. So auch bei dem Test von Jan und Lisa auf den zu erwartenden späteren IQ ihrer ungeborenen Kinder. »Es ist irreführend, die identifizierten genetischen Polymorphismen als ›Intelligenz-Gene‹ oder ›Bildungs-Gene‹ zu bezeichnen«, schreiben die Autoren. Man könne mit einer reinen Genom-Sequenzierung nicht ermitteln, ob eine Genvariante ein Merkmal bedinge oder nur dessen Entstehung in einer bestimmten Umwelt eben wegen dieser Umwelt begünstige.

Gerade bei komplexen Merkmalen, bei denen einzelne von Tausenden analysierten Genvarianten ohnehin nur einen verschwindend geringen statistischen Effekt haben, sind es in der Regel vor allem Umwelt und Lebensstil, die entscheiden, ob eine Genvariante tendenziell günstig oder ungünstig ist. Ganz zu schweigen von all den ethischen Einwänden gegen Designer-Babys, erreicht man in Bezug auf den späteren IQ der Nachkommen also sicherlich am meisten, wenn man ihre Umwelt – zum Beispiel ihre Bildung – verbessert und nicht etwa die Gene »optimiert« oder sie nach bestimmten Genvarianten selektiert.

Doch warum bringt uns diese Betrachtung in Sachen Systembiologie voran? Ganz einfach: Ich möchte, dass Sie skeptisch bleiben

Es wird in diesem Kapitel um die große Bedeutung der Daten für die Vermessung des Lebens gehen. Ich werde Ihnen zeigen, welche Daten besonders wichtig sind und welche faszinierenden Fortschritte die biomedizinische Datensammelwut in den vergangenen Jahren gemacht hat. Ich möchte aber nicht, dass Sie den Daten blind vertrauen.

Denn all diese Daten machen das Zeitalter der Systembiologie zwar erst möglich. Doch wir dürfen nicht den Fehler machen, einzelne Datensätze höher zu bewerten als andere oder uns gar mit einer einzigen Datenquelle zu begnügen, wenn wir eine Prognose erstellen möchten. Egal wie detailliert, zahlreich und vielseitig wir Menschen eines Tages vermessen sein werden: Wir müssen die Gesetze hinter den Daten verstehen. Vor allem die Beziehungen zwischen den Daten müssen uns interessieren, die biologischen Mechanismen. Wir müssen lernen, warum und wie sich die Messwerte gegenseitig beeinflussen und wie und wieso sie sich im Laufe der Zeit verändern. Daten machen nur im Kontext Sinn.

Entscheidend bleibt der Blick aufs große Ganze. Wir dürfen ihn uns niemals von einzelnen Messwerten verstellen lassen.

Warum wir noch viel mehr Daten brauchen

Doch zurück zu Lisa und Jan. Was bedeuten die Erkenntnisse der Genanalysen für sie? Wird ihre Tochter nun tatsächlich besonders intelligent und groß, oder ist das Angebot von Genomic Prediction eine Trickserei? Forscher*innen aus Israel und den USA haben das fiktive Szenario auf der Basis existierender genetischer Informationen tatsächlich durchgerechnet.[7] Und was dabei herauskommt, ist so ernüchternd, wie zu erwarten war.

Die Forscher*innen verwendeten die realen Gen-Daten von 1018 Frauen und Männern, die an zwei anderen Studien mitgewirkt hatten, und berechneten daraus fünfhundert virtuelle Paare, deren Gene zu jeweils zehn theoretischen befruchteten Eizellen zusammengewürfelt wurden. Schließlich analysierten sie bei diesen fünftausend simulierten Embryonen die polygenen Werte für Intelligenz und Körpergröße. Selbst in der idealisierten Theorie dieses rein mathematischen Modells sind die Ergebnisse für Selektionsbefürworter zu schwach. Die Werte der Eizellen weichen innerhalb einzelner Familien gerade mal um 2,5 IQ-Punkte und 2,5 Zentimeter Körpergröße voneinander ab. Schon in der Theorie ist das sehr wenig. In der Realität würden die Effekte hinter anderen Einflüssen verschwinden.

Jenseits aller berechtigten Einwände, ob es überhaupt erstrebenswert ist, besonders groß oder intelligent zu sein, heißt das errechnete Ergebnis nämlich nicht, dass jedes derart ausgewählte Kind zwangsläufig 2,5 IQ-Punkte schlauer würde als das durchschnittliche Kind der gleichen Eltern. Es geht hier um rein statistische Effekte. Allenfalls könnte man annehmen, dass tausend oder vielleicht zehntausend Kinder mit dem einen Genom im Mittel um 2,5 IQ-Punkte intelligenter wären, als es die Kinder mit dem anderen Genom durchschnittlich sind. Und auch diese Annahme träfe nur unter der extrem unwahrscheinlichen Voraussetzung zu, dass sich zwischenzeitig das Leben all dieser Menschen nicht verändert hätte, die Lebensstilfaktoren und andere Einflüsse also gleich geblieben sind.

All das bestätigten die Autor*innen der Studie übrigens mit einer Überprüfung der Annahmen bei 28 realen kinderreichen Familien mit durchschnittlich zehn erwachsenen Sprösslingen: »Jenes Geschwister, dem die größte Länge vorhergesagt worden war, ist in der Regel nicht das größte«, schreiben Karavani und Kolleg*innen Nur in sieben der 28 Familien hatte die Prognose gestimmt. Meist lagen die Betroffenen irgendwo im Mittelfeld, fünf Mal sogar unter dem Durchschnitt.

Für Lisa und Jan bietet es sich also eher an, an ihrem Lebensstil zu »arbeiten«, indem sie zum Beispiel auf viel Entspannung, ausreichend Schlaf, ausgewogene Ernährung, Bewegung und ihre allgemeine Gesundheit achten, wenn sie die Startbedingungen ihrer Tochter verbessern wollen. Im Idealfall erhielten sie jetzt und in den ersten Monaten nach der Geburt zusätzliche Unterstützung vonseiten des Staats wie der Familie, etwa höheres Elterngeld, mehr Beratungsangebote und Beistand bei der Hausarbeit. All das dürfte zu einer gesunden Entwicklung des werdenden Kindes beitragen, denn es wirkt systemisch. Und wenn die Tochter auf der Welt ist, gilt es vor allem, ihr ganz allgemein ein gutes Leben zu bereiten und ihre Widerstandsfähigkeit zu fördern.

Denn eines ist klar: Es ist immer vergleichsweise leicht, die Umwelt und den Lebensstil zu ändern. In den Text der Gene einzugreifen, egal ob per Selektion oder gar per Gentechnik, wird – wenn überhaupt – nur bei schweren Erbkrankheiten sinnvoll sein.

Der Einsatz der Gentechnik zur Beeinflussung komplexer Merkmale wird hingegen für immer unmöglich bleiben – selbst angesichts der nobelpreisgekrönten CRISPR-Genschere, die es sehr viel leichter macht als früher, einzelne DNA-Stellen gezielt zu verändern. Sollte es zum Beispiel eines Tages tatsächlich gelingen, den Text Tausender Gene zugleich und noch dazu fehlerfrei umzuschreiben, um Menschen in Sachen Intelligenz oder Körpergröße zu »verbessern«, so wäre diese Methode, Schicksal zu spielen, nicht nur hochgradig unethisch, sie wäre auch viel zu riskant: Viele der manipulierten Genvarianten haben garantiert auch positive Eigenschaften. Man würde solche Designer-Babys und ihre Gesundheit zusätzlich gefährden, wenn man solche Gene veränderte. Vor allem aber wäre es garantiert kein bisschen effektiver, als einfach nur das Leben selbst zu verbessern. Das ist nämlich weitgehend risikolos.

Es passt ins Bild, dass die polygenen Werte derzeit auch jenseits der vorgeburtlichen Diagnostik an Strahlkraft verlieren. Zuletzt hatte man gehofft, mit ihrer Hilfe das individuelle Erkrankungsrisiko für komplexe Leiden wie Herzinfarkt, Depressionen oder Typ-2-Diabetes besser vorhersagen zu können. Doch hier ergibt sich das gleiche Dilemma: Der Einfluss von Umwelt und Lebensstil sowie der Art, wie sie mit den Genen kooperieren, ist gewichtiger als die Wirkung der verschiedenen Genvarianten alleine.

In Wahrheit sei es der eigentliche Reiz der neuen Wissenschaft der Systembiologie, die Daten ohne vorgefasstes Urteil miteinander in Beziehung zu setzen, sagt auch der Molekularbiologe Emanuel Wyler vom Berliner Institut für Medizinische Systembiologie: »Oft schaut man sich das an, was man schon kennt oder wozu man eine Hypothese hat. In der Systembiologie versuchen wir unvoreingenommen zu sein, Dinge zu finden, die sonst nicht aufgefallen wären.«[8] Erst dann werden die Daten zu einer Inspiration. Erst dann sind sie immun dagegen, von eigennützigen Wissenschaftler*innen oder Geschäftemacher*innen zweckentfremdet, übertrieben oder gar falsch interpretiert zu werden.

Ändern wir zum Beispiel unsere Ernährung, unser Schlaf- oder Bewegungsverhalten, verstellen wir die Regulation Tausender Gene zugleich. Das wirkt sich oft besonders drastisch auf die Gesundheit aus. Der Molekularbiologe und Diabetes-Experte Harald Grallert vom Helmholtz-Zentrum München sagt zum Beispiel: »Wir hatten gehofft, mithilfe polygener Werte präzise Vorhersagen machen zu können. Doch es hat sich herausgestellt, dass die Vorhersagen anhand klassischer Risikofaktoren wie Alter, Geschlecht und Body-Mass-Index immer noch am verlässlichsten sind.«

Das sieht Klaus Zerres von der RWTH Aachen und Direktor der Akademie Humangenetik ähnlich: »Wir können heute bereits ohne Tests gewissermaßen auf der Straße Personen mit deutlich höheren Erkrankungsrisiken identifizieren. Der ärztliche Rat – bessere Ernährung, Gewichtsreduktion, mehr Sport, nicht rauchen – ist unabhängig von statistischen Risiken für alle gut.«[9] Hans-Hilger Ropers, emeritierter Direktor am Berliner Max-Planck-Institut für molekulare Genetik, sagt sogar, die neuen Erkenntnisse tragen hoffentlich dazu bei, »die polygenen Werte zu entzaubern«.[10]

Welche Daten werden der Systembiologie demnächst also wirklich zum Durchbruch verhelfen? Und: Wie und warum werden sie das tun? Die Geschichte von den Designer-Babys zeigt uns überdeutlich: Wir dürfen nicht den Fehler machen, aus einzelnen Daten ohne systemische Einordnung direkt auf bestimmte Konsequenzen zu schließen. Wir dürfen die Komplexität des Lebens – ihre systemische Natur – niemals außer Acht lassen.

Alles andere ist monokausales, reduktionistisches und lineares Denken, es ist das Denken der Biomedizin des 19. und 20. Jahrhunderts. Es ist der Grund, warum die ersten Ansätze zur sogenannten personalisierten Medizin bis auf wenige Ausnahmen so unfruchtbar blieben. Lange meinte man, allein mit Gentests genügend Informationen für die optimale Therapie komplexer Krankheiten bei einzelnen Individuen zu erhalten. Man glaubte an Depressions-Gene, Diabetes-Gene oder Herzinfarkt- und Schlaganfall-Gene.

Die polygenen Werte sind der mehr oder weniger verzweifelte Versuch, dieses Denken ins 21. Jahrhundert hinüberzuretten. Man nimmt dabei einfach an, es gebe beispielsweise einige tausend Depressions-Gene zugleich. Jedes davon trägt dann zwar nur einen winzigen Teil zum Gesamtrisiko für die psychische Erkrankung bei. In der Summe wären sie aber ähnlich mächtig, wie man es zuvor von dem einen oder den wenigen Depressions-Genen vermutete, die man niemals finden konnte.

Doch auch das ist meines Erachtens nicht zu Ende gedacht. Gentests alleine werden unser Depressionsrisiko niemals sicher einschätzen können. Denn wir Menschen sind ungleich mehr als die Summe unserer Gene. Wir sind biologische Systeme aus

37 Billionen Zellen. Wir haben eine Umwelt, mit der wir auch biologisch ständig im Austausch stehen. Wir sind so ziemlich das Komplexeste, was wir überhaupt kennen. Es braucht also die Systembiologie mit ihren ähnlich komplexen und sich per Künstlicher Intelligenz selbst optimierenden Algorithmen, um uns zu verstehen. Dazu braucht es noch sehr viel mehr Forschung als heute und eine noch viel größere und noch viel detailliertere Datenbasis.

Und es braucht Zeit.

Wir sollten also auf möglichst viele, möglichst verschiedene Arten neuer Daten hoffen – auch auf genetische. Richtig eingesetzt, werden sie die Systembiologie in den kommenden Jahren vorantreiben. Richtig eingesetzt, werden wir mit ihrer Hilfe unsere Gesundheit berechnen. Wir werden uns mithilfe der Daten gesund rechnen können.

Genomik: Die Basis, aber nicht viel mehr

Viele Frauen mit Brustkrebs erhalten als begleitende Therapie das Mittel Tamoxifen. Weil es den Einfluss des weiblichen Geschlechtshormons Östrogen auf das Wachstum der Brust blockiert, bremst es den Tumor und wirkt auch gegen die besonders gefährlichen bösartigen Tochtergeschwulste, die Metastasen. Doch nicht alle Arten von Brustkrebs sind hormonabhängig. Etwa ein Viertel der Patientinnen spricht nicht auf Östrogen an. Tamoxifen bleibt bei ihnen wirkungslos. In diesen Fällen kommt schon seit vielen Jahren ein Gentest ins Spiel.

Jene Frauen, bei denen dieser Gentest positiv ist, haben Glück. Sie gehören zu dem knappen Fünftel aller Frauen mit Brustkrebs, die eine spezielle Genvariante geerbt haben. Dadurch sitzen auf ihren Brustkrebszellen besonders viele Rezeptorproteine namens

Her2. Und dieser Befund – man sagt auch, die Frauen sind Her2/neu-positiv – verbessert ihre Prognose sprunghaft. Denn jetzt ist klar, dass Onkolog*innen den Krebs mit dem künstlichen Antikörper Trastuzumab bekämpfen können.

Vermutlich haben Sie von diesem Paradebeispiel der personalisierten Medizin schon einmal gehört. Erst kommen dabei die Tests, die möglichst viele Erkenntnisse über die zu behandelnde Person liefern. Dann folgt die Behandlung, die dank der Daten treffsicher, personalisiert und präzise in Dosis und Art des Therapeutikums sowie der Dauer der Maßnahmen auf das Individuum und seinen speziellen Fall zugeschnitten ist.

Die Systemmedizin und letztlich auch die weiter gefasste Systembiologie wollen diese Art von zielgenauer Therapie perfektionieren. Allerdings möchten sie auf wesentlich mehr Daten zurückgreifen als nur auf die genetischen, und sie möchten ihre Therapie nicht nur auf das Individuum abstimmen, sondern zusätzlich auf sein Alter, sein Umfeld und seine Lebenssituation.

Das bedeutet aber auch, dass sich die Behandlung des gleichen Menschen im Laufe seines Lebens verändern kann. Ist eine Patientin gerade in einer Prüfungssituation, befindet sie sich vor oder nach der Menopause, macht sie viel oder wenig Sport, ist sie über- oder untergewichtig, hat sie ausreichend hohe Vitaminspiegel oder bestimmte Vorerkrankungen? All diese Informationen stecken nicht in den Genen, aber sie können die Behandlung massiv beeinflussen. Selbst Faktoren, wie zu welcher Uhrzeit Blutwerte genommen, Fieber gemessen oder Medikamente verabreicht werden, spielen eine Rolle.[11]

Systembiolog*innen nennen ihren Ansatz deshalb Präzisionsmedizin. Sie geht über die Bekämpfung von Krankheiten hinaus und setzt zusätzlich auf Früherkennung, vorsorgliche Behandlung sowie eine optimierte, möglichst individuelle datenbasierte Krankheitsvorsorge. Vor allem aber berücksichtigt sie nicht nur das Erbe eines Menschen, sondern zusätzlich seinen Lebensstil, seine Umwelt und Vergangenheit.

Gene bilden die Basis allen biologischen Lebens. Sie sind der Informationscode, der von Generation zu Generation weitergegeben wird. Damit sind sie das Gerüst der Evolution und bilden das Substrat für die Entstehung immer wieder neuer, perfekt an ihre Umwelt angepasster Arten. Gleichzeitig sind sie aber auch der Grund, warum erfolgreiche Arten über lange Zeit erhalten bleiben.

Sämtliche Informationen zum Leben bauen irgendwie auf den Genen auf. Alle biologischen Systeme benutzen für ihre Arbeit oder auch nur für ihre bloße Existenz Proteine, deren Baupläne wiederum genetisch fixiert sind – egal ob es sich um Enzyme, Botenstoffe, Zellstrukturbestandteile oder irgendwelche der vielen anderen Biomoleküle handelt. Und Unterschiede zwischen den Genen mit gleicher Funktion, also die Unterschiede zwischen den Varianten des gleichen Gens, sind der Grund dafür, warum wir Menschen uns rein äußerlich, aber auch biomedizinisch, so sehr voneinander unterscheiden.

Ohne Gene ist das Leben also nichts. Aber – und dieser Teil der Gleichung wird vor allem von Genetikern oft übersehen: Ohne das Leben sind auch die Gene nichts. Dass jeder von uns so einzigartig ist, hat natürlich auch mit den Genen zu tun. Wir dürfen nur nicht den Fehler machen, anzunehmen, die Gene seien die alleinigen Bestimmer unserer Unterschiedlichkeit.

Zudem ist Genetik simpel. Gene sind vergleichsweise leicht aufzuspüren, zu lesen und zu interpretieren. Und sie mischen bei fast allen unseren Eigenschaften mit. Genau aus diesem Grund sind die gigantischen Anstrengungen absolut angemessen, die Molekularbiolog*innen seit Jahrzehnten unternehmen, um möglichst alle 23 000 menschlichen Gene haarklein in ihrer Funktion kennenzulernen.

Es geht bei diesen Projekten natürlich schon lange nicht mehr nur darum, die Gene selbst zu erkunden. Den Text der ersten menschlichen DNA hatte das Humangenomprojekt bereits im Jahr 2003 komplett gelesen. Inzwischen wollen die Genetiker*innen herausfinden, welche verschiedenen Varianten es von all den Genen überhaupt gibt, wie sich die Menschen also genetisch voneinander unterscheiden. Sie wollen zudem ermitteln, wie die vielen verschiedenen Gene miteinander in Wechselwirkung treten, welche Funktionen einzelne Gene, aber auch die Netzwerke mehrerer miteinander in Beziehung stehender Gene haben. Und sie wollen lernen, was passiert, wenn krankhafte Veränderungen – sogenannte Mutationen – in der DNA auftauchen.

Zwischen den Jahren 2008 und 2015 sammelten die Genetiker zum Beispiel im 1000 Genomes Project die kompletten DNA-Daten von 2504 Menschen aus 26 verschiedenen Regionen der Erde. Seitdem liegen zumindest die häufigen und auffälligen genetischen Unterschiede zwischen den Menschen auf dem Tisch.[12] Die Daten sind öffentlich zugänglich und werden bis heute von Forscher*innen aus aller Welt analysiert.[13] Sie helfen bei der Einordnung und Entdeckung teils seltener Krankheiten, aber auch bei der Berechnung der polygenen Werte und vielen anderen genetischen Fragestellungen. Vor allem aber sind sie gemeinsam mit den mittlerweile in die Millionen gehenden Daten privater und öffentlicher Gentest-Institute wie 23andMe ein wichtiger Treibstoff für die zukünftige Systembiologie.

Im Jahr 2020 präsentierten Genetiker*innen aus aller Welt einen ungleich größeren Katalog menschlicher Genvarianten. Ihre Genome Aggregation Database, gnomAD abgekürzt, fasst genetische Informationen von mehr als 140 000 Menschen zusammen. Sie enthält unter anderem knapp 450 000 Varianten von Genen, die deren Funktion beeinträchtigen. Die Forscher*innen wagen sich dabei mit ihren Prognosen besonders weit hervor. Denn sie geben für die verschiedenen Varianten Einschätzungen ab, wie dramatisch deren Wirkung auf den gesamten Organismus sein dürfte.[14]

Jetzt, da die Genetik so viele Messwerte hat, beginnt sie endlich auch zu analysieren, wie die Gene und die von ihnen codierten Proteine – die Genprodukte – miteinander in Wechselwirkung stehen. Viele Proteine sind zum Beispiel sogenannte Transkriptionsfaktoren, das heißt, sie regulieren, ob andere Gene an- oder ausgeschaltet werden. Andere Proteine wirken hingegen epigenetisch. Sie verändern die Umgebung der DNA und beeinflussen indirekt, welche ihrer Gene die betroffene Zelle besonders gut benutzen kann und welche weniger gut. Wieder andere Proteine wirken als Botenstoffe oder Hormone weit über die eigene Zelle hinaus. Sie docken an anderen Stellen des Körpers an Rezeptoren an, die auf den Oberflächen der Zellen sitzen, und beeinflussen auf diesem Weg die Aktivität der dortigen Gene. Und so fort.

Die Systembiologie berechnet aus existierenden Daten inzwischen Netzwerke sich gegenseitig in ihrer Aktivität beeinflussender Gene und Proteine. Schon heute versucht sie, solche Netzwerke mit aufwendigen Graphiken darzustellen und Reaktionen ganzer Zellen oder Zellverbände auf bestimmte äußere Reize oder innere Zustände zu simulieren. Auf diesem Weg kommt sie der Komplexität des Lebens bereits wesentlich näher als mit früheren Vorstellungen von einzelnen oder wenigen Genen, die, je nachdem welche Variante man zufällig von ihnen geerbt hat, maßgeblich und linear entscheiden, ob man beispielsweise dicker wird als andere, etwas sportlicher ist oder eher zu Depressionen neigt.

Auch wenn die Welt der Genetik sehr viel komplexer ist, als man früher dachte, so bleibt der DNA-Code tatsächlich »das Buch des Lebens«, als das ihn der US-amerikanische Präsident Bill Clinton einst im Juni 2000 bezeichnete. Damals stellte er gemeinsam mit den Genetikern Craig Venter und Francis Collins eine erste Grob-

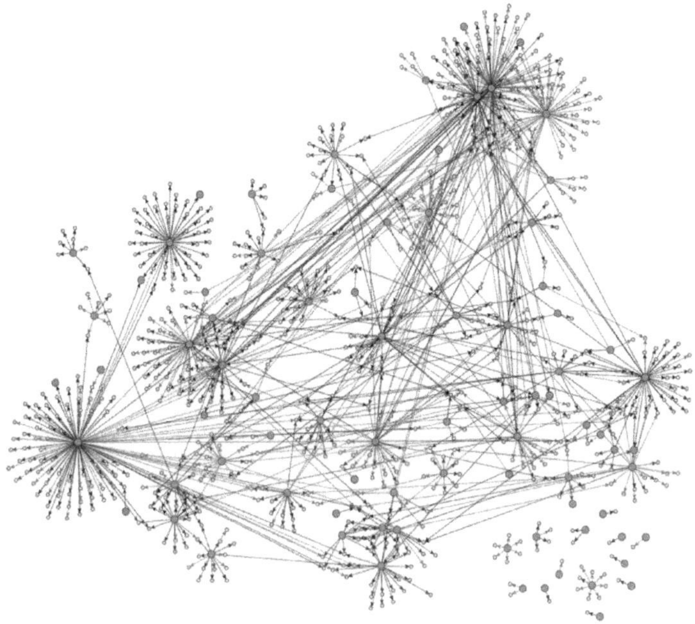

Beispiel eines Genregulationsnetzwerks. Große Kreise sind Gene für Proteine, die andere Gene an- oder ausschalten können (Transkriptionsfaktoren). Sie beeinflussen sich teils gegenseitig. Kleine Kreise sind gewöhnliche, von den Transkriptionsfaktoren regulierte Gene. Die Pfeile zeigen an, welches Gen von der Aktivität anderer Gene beeinflusst wird.

fassung des Textes einer menschlichen DNA vor.[15] Die Euphorie war grenzenlos. Clinton behauptete allen Ernstes, die Lebenserwartung zukünftiger Menschen würde in diesem Moment um 25 Jahre steigen. Kenne man nämlich eines absehbaren Tages alle Gene und Genvarianten genau, fände man letztlich auch die Erklärung für die Entstehung aller Krankheiten.

Später räumten die beteiligten Forscher selbst ein, ihr Optimismus sei ziemlich naiv gewesen. Dass es sich bei der ersten menschlichen Genkarte »ohne Zweifel um die wichtigste, wunderbarste Karte« handelte, »die die Menschheit je erschaffen hat«, wie Clinton damals sagte, das behauptet heute kaum noch jemand.

Inzwischen weiß die Molekularbiologie zum Beispiel, dass die sogenannte Müll-DNA – auf Englisch junk DNA –, anders als man damals dachte, keineswegs Müll ist. 98,5 Prozent des 3,3 Milliarden Buchstaben umfassenden menschlichen DNA-Textes ist nämlich gar nicht für die Codierung von Proteinen zuständig. Es ist kein genetisches Material im engeren Sinn. Die Baupläne für sämtliche Biomoleküle, die ein Mensch erzeugen kann, machen gerade mal 1,5 Prozent seiner DNA aus. Der große Rest hilft den Zellen weitestgehend dabei, ihre Gene zu regulieren und die Genregulationsnetzwerke aufzubauen, die unsere Eigenschaften und Merkmale in Wahrheit ausmachen.

Diese Netzwerke sind es vor allem, die dafür sorgen, dass unsere Biologie flexibel mit der Umwelt korrespondieren und Informationen aus der Vergangenheit abspeichern kann. Diese Netzwerke sind das Geheimnis unserer Gesundheit, unserer Fähigkeit, uns anzupassen. An diesem Punkt wird es für die Systembiologie erst richtig spannend, nicht bei den Genen selbst.

Jedem Menschen seinen Gen-Pass

Ist das Genom eines Menschen einmal erfasst, muss die Sequenzierung – außer im Fall mutierter Krebszellen – nicht wiederholt werden. Der Text der Gene und der langen DNA-Abschnitte, die für die Steuerung der Genregulation mitverantwortlich sind, ist in allen Zellen unseres Körpers nahezu identisch, und er ändert sich im Laufe des Lebens nicht mehr wesentlich. Es wird in Zukunft also sehr wahrscheinlich Standard werden, von jedem Menschen das komplette Erbgut schon kurz nach oder sogar vor der Geburt zu lesen.

Man wird dann entziffern, ob bestimmte, lebensbedrohliche Veränderungen vorliegen, ob der Mensch eine ernste genetische

Krankheit hat oder mit welcher Wahrscheinlichkeit er eine im Laufe seines Lebens entwickeln wird. Solche Krankheiten sind selten, sie sind meistens sehr gefährlich, und es wird in der Regel gut sein, möglichst frühzeitig von dem Risiko zu wissen. Allerdings muss es immer Ethikkommissionen vorbehalten bleiben, vernünftige Rahmenbedingungen für die Bestimmung, Erforschung und Bekämpfung genetischer Krankheiten zu entwickeln. Niemals darf es zu einer neuen Form der Eugenik kommen.

Als der chinesische Forscher Jiankui He im Herbst 2018 die Geburt der ersten sogenannten CRISPR-Babys Lulu und Nana per YouTube-Video bekanntgab, war das einer der größten Wissenschaftsskandale überhaupt. Es war der erste gezielte gentechnische Eingriff in die menschliche Keimbahn gewesen. Jede Veränderung, die dort – also in Ei- oder Samenzellen – geschieht, kann theoretisch an alle Kinder und Enkel weitervererbt werden, die von diesen abstammen. Damals kam das Experiment eindeutig viel zu früh. Es war ethisch völlig verwerflich.[16]

Dennoch wäre es aus der Sicht vieler Bio-Ethiker*innen ein Segen, könnte die Menschheit mit einer verbesserten Methode eines Tages die schlimmsten genetischen Leiden aus der Welt schaffen, ähnlich wie es bei der Infektionskrankheit Pocken bereits vor Jahren mit einer Impfung gelang. Dazu bräuchten wir übrigens keine Systembiologie, es genügte eine hundertprozentig sichere und effektive Gentechnik. Noch ist zum Beispiel die Genschere CRISPR/Cas9, die auch bei Lulu und Nana zum Einsatz kam, dafür zu fehleranfällig.

Wäre die Methode eines Tages aber hundertprozentig sicher, und wäre zudem garantiert, dass man die Technik nur bei Genvarianten einsetzt, die für Betroffene tödlich oder extrem bedrohlich sind, spricht selbst aus der Warte vieler Ethiker*innen nichts mehr dagegen, die Menschheit nach und nach mithilfe der Gentechnik von der Geißel der schlimmsten Erbkrankheiten zu befreien. Seit Mai 2019 schließt sogar der deutsche Ethikrat eine Veränderung des menschlichen Erbguts mithilfe der Gentechnik nicht mehr grundsätzlich aus. »Mit der Möglichkeit der Keimbahnintervention könnte die Menschheit an der Schwelle zu einer neuen Zeit stehen, in der sie grundsätzlich die Möglichkeit erhält, ihre eigenen biologischen Bedingungen zu verändern«, äußerte sich damals der Vorsitzende des Gremiums Peter Dabrock.[17]

Zum Beispiel gilt es längst nicht mehr als unethisch, im Falle drohender, sehr ernster Erbkrankheiten per künstlicher Befruchtung gezeugte Kinder via Präimplantationsdiagnostik auszuwählen. Hätten Lisa und Jan, das Paar aus dem Einstieg in dieses Kapitel, das sein Kind nach polygenen Werten selektieren wollte, in ihren Familien Anlagen für Erbkrankheiten wie die Muskeldystrophie Duchenne gehabt, wäre die Selektion ihrer potenziellen Babys ein akzeptiertes Vorgehen gewesen. Sie hätten dann eine Eizelle ausgesucht, die die fatale Mutation mit Sicherheit nicht enthält.[18]

Die Gentechnik könnte eine solche Selektion eines Tages überflüssig machen, weil sie die todbringende Mutation in den Keimzellen durch die gewöhnliche Variante ersetzen würde. Nicht zuletzt deshalb arbeiten Forscher*innen fieberhaft an einer Optimierung der Methode.[19] Längst rechnen die meisten damit, in absehbarer Zeit einen Großteil der Erbkrankheiten heilen oder ausmerzen zu können. »Der rasche Fortschritt des Gebiets erfordert aktive Maßnahmen, um zu sichern, dass diese bahnbrechende Technik verantwortungsbewusst eingesetzt wird, damit sie zur Behandlung, Heilung und Vorbeugung genetischer Krankheiten taugt«, fasst die CRISPR-Mitentdeckerin Jennifer Doudna und Chemie-Nobelpreisträgerin des Jahres 2020 von der University of Berkeley, USA, zusammen.[20]

Doch auch jenseits spekulativer Anwendungen der Gentechnik wird es Vorteile bringen, die DNA eines Menschen bereits um die

Geburt herum zu lesen. So ist die Hoffnung groß, dass Ärzt*innen eines Tages dank früher, zuverlässiger Diagnosen und neuer Behandlungsmethoden deutlich mehr Menschen mit genetischen Krankheiten helfen oder ihr Leiden zumindest lindern können als heute. Zum einen sind viele genetische Krankheiten nämlich so extrem selten, dass es oft Jahre dauert, bis Betroffene überhaupt eine Diagnose erhalten. Zum anderen weiß man schon heute, wie sinnvoll es in einigen Fällen ist, so früh wie möglich mit Medikamenten, einem bestimmten Lebensstil oder speziellen Früherkennungsuntersuchungen gegen die Krankheit anzukämpfen.

Genanalysen bilden aber auch die Basis für eine angewandte Systembiologie. So ist vorstellbar, dass jeder Mensch zukünftig eine Art Gen-Pass haben wird. In ihm wird zum Beispiel stehen, welche wichtigen Medikamente dem Betroffenen irgendwann später im Leben helfen können und welche nicht – Stichwort Her2/neu. Man wird auch sagen können, ob sie besonders hoch oder eher gering dosiert werden sollten. Man kann vielleicht sogar Empfehlungen zum Lebensstil geben.

Und man wird mithilfe der genetischen Daten sicher auch so manchen Krebs gezielter diagnostizieren und in seiner Gefährlichkeit einschätzen können. An der Basis für die genetischen Daten der vielen verschieden Krebsarten arbeiten Genetiker jedenfalls schon längst. Im Krebsgenom-Atlas »The Cancer Genome Atlas Program« haben sie beispielsweise die kompletten Genome von 20 000 menschlichen Tumoren ermittelt. Für 33 Krebsarten liegen damit schon heute wichtige Messwerte vor.[21]

Vor allem aber wird eines Tages das mit der Geburt erfasste Genom eines Menschen zeitlebens dabei helfen, das individuelle systembiologische Modell zu berechnen, das diesen Menschen von da an begleitet und seinen Gesundheitsprozess unterstützen wird. Wann es so weit ist, kann heute natürlich noch niemand abschätzen.

Vorläufig ist diese Vision reine Utopie. Denn was noch weitgehend fehlt, sind die vielen nichtgenetischen Daten, die in die allermeisten Simulationen zwingend mit einfließen müssen. Sie sind in der Regel um ein Vielfaches schwieriger zu gewinnen als der vergleichsweise einfache Code der DNA.

Nicht zuletzt deshalb ist das Beispiel Her2/neu eine Ausnahme. Die Idee, man müsse nur möglichst viele genetische Varianten eines Menschen kennen, schon könne man ihn zielgenau mit hochspezialisierten Medikamenten behandeln, stammt im Grunde noch aus einer Zeit, als man dachte, die meisten biomedizinisch relevanten individuellen Unterschiede zwischen Menschen seien genetischer Natur. Sind sie aber nicht. Es wundert also kaum, dass es an weiteren gelungenen Beispielen für die genetisch ausgerichtete personalisierte Medizin mangelt.

Beim Melanom, dem schwarzen Hautkrebs, testen Ärzt*innen auf das sogenannte BRAF-Gen. Etwa die Hälfte der Patient*innen hat eine bestimmte Variante und kann mit sogenannten BRAF-Inhibitoren behandelt werden. Und natürlich gibt es noch weitere Ansätze. Trotzdem kritisieren Expert*innen, es gebe trotz intensiver Forschung viel zu wenige solcher Erfolgsgeschichten. Die personalisierte Medizin »ist wunderschön«, sagte beispielsweise der Brustkrebsforscher Gabriel N. Hortobagyi aus Houston, Texas, der *New York Times*. Aber »leider nur als Konzept«.[22]

Warum das so ist und warum das nicht nur den Einsatz eines Medikaments, sondern auch die Aussagekraft vieler allgemeiner Gentests betrifft, die das Erkrankungsrisiko von Menschen erfassen sollen, zeigt sich einmal mehr am Beispiel Brustkrebs: Inzwischen sind zwar viele genetische Veränderungen bekannt, die gehäuft bei Brustkrebs auftreten und das Risiko für die Erkrankung in vielen Fällen vermutlich erhöhen. Darunter befinden sich indes nur wenige, die eindeutige Prognosen erlauben. Die übrigen Genvarianten spielen meist nur eine untergeordnete Rolle.

Viele Mutationen sind für manche Frauen gefährlich, für manche nicht. Bei anderen Mutationen weiß man noch gar nicht, ob sie jemals eine wichtige Rolle im Krankheitsgeschehen spielen. Außerdem ist sehr oft unklar, welche genetische Veränderung letztlich den Krebs ausgelöst hat und welche erst später hinzukam. »In der Praxis sind wir mit einer Reihe von Rätseln konfrontiert«, sagt Hortobagyi. »Die meisten Brustkrebserkrankungen haben nicht nur eine Mutation, sondern vier, sechs, zehn oder manchmal sogar fünfzehn bis zwanzig. Aber welche ist dann der Steuermann, welche der Passagier?«

Sicher werden hier die sogenannten genomweiten Assoziationsstudien Antworten liefern, aus denen man polygene Werte zum Brustkrebsrisiko berechnen kann. In Kombination mit anderen systembiologischen Daten kann die Genomik der Krebsmedizin entscheidend weiterhelfen.[23] Und vielleicht wird sie auch Hinweise auf neuartige Gegenmittel liefern.

Gerade in der Krebsmedizin, aber nicht nur dort, kommt derzeit nämlich ein weiteres großes Problem hinzu: Gentests produzieren zwar einen Haufen von Erkenntnissen, in den meisten Fällen gibt es aber überhaupt keine potenziellen Gegenmittel für die vorhergesagten Krankheiten. Dann bleibt mitunter nur das tragische Wissen um ein mehr oder weniger stark erhöhtes Krankheitsrisiko und die meist äußerst vage Hoffnung auf die vorbeugende Kraft der Umwelt: Mithilfe einer besonders gesunden Lebensweise soll dann beispielsweise ein meist nicht sicher vorhersagbares Krankheitsrisiko verringert werden.

Selbst in solchen Fällen, wo die genetische Veranlagung das Risiko für eine bestimmte Krankheit in bedenkliche Höhen steigen lässt, sind in den meisten Fällen keine simplen Antworten in Sicht. Derzeit bleiben oft nur radikale Lösungen oder eine besonders engmaschige Überwachung. Beim familiären Brustkrebs etwa, bei dem meist eines der Brustkrebsgene BRCA-1 oder -2 mutiert ist, steigt das Risiko, im Laufe des Lebens Krebs an Brüsten oder Eierstöcken zu bekommen, je nach Schätzung und Art der Mutation und Krankheit auf 40 bis 75 Prozent. Zum Glück sind diese Mutationen selten, maximal jede zehnte Brustkrebspatientin ist betroffen. Das macht in Deutschland maximal 7000 Diagnosen pro Jahr.[24]

Jene Frauen, die in jungen Jahren per Gentest von der Mutation erfahren, sollten sich deshalb zeitlebens strengen Früherkennungsprogrammen unterziehen, und sie sollten auf einen besonders gesunden Lebensstil achten – auch wenn bei ihnen die Umwelt ja einen vergleichsweise geringen Einfluss auf das Brustkrebsrisiko hat. Einige wenige entscheiden sich, wie die Schauspielerin Angelina Jolie, nach eingehender Beratung sogar für den radikalsten Schritt: die vorsorgliche Entfernung von Brüsten und Eierstöcken. Doch auch diese Intervention schützt sie nicht sicher vor Krebs in anderen Organen. Die meisten Krebserkrankungen entstehen ja, weil sich Zellen des Körpers im Laufe des Lebens in die falsche Richtung verändern und nicht etwa, weil uns unsere Eltern eine bestimmte Genvariante vererbt haben.

Aus diesem Dilemma wird man jedenfalls nur auf einem Weg herauskommen: indem sich Forscher*innen der verschiedensten Fachrichtungen endlich gezielt und in ähnlich großem Maßstab wie die jetzigen Genomiker*innen die anderen Datenquellen anschauen, die in das biologische System eines Menschen einfließen. Zudem sollten sie damit beginnen, all diese Daten in Netzwerken zu analysieren – ohne Anfang (Mutation), ohne Ende (Krankheit), ohne den typisch medizinischen Fokus auf vermeintliche Monokausalketten und Symptome.

Epigenomik: Identität und Gedächtnis der Zellen

Wir verdanken ihm den wunderbaren Roman *Tschick* und weitere schöne, gleichzeitig lebendige wie ruhige und heitere Bücher. Leider sind es viel zu wenige. Denn er starb viel zu jung – an einem Glioblastom, dem häufigsten, fast immer binnen erschreckend kurzer Zeit tödlichen Krebs des Gehirns. Als letztes großes Werk schuf Wolfgang Herrndorf, der tragische, jugendliche Erzähler mit dem offenen Humor und der klaren Sprache, *Arbeit und Struktur*.[25]

Es dokumentiert die letzten dreieinhalb Jahre im Leben des Schriftstellers in Tagebucheinträgen, die er zunächst als Blog veröffentlicht hatte. Es ist eine ehrliche und grausame, aber auch Mut machende, weil von beachtlicher Stärke zeugende Lektüre. Fast das ganze Buch hat etwas dem Leben Zugewandtes, obwohl es vom allmählichen Sterben handelt. Ganz zu Anfang, am 29. März 2010, berichtet Herrndorf vom »Treffer im Gen-Lotto«. Er schreibt: »Ich hab die Scheißmethylgruppe. Ich bin hypermethyliert. Der entscheidende Marker dafür, ob der Körper auf Temodal wahrscheinlich überhaupt anspricht. Und jetzt fick dich in deinen kleinen, gottlosen, unhypermethylierten Arsch, du Dreck von einem Krebs. Die Wahrscheinlichkeit war 45 Prozent.«

Damit kein falscher Eindruck entsteht: Der Autor schimpft eher selten und in der Regel schon gar nicht so unflätig. Dass er an dieser Stelle aber seiner mit Wut gepaarten Freude derart derben Ausdruck verleiht, ist nachvollziehbar. Ein epigenetischer Test hatte ergeben, dass an der Steuerungsregion eines bestimmten Gens (dem MGMT-Gen) in seinen Krebszellen besonders viele der im zweiten Kapitel bereits vorgestellten Methylgruppen angelagert waren. Dieses Gen ist deshalb kaum noch aktivierbar, und man weiß, dass eine Chemotherapie mit dem Mittel Temodal nun deutlich bessere Erfolgsaussichten hat als bei Betroffenen ohne diese epigenetische Besonderheit.

Wirklich gut ist seine Prognose dennoch nicht, weiß Herrndorf leider auch: »Die Folge sind ein paar Wochen oder Monate. Statistisch. Statistisch ist es aber auch so: Nach zwei Jahren wird die Kurve flach.«

Auch bei diesem Beispiel handelt es sich um einen ersten zaghaften Einsatz der personalisierten Medizin. Epigenetische Strukturen, die an oder neben den Genen sitzen, gewinnen als Biomarker für medizinische Prognosen sogar immer mehr an Bedeutung. Sie zeigen nicht nur im Vorhinein an, ob die Gabe eines Medikaments Aussicht auf Erfolg hat. Sie können auch bei der Einschätzung helfen, wie schwer der Verlauf einer Krankheit werden kann. Oder sie geben Auskunft darüber, ob eine bestimmte Therapie gut anschlägt oder nicht.

Die epigenetischen Markierungen sind zudem nicht immer nur Methylgruppen, die an einer oder mehreren bestimmten Stellen der DNA angeheftet sind. Es können auch Veränderungen des Histon-Codes oder bestimmte von der Zelle erzeugte nichtcodierende RNA-Moleküle sein. All diesen Strukturen ist gemein, dass sie nicht die Genetik selbst verändern, sondern umfassender in die Genregulationsnetzwerke eingreifen. Indem sie darüber entscheiden, ob und wie gut eine Zelle bestimmte Gene oder ganze systemisch miteinander vernetzte Gruppen von Genen benutzen kann, legen sie die Identität und das Gedächtnis dieser Zelle fest – und sie justieren die genetischen Netzwerke neu.

Da ist es nur logisch, dass epigenetische Daten ein wahrer Schatz für die Systembiologie sind. Sie sind ja selbst so etwas wie systemische Koordinatoren des Lebensnetzwerks. Sie setzen nicht nur am einen Ende einer Kausalkette an, stoßen also Prozesse an, die nur in eine Richtung laufen, sondern sie beeinflussen viele Elemente des komplexen Systems Zelle zugleich.

Im Grunde ist jede Zelle epigenetisch etwas anders als die Nachbarn und sehr viel anders als Zellen aus anderen Geweben. Jede Zelle eines Organismus hat zwar nahezu die gleichen Gene und Genvarianten, aber diese Gene arbeiten überall verschieden. Die Zellen befinden sich in unterschiedlichen Programmen, und sie haben eine je andere Vergangenheit. Die Aufgabe der epigenetischen Schalter und Dimmer ist es, eben diese Zustände der Zellen festzulegen.

Klar also, dass es für das Schicksal jeder unserer Zellen und damit letztlich auch für unsere Gesundheit nicht alleine entscheidend ist, welche Gene in der Zelle stecken, welches Genom sie besitzt. Maßgeblich ist immer auch das Epigenom der Zellen, also deren nebengenetische Umgebung, die wie eine Art Gedächtnis für Umwelteinflüsse fungiert und die Basis ganzer Genregulationsnetzwerke bildet.

Von der molekularbiologischen Technik der Genomik, die den Text der Gene liest und damit erfasst, welche Genvarianten wir von unseren Vorfahren geerbt haben, handelten die vorangegangenen Abschnitte. Für die Systembiologie von ähnlich großer Bedeutung dürfte aber auch die Epigenomik sein. Das sind eine Reihe verschiedenartigster Verfahren, mit deren Hilfe Forscher*innen erfassen, wie das Leben die Gene prägt – oder anders ausgedrückt: wie die Zellen programmiert sind.

Weil sich die Epigenetik der Zellen oft genug als Reaktion auf das Leben selbst verwandelt, weil sie die Reaktionen des Organismus auf bestimmte Lebenssituationen sozusagen einfriert, stellt ihre systematische Erfassung auch den Übergang von der personalisierten Medizin zur Präzisionsmedizin dar. Dank Epigenomik kann die Systembiologie nicht mehr nur Individuen auseinanderhalten. Sie kann auch verschiedene Phasen im Leben eines einzelnen Individuums vermessen.

Das Potenzial der jeweiligen Verfahren ist gewaltig. Dass man das biologische Alter oder den Einfluss von Sport, Psychotherapie, Meditation und Ernährung auf die Zellen mithilfe epigenetischer Markierungen schon heute bestimmen kann, schilderte ich bereits. Natürlich erfassen erste epigenetische Tests auch schon das Risiko für diverse Krankheiten oder erkennen diese in besonders frühen, noch vergleichsweise leicht zu therapierenden Stadien.

Onkolog*innen aus den USA stellten zum Beispiel im April 2020 eine Methode vor, bei der sie im Blut frei vor sich hin treibende DNA auf das Muster der angelagerten Methylgruppen testen, um frühe Anzeichen von Krebserkrankungen aufzuspüren. Da Krebszellen – wie andere Zellen auch – immer mal wieder verfallen und Bruchstücke ihres Erbguts freisetzen, kann man deren Erbgut zumindest theoretisch bereits dann im Blut nachweisen, wenn man ansonsten von der Krankheit noch nichts bemerkt. Die Forscher*innen vermaßen fast 2500 Menschen mit Krebs und gut 4000 Menschen ohne Krebs. Der Test sprach bei fünfzig Krebsarten schon gut an und erlaubte Rückschlüsse auf Art und Ursprung der bösartigen Krankheit.[26]

Leider sind diese Ansätze, die man unter dem Begriff Liquid Biopsy – flüssige Biopsie oder Gewebeprobe – zusammenfasst, derzeit noch recht weit vom Alltagseinsatz entfernt. Verschiedene Gruppen von Molekularbiolog*innen entwickeln aber immer bessere, zunehmend für Optimismus sorgende Verfahren.[27]

Für die Biopsie aus dem Bluttropfen eignen sich zudem nicht nur die auf der DNA aufsitzenden epigenetischen Marker. Auch Mutationen an den Genen selbst können verräterisch sein.[28] In einer großen Studie mit 10 000 Frauen ohne bekannte Krebserkrankung überzeugte ein mehrstufiges Konzept. Es kombiniert DNA-Analysen mit der Auswertung bestimmter, im Blut schwimmender Proteine und einer Ganzkörper-Computertomographie für den Fall, dass Ärzt*innen sich einen positiven Befund nicht anders als mit einem bösartigen Tumorleiden erklären können.[29] Gut möglich, dass so die Krebsfrüherkennung der Zukunft aussieht.

Es scheint also nur noch eine Frage der Zeit zu sein, bis uns unsere Hausärzt*innen in regelmäßigen Abständen um ein wenig Blut für einen molekularbiologischen Analyse-Rundumschlag bitten werden, um unseren allgemeinen Krankheitsstatus zu erfassen. Auch das ist eine gute Nachricht. Zumal neben Krebs auch viele andere Krankheiten durch solche Tests in Frühstadien entdeckt werden würden und damit einen Teil ihres Schreckens verlieren könnten.[30]

In großen, weltumspannenden Forschungskonsortien haben Epigenetiker*innen in den vergangenen Jahren viele typische Epigenome ermittelt und zur kostenfreien Nutzung für die Wissenschaft im Internet zur Verfügung gestellt. Darunter sind alle möglichen Arten von Zellen in verschiedenen Altersstadien, aber auch eine Menge Zellen aus erkrankten Geweben inklusive Krebs. Das größte Projekt war dabei das Internationale Humane-Epigenomik-Konsortium, IHEC. Die US-Amerikaner*innen hatten ihre Epigenome Roadmap, die Europäer ein Programm namens Blueprint, und es gab natürlich auch das Deutsche Epigenomprogramm, DEEP.[31]

Inzwischen ist die Forschung sogar so weit, nicht mehr nur Gemische vieler Zellen gleichen Typs oder aus einem bestimmten Gewebe zu analysieren, sondern auch bei einigen wenigen oder einzelnen Zellen die kompletten Epigenome zu ermitteln. Das ist wichtig, da sich die Epigenetik der Zelle anders als ihre Genetik ständig wandelt und sie so nicht nur von Zelle zu Zelle, sondern auch innerhalb der gleichen Zelle von heute auf morgen verschieden sein kann.

Mit epigenomischen Analysen ermitteln Forscher*innen das Geschehen im Organismus also in sehr fein aufgelösten Strukturen bis hin zu Einzelzellen. Und sie können beobachten, wie sich die Epigenome sogar der winzig kleinen Einzelzellen, die nur geringste Mengen der zu analysierenden biologischen Moleküle enthalten, über einen längeren Zeitraum hinweg wandeln. Damit kommt ein weiterer wichtiger Aspekt der Systembiologie ins Spiel: die Veränderung des Systems über die Zeit. Epigenetiker*innen schauen dem Leben regelrecht bei seiner Arbeit zu. Denn sie können die Zellen im Experiment einer bestimmten Situation aussetzen und gleichzeitig ermitteln, wie diese darauf reagieren.

Eine solche, über längere Zeiträume mehrmals wiederholte Einzelzellanalyse ist einer der vielen wichtigen Schritte auf dem Weg zu einer echten Systembiologie. Sie ist ein regelrechter Lauschangriff auf die kleinsten Einheiten des Lebens und damit wichtig für das Vorhaben, das Leben eines Tages in Gänze zu simulieren. Denn erst wenn wir das Handeln der Zellen in der Gegenwart kennen, können wir versuchen, mithilfe von Algorithmen ihren Weg in die Zukunft fortzuschreiben.

Ist die Genomik also die Basis der Systembiologie, so bildet die Epigenetik eine zweite, flexiblere und wandelbarere Ebene. Insofern ist es entscheidend, dass inzwischen ein paar clevere Methoden existieren, mit denen sich die Forscher*innen einen raschen Überblick verschaffen können, welcher grobe epigenetische Zustand in einer Zelle aktuell herrscht.

Diese Werkzeuge ermitteln keine Genkarten, wie die klassische Genomik, die den Text der DNA sequenziert. Sie kartieren, zu welchen Genen die wichtigen Enzyme, die die Gene ablesen und die Bildung von Proteinen anstoßen, überhaupt Zugang haben und welche Wege ihnen verschlossen sind. Sie heißen deshalb Gen-Zugangskarten, auch Chromatin-Zugangskarten genannt. Sie zeigen auf einen Blick, welche ihrer Gene der Zelle für ihre aktuellen Aufgaben gerade zur Verfügung stehen und welche nicht.

Als Chromatin bezeichnet man das gesamte DNA-Protein-Gemisch, aus dem das Erbgut besteht. Die Chromatin-Zugangskarten erfassen darin jene Regionen, an denen es besonders locker und offen ist. Hier sind die Gene zugänglich. Hier können sie am leichtesten abgelesen werden. Hier befinden sich die Codes für jene Proteine, die zu diesem Zeitpunkt eine Rolle für die Zelle spielen. Mit den Zugangskarten lassen sich schon heute Krebszellen sehr gut und vergleichsweise einfach einem bestimmten Typ von Tumor zuordnen.[32] Und auch sonst verraten sie eine Menge über Funktion und Zustand einer Zelle.[33]

Was Epigenomik und Chromatin-Zugangskarten aber nicht ermitteln, ist, welche Gene in der Zelle gerade tatsächlich abgelesen werden, sprich: welche Proteine die Zelle wirklich produziert und welche nicht. Zu diesem Zweck greifen Molekularbiolog*innen auf zwei andere Omiken zurück, die ich als Nächstes vorstelle: die Transkriptomik und die Proteomik. Beide sind für die Systembiologie ebenfalls von herausragender Bedeutung.

Transkriptomik: Die Welt der Abschriften

Es ist Ende März 2020. Die Coronakrise steuert in Europa auf ihren ersten Höhepunkt zu. In Italien sind die Krankenhäuser überlastet. In Deutschland steigt die Zahl der positiv auf SARS-CoV-2 Getesteten stark. Auch die US-amerikanische Regierung merkt allmählich, dass diese Krise ihr Land besonders hart treffen wird. Fast überall auf der Welt müssen die Menschen Abstand voneinander halten und sich isolieren. Es ist eine eigenartige, vom neuen Virus aufgezwungene Art der soziokulturellen Globalisierung, die zugleich mit ihrem Gegenteil gepaart ist: Denn die meisten Länder beginnen sich abzuschotten und konzentrieren sich ausschließlich auf das Wohl ihrer eigenen Bewohner*innen.

Auch in den Laboren der biomedizinischen Forschung ereignen sich gegenläufige Prozesse. Die Labore kennen für gewöhnlich keine Grenzen. Es sind internationale Orte. Die Belegschaft kommt von überall her, gesprochen wird Englisch. Doch jetzt spalten sie sich auf in zwei grundverschiedene Arten: Jene Labore, die Covid-19 und das zugehörige Virus erforschen, sind überlastet und arbeiten rund um die Uhr auf Hochtouren. In allen anderen ist es still und leer. Die Arbeit ist eingestellt.

So auch im Berliner Institut für medizinische Systembiologie, das ich Monate zuvor besucht hatte, um mit dem Leiter Nikolaus Rajewsky über dieses Buch zu sprechen. Wie es dort jetzt aussieht, berichtet meine Kollegin Anne Brüning für die *Berliner Zeitung*.[34] Weite Teile des Instituts sind verwaist. Nur »eine Handvoll Leute« hält die Stellung, so der Molekularbiologe Emanuel Wyler. Er gehört zu den wenigen Wissenschaftler*innen, die hier noch arbeiten dürfen. Man muss wohl eher sagen: die unbedingt weiterarbeiten sollen. Denn er möchte verstehen, wie infizierte menschliche Lungenzellen auf das neue Virus reagieren.

Wylers Team ist darauf spezialisiert, so tief in die Arbeit einzelner Zellen hineinzuschauen, wie es nur irgend geht und wie es weltweit nur wenige Labore beherrschen. Er macht Einzelzellsequenzierung von Boten-RNAs. Diese kleinen Moleküle – Ribonukleinsäuren – benutzt die Zelle, um den Code für Proteine von der DNA im Zellkern zu den Proteinfabriken im äußeren Teil der Zelle zu transportieren. Es sind kurze DNA-Abschriften mit einer lebenswichtigen Funktion.

In den »Fabriken« werden nämlich nur solche Proteine gebaut, für die eine Abschrift als Bote aus dem Zellkern »angereist« ist. Und diese Boten kommen natürlich nur dann, wenn sie zuvor von speziellen Enzymen am zugehörigen Gen erzeugt wurden. Exakt dieser Vorgang ist gemeint, wenn man sagt, die Gene seien aktiv. In Wahrheit sind dabei vor allem die Enzyme an den Genen aktiv. Sie öffnen die DNA-Doppelhelix, lesen den genetischen Code und übersetzen ihn in eine Boten-RNA, die später dafür sorgt, dass die Zelle das genaue Protein bilden kann.

Aus diesem Grund nennen die Forscher*innen die Gesamtheit aller Boten-RNAs in einer Zelle deren Transkriptom. Transkript heißt Abschrift. Und die Technik, die diese Abschrift erfasst, heißt Transkriptomik. Sie wirft ein Schlaglicht auf den Zustand einer Zelle, auf das, was sie gerade tut. Sie ist das direkte Maß der Genaktivität. Sie ist eines der Werkzeuge, mit denen wir Menschen gerade beginnen, das Leben zu vermessen.

Emanuel Wyler wendet eine besonders knifflige, moderne Art der Technik an, die Einzelzell-Transkriptomik, und liest damit das Leben spezieller Lungenzellen. Es sind Epithelzellen, die direkt unter der Lungenschleimhaut sitzen und sozusagen die Eintrittspforte für eingeatmete Coronaviren bilden. Normalerweise forscht Wyler an ganz anderen Zellen, aber das ist jetzt egal. Derzeit ist das neue Coronavirus wichtiger. Mehrere Tausend verschiedene Linien der Lungenzellen hat Wylers Team im Visier. Die Forscher*innen erfassen regelmäßig deren Transkriptom und untersuchen, was passiert, wenn SARS-CoV-2 eine Zelle befällt.

Der erste Schritt ist dabei die Isolierung einzelner Zellen aus dem Gewebeverband. Das erledigt eine Maschine namens Nadia. Sie rührt die Zellen so lange, bis sie sich voneinander lösen und sortiert jede Zelle gemeinsam mit einem speziellen Kügelchen in ein Öltröpfchen. Dabei ist jedes Kügelchen anders. Sie helfen später dabei, die äußerlich völlig gleichen Zellen wieder auseinanderzuhalten. Nun werden die Tröpfchen so aufbereitet, dass sie reif für den Sequenzierautomaten sind. Dieser liest dann alle Boten-RNAs in der Zelle, und auch die RNA des Virus, das die Zelle befallen hat. Viren besitzen anders als menschliche Zellen nämlich keine DNA. Ihr Erbgut wird aus dem verwandten RNA-Molekül gebildet.

Jetzt wissen die Forscher*innen also, welche Gene in der jeweiligen Lungenepithelzelle aktiv waren und wie viele Viren die Zelle infiziert hatten. Das Entscheidende aber ist, dass diese Informationen für einzelne Zellen existieren, die wiederum in völlig unterschiedlichen Lebensstadien waren oder gerade verschiedenen Aufgaben nachgegangen sind. »Es geht bei dieser Methode darum, die Zellen in ihren unterschiedlichen Zuständen zu beobachten«, sagt Wyler. Und die Hoffnung ist groß, dass es bestimmte Zustände gibt, die den Viren eine Infektion schwieriger machen als andere Zustände. Dann wäre man schon auf der Spur eines potenziellen Mittels zur Vorbeugung oder Behandlung der Krankheit. Es müsste die Lungenepithelzellen in den schützenden, besonders resistenten Zustand versetzen.

Ganz Systembiologe, möchte Wyler zunächst aber einfach nur sehr viele Daten sammeln. Anders als herkömmlichen Wissenschaftler*innen oder Mediziner*innen ist es ihm wichtig, ohne Vorannahmen, völlig frei von jeder Hypothese, an die Daten heranzugehen. Die Hoffnung ist groß, darin mithilfe aufwendiger Mathematik verborgene Muster aufzuspüren, irgendwelche wichtigen Zusammenhänge, die andernfalls schon wegen der riesigen Menge an scheinbar chaotischen Informationen nicht aufgefallen wären.

Wyler spürt also nach bislang unerforschten und bedeutsamen Beziehungen im komplexen System, das Mensch und Virus miteinander bilden, die auf dem Weg der klassischen Biomedizin höchstwahrscheinlich unentdeckt bleiben. So möchte er lernen, wie man beider Beziehung möglichst rasch und möglichst effektiv wieder voneinander trennen kann.

Die ohnehin schon große Welt der biomedizinischen Daten wächst also derzeit in atemraubendem Tempo: Die Genomik liest immer schneller und billiger den DNA-Code von Organismen und schafft damit die Basisinformation. Die Epigenomik ermittelt, welche der so gefundenen Gene benutzt werden können und welche nicht. Dann kommt die Transkriptomik. Sie bestimmt, welche der vielen Gene eines Erbguts dann auch tatsächlich aktiv sind, welche sogar besonders viel abgelesen werden und welche eher weniger.

Von all diesen Techniken konnten Forscher*innen vor wenigen Jahrzehnten höchstens träumen. Und davon, dass diese Techniken inzwischen sogar auf der Ebene einzelner Zellen funktionieren, haben sie sogar noch vor wenigen Jahren geträumt. Wie unbeschreiblich schnell der technische Fortschritt beim Sammeln systembiologisch wichtiger Daten voranschreitet, unterstreicht eine Studie der Arbeitsgruppe um Holger Heyn vom Zentrum für Genregulation im spanischen Barcelona. Im Jahr 2020 existieren danach bereits 13 verschiedene Methoden, die komplette RNA einzelner Zellen zu sequenzieren.[35] Jede einzelne hat Vor- und Nachteile, aber jede einzelne ist ein großer Fortschritt für die Molekularbiologie.

Proteomik: Das Leben lesen

Wer genau aufgepasst hat, wird womöglich mit den vielen Sequenziertechniken, die ich bereits aufgelistet habe, nicht ganz glücklich werden. Wenn es darum geht, das Leben selbst zu lesen, warum dann all die Umwege? Warum nicht ganz direkt die Substanzen analysieren, aus denen das Leben besteht, jene Stoffe also, die den Zustand einer Zelle am allerbesten beschreiben: die Moleküle, die das Leben ausmachen? Warum nicht gleich die Proteine messen, die die Zelle oder ein Organ gerade erzeugen? Diese Proteine in die Welt zu schicken und mit ihnen zu arbeiten, ist doch der eigentliche Zweck von all dem Getue rings um Gene, nebengenetische Markierungen und Boten-RNAs.

Proteine seien »die vielfältigsten und schönsten molekularen Gebilde in der Biologie«, schwärmt Proteinforscher Matthias Mann vom Max-Planck-Institut für Biochemie in Martinsried: »Proteine verleihen dem Organismus Struktur, von den Haaren bis zu den Sehnen, und orchestrieren ein riesiges Netzwerk biochemischer Funktionen in jeder einzelnen Zelle.« Als Hormone dienten sie der Signalübertragung zwischen verschiedenen Teilen des Körpers, und auch innerhalb der Zellen würden die meisten Aufgaben von Proteinen erledigt.[36]

Mann fährt fort mit seiner Hymne auf die langen Ketten aus Aminosäuren, deren Bauplan in der DNA gespeichert ist und die sich so mannigfaltig zusammenlegen und formen können, damit sie anschließend die erstaunlichsten Aufgaben übernehmen: »Der Erfolg der Genetik war so überwältigend, dass der Eindruck entstand, Gene und die diesbezüglichen Unterschiede zwischen Menschen seien allesentscheidend.« Dabei treffe »diese Sichtweise vom wissenschaftlichen Standpunkt aus nicht zu«. Dem Proteinforscher zufolge ist es endlich an der Zeit, nicht mehr nur die Genome eines biologischen Systems zu analysieren, also die Gesamtheit der Gene in einer Zelle, sondern auch die Gesamtheit der Proteine – also die Proteome.

Das aber ist sehr kompliziert. Das Lesen der Nukleinsäuren DNA und RNA ist im Vergleich zur automatisierten Analyse der Proteine ein Kinderspiel. Nukleinsäuren sind stabile, nahezu unveränderliche Moleküle. Proteine zerfallen dagegen leicht. Es reicht schon, wenn es etwas zu warm wird. Sie sind zudem äußerst vielgestaltig, schließen sich gerne zu Komplexen aus mehreren Proteinen zusammen und verändern oft ihre Struktur, wenn sie an andere Proteine andocken, um gemeinsame Aufgaben zu übernehmen

RNAs und DNAs kann man mit Apparaten, die längst zur Standardausrüstung biomedizinischer Labore gehören, massenhaft vermehren und in Stücke schneiden, um dann den Code dieser Stücke zu lesen. Computer rekonstruieren mithilfe moderner Software aus diesen Daten im Handumdrehen und mit sehr geringer Fehlerquote den gesamten Aufbau der mehr oder weniger langkettigen Ursprungs-Moleküle. Diese Technik wurde über Jahrzehnte hinweg entwickelt und perfektioniert. Was anfangs Milliarden an Forschungsmitteln verschlang, ist heute fast schon zum Ramschpreis zu haben. Ich erwähnte es bereits: Es wird nicht mehr lange dauern, bis wir uns für hundert US-Dollar binnen eines Tages unser komplettes Genom analysieren lassen können.

Auch die Epigenomik und die Transkriptomik profitieren von den Fortschritten der Genomik. Beide sind zwar deutlich komplexer, weil sie sich nicht mit den Genen selbst, sondern mit deren Regulation und Aktivität beschäftigen, also mit Dingen, die von Zelle zu Zelle grundverschieden sein können. Aber das Lesen von Nukleinsäuren gehört bei ihnen sozusagen zur Grundausstattung. Die Epigenomik ergänzt das Lesen der DNA mit trickreichen Methoden, um zusätzlich deren Anhängsel und die Modifikationen angelagerter Proteine zu erfassen. Bei der Transkriptomik analysieren die Forscher*innen anstelle der DNA einfach die RNA.

Bei beiden Techniken besteht die größte Herausforderung darin, sie auch auf einzelne Zellen anzuwenden, weil das, anders als bei der Genomik, wichtige zusätzliche Informationen liefert. Eine solche Einzelzellbiologie, wie sie zum Beispiel Emanuel Wyler in Berlin betreibt, ist heute nur deshalb möglich, weil die Sequenzierautomaten und die Algorithmen, die die Resultate auswerten, so präzise geworden sind, dass ihnen schon minimalste Mengen an Ausgangssubstanz für eine zuverlässige Analyse genügen. Es ist klar, dass eine Zelle zu winzig ist, um große Mengen zu untersuchender Substanzen zu erzeugen.

Die zweite große wissenschaftliche Leistung steckt bei der Einzelzellbiologie in den ausgefeilten Tricks, mit denen die Forscher*innen die Zellen voneinander isolieren, einzeln auswerten und parallel auch noch so kennzeichnen, dass sie die gewonnenen Daten später zuverlässig der richtigen Zelle zuordnen können.

Theoretisch möchte die Proteomik all das eines Tages auch können. Nur dass ihr Ansatz noch einmal eine Stufe komplexer und entsprechend ambitionierter ist: Es geht ihr zunächst darum, alle Proteine kennenzulernen, die ein Organismus überhaupt erzeugen kann. Dann möchte sie deren Bau und Funktion verstehen. Sie möchte lernen, unter welchen Bedingungen der Organismus welche Proteine in welchen Mengen erzeugt. Sie möchte die Proteine bei kranken und gesunden Menschen vergleichen, die Unterschiede der Proteome einzelner Organe und Gewebe erfassen. Und natürlich möchte sie auch ermitteln, wie sich die Zusammensetzung der Proteine mit der Zeit verändern und an unterschiedliche Herausforderungen anpassen kann.

Eines Tages soll es dann sogar möglich sein, sämtliche Proteine zu messen, die sich zu einem bestimmten Zeitpunkt in einer bestimmten Menge in einer einzigen kleinen Zelle befinden. Die ersten Studien, bei denen Proteomiker*innen die etablierten Verfahren der Einzelzellbiologie benutzen, um anstelle von RNAs oder epigenetischen Markierungen nach Proteinen zu fahnden, sind zwar schon publiziert, aber sie erfassen nur einen Teil der Proteine einer Zelle.[37] Meistens ergänzen die Forscher*innen diese Daten deshalb mit Angaben zur Genaktivität, die sie per Einzelzell-Transkriptomik erhalten haben. Oder sie kombinieren die Messung der Genaktivität einzelner Zellen mit möglichst umfassenden Proteomanalysen mehrerer Zellen aus dem gleichen Gewebe, etwa der Lunge[38] oder der Leber[39]. Diese Daten dienen dann der zusätzlichen Bestätigung, ob und in welchem Umfang die gemessenen Boten-RNAs auch tatsächlich in die zugehörigen Proteine übersetzt worden sind.

Die Technik zum Lesen der kompletten Protein-Sätze eines Lebewesens, eines Gewebes oder gar einzelner Zellen ist fraglos die

Königsdisziplin der vielen Omiken. Der Münchner Matthias Mann hat diese Disziplin entscheidend vorangetrieben, ähnlich wie Ruedi Aebersold, der Schweizer Kollege von Ernst Hafen am Zürcher Institut für molekulare Systembiologie und Co-Gründer von Leroy Hoods Systembiologie-Institut in Seattle sowie viele andere Molekularbiolog*innen und Informatiker*innen aus aller Welt.

Die Dynamik auf dem Feld der Proteinforschung steht jener bei den anderen Sequenziertechniken in nichts nach. Dass die Forscher*innen noch nicht am Ziel sind, hat schlicht damit zu tun, dass sie sich die größte und schwierigste unter den vergleichbaren Aufgaben vorgenommen haben. Erst seit vierzig Jahren macht sich die Wissenschaft überhaupt Gedanken über eine systematische Proteinanalyse. Und wie so oft in der Biomedizin war es vor allem eine technische Neuerung, die ihnen den entscheidenden Sprung nach vorne erlaubte.

Ihre wichtigsten Werkzeuge und den Namen erhielt die Proteomik in den 1990er Jahren. Aebersold und andere verbesserten ein Verfahren namens Massenspektrometrie so weit, dass es die Masse von Proteinen und kleineren proteinähnlichen Molekülen ultragenau bestimmen konnte und sogar Rückschlüsse auf deren chemische Struktur zuließ. Gleichzeitig arbeiteten Matthias Mann und Kolleg*innen an einer Technik namens »Elektrospray«. Dabei werden die Proteine in einer Flüssigkeit gelöst, elektrisch aufgeladen und als winzige Tröpfchen verteilt. Die Tröpfchen verdunsten rasch, und es bleiben einzelne gasförmige Proteine zurück, die dann per Massenspektrometrie bestimmt werden können.

Die Kombination der beiden Verfahren, die Elektrospray-Massenspektrometrie, ist bis heute das Mittel der Wahl, wenn es um Proteomik geht. Matthias Manns Doktorvater, der US-Amerikaner John B. Fenn, erhielt für die Erfindung des Elektrospray-Verfahrens sogar den Chemie-Nobelpreis des Jahres 2002. Endlich war es möglich, auch kleinste Mengen eines unbekannten Proteins, das mithilfe herkömmlicher Verfahren von anderen Substanzen getrennt worden war, schnell und zuverlässig zu analysieren. Von da an nahm die neue Technik, ohne die eine gründliche Vermessung des Lebens undenkbar wäre, ihren Lauf.

Allerdings musste auch hier die Computerwissenschaft der Biologie unter die Arme greifen. Weil Proteine in der Regel zu groß für die Elektrospray-Massenspektrometrie sind, werden sie vor der Analyse in kleinere Stücke zerlegt. Anschließend ist es einmal mehr die Aufgabe von Hochleistungsrechnern und ausgeklügelten Algorithmen, auf die ursprünglichen Proteine zurückzuschließen. Dass dabei heutzutage immer weniger Fehler passieren, hat nicht nur mit besseren Algorithmen zu tun, sondern auch damit, dass die frei zugänglichen Datenbanken mit bereits bekannten Proteinen immer umfangreicher werden.

Moderne Software holt sich die Daten zu den Proteinbruchstücken aus der Analyse und vergleicht sie mit den bekannten Angaben zu vollständigen Proteinen. Im Falle einer Übereinstimmung ist es sehr wahrscheinlich, dass das gleiche Protein auch in der untersuchten Probe vorkommt.

Warum die Systembiologie viele Omiken braucht

Ich selbst habe mich vor mehr als zwanzig Jahren mit Matthias Mann für einen Artikel in der *ZEIT* unterhalten.[40] Damals kannte noch kaum jemand den Begriff Proteomik. Das erste menschliche Genom war noch nicht komplett gelesen. Manns Vorhaben mutete fast ein wenig größenwahnsinnig an: Nicht nur, dass jede Körperzelle ihren eigenen Satz spezieller Proteine besitzt, der sich ständig wandelt und von vielen äußeren wie inneren Einflüssen abhängt. Auch kann die Zelle ihre Proteine noch verändern, nachdem ihr Bauplan vom Gen abgelesen worden ist. Mitunter schneidet sie die Boten-RNA oder das fertige Protein auf verschiedenste Weise zurecht, oder sie hängt irgendwelche Anhängsel an. Der Mensch bringt es deshalb mit seinen rund 23 000 Genen auf mindestens 80 000 Proteine. Je nachdem, wie sehr man zwischen nahen verwandten Varianten unterscheidet, könnten sogar eine Millionen verschiedener menschlicher Proteinvarianten existieren.

Dass die Forschung trotz der zu erwartenden gigantischen Datenberge nicht verzagte, lag vor allem am erhofften Nutzen. Viele Krankheiten wollte sie besser erkennen und effektiver bekämpfen. Gegen Autoimmunkrankheiten und Allergien erhoffte sie sich neue Behandlungsstrategien. Transplantate wollte sie genauer an ihre Empfänger anpassen. Und sie versprach sich neue Ansatzpunkte für zukünftige Medikamente.

Bis heute konnte die Proteomik nur einen kleinen Teil dieser Versprechen einlösen. Immerhin ist sie ein gutes Stück vorangekommen. Das komplette Proteom eines Hefepilzes präsentierten Matthias Mann und Kolleg*innen im Jahr 2008. Es waren allerdings nur 4399 Proteine. Im Jahr 2016 folgte das Proteom der Fruchtfliege Drosophila – immerhin schon 10 000 Proteine groß.[41] Im Juni 2020 stellte das Team sogar eine Übersicht über 340 000 eindeutig identifizierte Proteine von hundert verschiedenen Arten aus allen denkbaren Ecken der Evolution zusammen. »Genießen Sie unsere ›Proteom-Landschaft der Königreiche des Lebens‹«, twitterten die Autor*innen stolz, »wir haben die Anzahl der experimentell verifizierten Proteine verdoppelt«.[42]

Ähnlich wie in all den anderen Bereichen der modernen Biomedizin versucht man also auch bei der Proteomik den Blick aufs große Ganze zu gewinnen. Es bedarf der Systembiologie, die das fantastisch hochaufgelöste Bild der Proteinforschung mithilfe von Mathematik, Informatik und Computertechnik sowie vieler anderer Daten aus weiteren Lebensbereichen zu einem sinnigen Gesamtwerk zusammenfügt. So ist es einmal mehr auch das Trainieren künstlicher neuronaler Netze im Computer mittels Deep-Learning-Technik, das heute zum Beispiel dabei hilft, aus den per Elektrospray-Massenspektrometrie gewonnenen Daten nahezu fehlerfreie vollständige Proteome zu berechnen.[43]

Es scheint nur logisch, dass sich die Forscher*innen derzeit konsequent der Einzelzell-Analyse zuwenden wollen. »In der Proteomik hinken wir immer etwas hinter dem Feld der Genomik hinterher«, sagt der Zürcher Ruedi Aebersold. Derzeit sei man immerhin bereits bei der Analyse nur weniger Zellen gleichen Ursprungs angekommen. »Es ist ein Anfang.« Der sei aber sehr bedeutsam. Denn Genomik und Proteomik stellten unterschiedliche Fragen. Und gerade als Systembiologen müssten einen auch die verschiedenen Antworten interessieren: »Sie liefern nämlich einen unterschiedlichen Blick auf das gleiche System.«[44]

Dass so viele Systembiolog*innen gleichzeitig auch Proteomiker*innen sind, ist jedenfalls logisch. Nirgends sonst hat man einen umfassenderen Blick auf das Leben als beim Betrachten all der Proteine, die eben dieses Leben ausmachen. Und so gut wie nirgends spielt die Mathematik eine ähnlich zentrale Rolle bei der Einordnung der Daten. Die Proteine sind sozusagen die Legosteine des Lebens. Die Systembiologie ist jene Wissenschaft, die herausfinden will, wie all die Legosteine zusammengehören, um als gemeinsames, übergeordnetes System zu funktionieren. Mathematik und Informatik sind nötig, um diese Legosteine überhaupt erst zu sortieren und die Beziehungen zwischen ihnen einzuordnen.

Die Proteomik ist allerdings so aufwendig und kompliziert, dass es bei sehr vielen Fragestellungen auch heute noch viel mehr Sinn macht, eine oder mehrere der anderen Methoden anzuwenden. Genomik, Epigenomik und Transkriptomik – die beiden Letzteren immer häufiger auch detailliert bei einzelnen Zellen – sind sogar ohne Proteomik ein richtig starkes Team. Trotzdem ist es gut, dass die Proteomik beständig aufholt. Das wird nicht nur die Welt der biomedizinischen Daten in gigantischem Ausmaß bereichern. Es wird die Auswertung dieser Daten – letztlich also die Systembiologie – noch einmal auf einen höheren Level heben.

Mikrobiomik: Metasystembiologie für den Metaorganismus

Wir bestehen nach neusten Schätzungen aus etwa 37 Billionen Körperzellen. Das wissen Sie längst. Gemeinsam mit allem anderen, was so an uns dran und in uns drin ist, bringen es die meisten von uns als Erwachsene auf eine Masse zwischen 50 und 150 Kilogramm. Um uns systemisch zu verstehen, möchten wir Genome, Epigenome, Transkriptome und Proteome unserer Zellen lesen. Wir werden die Ergebnisse über einen längeren Zeitraum hinweg betrachten und rechnerisch miteinander in Beziehung setzen. Klingt ganz einfach, ist aber eine Mega-Aufgabe.

Eines hoffentlich nicht allzu fernen Tages werden wir diese Aufgabe dennoch bewältigen. Die Werkzeuge dafür haben wir schon. Der Rest ist nur noch eine Frage der Technik. Spannend bleibt jedoch: Wird es reichen? Ist die Systembiologie damit am Ziel? Wären wir dann endlich so weit, wie sich US-Präsident Bill Clinton schon im Jahr 2000 wähnte, als er eine erste grobe menschliche Genomkarte präsentierte? Würden wir endlich alle Krankheiten verstehen? Stiege die durchschnittliche Lebenserwartung schlagartig um 25 Jahre, wenn wir endlich das Leben lesen könnten?

Sicher nicht! Jeder von uns ist nämlich viel mehr als nur das bloße Selbst. Wir sind mehr als die Summe unserer Zellen – mehr als die Summe der Gene, der epigenetischen Markierungen, RNAs und Proteine in diesen Zellen. Wir sind viele. Wir sind ein Metaorganismus. Und wir brauchen so etwas wie eine Metasystembiologie, um uns und unser Leben wirklich zu verstehen. Die neue Wissenschaft lebt nicht nur von der Molekularbiologie menschlicher Zellen. Sie braucht noch viel mehr zusätzliche Daten.

Da wären zum Beispiel diese rund 38 Billionen weiteren, nichtmenschlichen Zellen, aus denen jeder von uns ebenfalls besteht. Sie haben richtig gelesen: Das ist in etwa die gleiche Anzahl wie die Ihrer ureigenen Zellen. Die Gesamtmasse dieser Mitbewohner beträgt zwar nur einige hundert Gramm, aber ihr Einfluss auf das System Mensch ist nicht zu unterschätzen.[45] Diese Kleinstlebewesen haben andere Genome, Epigenome, Transkriptome und Proteome als der Mensch, mit dem sie leben. Sie stammen auch nicht von dessen Eltern ab – zumindest nicht direkt. Und sie tragen seltsame Namen: *Clostridium ramosum* zum Beispiel oder *Slackia isoflavoniconvertens* oder – die bekanntesten Vertreter – *Escherichia coli*. Dennoch bestimmen diese Winzlinge maßgeblich mit über unsere Gesundheit. Darin sind sich mittlerweile fast alle Biomediziner*innen einig. Manche sprechen sogar schon davon, dass wir und unsere Mitbewohner ein gemeinsames Lebewesen bilden – einen Metaorganismus.

Die Rede ist von unserer Darmmikrobiota, früher gerne auch als Darmflora bezeichnet, was aber missverständlich ist: Denn im Darm existieren zu 99 Prozent Bakterien, außerdem noch ein paar Pilze, Urbakterien und Viren – aber bestimmt keine Pflanzen. Durchschnittliche Europäer beherbergen im Darm mindestens 160 verschiedene Bakterienarten.[46] Die Zusammensetzung ist individuell und hängt vom Menschen selbst ab – seiner Ernährung, seinen Genen, aber auch davon, welche Bakterien die Eltern besiedelt hatten. Irgendwie kommt einem das bekannt vor: Es sind mal wieder Erbe, Umwelt und Vergangenheit, die gemeinsam die Elemente unseres Systems – unserer Gesundheit – bestimmen.

Thomas Bosch, Biologe an der Universität Kiel und Leiter des Sonderforschungsbereichs »Entstehen und Funktionieren von

Metaorganismen«, ist fest davon überzeugt, dass wir als individuelle Organismen ebenso wie unsere Evolution als Menschen untrennbar mit den Mikroben verbunden sind. Schon seit Jahrmillionen bildeten Bakterien Lebensgemeinschaften mit uns Menschen und mit vielen Arten, von denen wir abstammen. »Organismen sind immer multiorganismisch«, sagt Bosch.[47] Die wenigsten Mikroben sind übrigens Krankheitserreger. Im Gegenteil nehmen uns die meisten von ihnen wichtige Aufgaben ab: Sie erschließen für uns unverdauliche Nahrungsbestandteile, stabilisieren den Stoffwechsel, schützen uns vor Infektionen oder helfen beim Aufbau des Immunsystems. Ohne unsere Mitbewohner wären wir eine andere Spezies, wir hätten eine andere biologische Entwicklung durchlaufen, wir wären vermutlich gar nicht lebensfähig.[48]

Mikroorganismen besiedeln nicht nur den Darm. Sie leben auf allen unseren Körperoberflächen – also beispielsweise auch auf der Haut und in der Mundhöhle. Und sie gehören zu uns wie die Leber, die Haare oder das Gehirn. Sie sind ein Teil von uns. »Die durchaus revolutionäre Betrachtung von Lebewesen und Mikroben als funktionelle Einheit wird in Zukunft die Grenzen von Biologie und Medizin verschieben«, sagt Thomas Bosch. Da mag er recht haben, denn seine Wissenschaft fügt der Systembiologie eine große neue Ebene und damit zusätzliche Komplexität hinzu. Das Lebensnetz hat offensichtlich noch mehr Knoten, noch mehr Regelbeziehungen als bislang gedacht. Es braucht noch mehr Daten, noch größere Computer, noch schlauere Algorithmen, um es zu simulieren.

Ich kann es Ihnen nicht ersparen: Noch eine Omik kommt ins Spiel, die Mikrobiomik. Immerhin benötigen die Forscher*innen für sie keine neuen Werkzeuge. Sie wenden einfach die bekannten molekularbiologischen Methoden auf unsere Mikroben an, testen Stuhlproben und Hautabstriche, schließen aus den dort gefundenen Genomen und Proteomen auf die Zusammensetzung des Mikrobioms. Ist diese normal? Überwiegen solche Keime, die besonders häufig vorkommen, wenn das Risiko für bestimmte Erkrankungen erhöht ist? Existieren ausreichend Keime, von denen man weiß, dass sie unser biologisches System stabilisieren? Oder droht alles aus dem Gleichgewicht zu geraten?

Noch sind die Forscher*innen auf der Suche nach jenen Mikroben, die ihnen die aussagekräftigsten Daten liefern. Zunächst gilt es deshalb, möglichst viele Keime kennenzulernen und zu erkunden, was diese genau machen. Auch dafür gibt es natürlich längst große Forschungskonsortien, allen voran das Humane Mikrobiom Projekt der US-amerikanischen Gesundheitsbehörden NIH. Dort werden zunächst die Genome möglichst vieler der mit dem Menschen lebenden Keime sequenziert und die Daten frei zugänglich gemacht. Im zweiten Schritt werden diese Daten mit der Gesundheit der Menschen oder dem Auftreten bestimmter Krankheiten in Verbindung gebracht.[49]

Doch auf Dauer kann und wird niemand routinemäßig das gesamte Mikrobiom eines Menschen vollständig molekularbiologisch durchsequenzieren, nur um zum Beispiel herauszufinden, ob dieser sich zu fettreich ernährt oder nicht. Eines Tages wird sich die mikrobiomische Standard-Analyse darauf beschränken, zu lesen, welche Vertreter bestimmter besonders wichtiger Bakterienarten ungewöhnlich häufig oder eher selten sind. Diese Daten werden dann als wichtige zusätzliche Information in die Simulationsprogramme der Systembiolog*innen eingespeist und zu all den anderen Daten über unsere Biologie in Beziehung gesetzt.

Schon heute ist beachtlich, was das Mikrobiom über unsere Gesundheit verrät. Berücksichtigen Forscher*innen diese Daten eines Tages auch in ihren Algorithmen, werden diese noch zuverlässigere Prognosen über unser Leben erstellen können. Und die Künstliche Intelligenz, die uns mithilfe ihrer selbstlernenden Software eines Tages auf Gesundheitskurs halten wird, dürfte aufgrund ihres Wissens über Zahl und Zusammensetzung unserer Bakterien im Darm und auf der Haut ein gutes Stück präziser werden.

Mit der Ernährung die Gesundheit steuern

Die Präzisions- oder Gesundheitsmedizin der Zukunft wird dank Mikrobiomik also noch ein wenig differenzierter und zuverlässiger sein. Denn wir wissen, es gibt einen zusätzlichen Weg, wie wir alleine durch unseren Lebensstil den Gesundheitsprozess positiv beeinflussen können, bevor Krankheiten entstehen: Über unsere Ernährung können wir die Zusammensetzung der Darmmikrobiota ein Stück weit steuern und damit auf viele andere unserer Organe wirken – bis hin zum Gehirn.

Die Art der Ernährung »hat wesentlichen Einfluss auf die Zusammensetzung der Darmmikrobiota, da diese die Hauptenergiequelle für Darmbakterien darstellt«, weiß Michael Blaut, Mikrobiom-Experte am Deutschen Institut für Ernährungsforschung in Potsdam: »Drastische Ernährungsumstellungen führen innerhalb von einem Tag zu Änderungen im Mikrobiom.« Da das Mikrobiom aber auch den Wirt – also uns Menschen – beeinflusse, könne man eine einfache Formel aufstellen: »Eine gesunde Ernährung begünstigt ein Mikrobiom, das für den Wirt von Vorteil ist.«

Das Nervensystem des Magen-Darm-Bereichs – gerne auch als Bauchhirn bezeichnet – umfasst hundert Millionen Nervenzellen. Und das darmeigene Immunsystem ist das größte Organ seiner Art im menschlichen Körper. Beide Systeme helfen dabei, mit den Mikroben zu interagieren. Sie steuern Art und Zahl der Mikroorganismen und sorgen so dafür, dass wir mit möglichst vielen hilfreichen Kleinstlebewesen zusammenleben. Außerdem verhindern sie im Regelfall, dass die ohnehin geringe Zahl krankheitsauslösender oder schädlicher Keime begrenzt bleibt. Immun- und Nervensystem unterstützen folglich auch, dass die Zusammensetzung der Mikroben möglichst gut zu unserem Lebensstil passt.

Systemisch gedacht heißt das, dass wir nicht nur über unsere Ernährung, sondern auch über das Maß an Stress und Entspannung oder Schlaf sowie über Bewegung und Sport die Zusammensetzung des Mikrobioms und damit unsere Gesundheit verändern können.

Die Kommunikation zwischen Mikroben und uns ist keine Einbahnstraße. Immunsystem und Bauchhirn beeinflussen nicht nur das Mikrobiom. Sie reagieren umgekehrt auch auf Stoffe und Signale der Bakterien. Und sie senden diese Informationen an den restlichen Körper weiter. Die Nervensysteme des Verdauungssystems und des zentralen Gehirns seien über den Vagus-Nerv miteinander verbunden, erklärt der Kieler Biologe Bosch: »Lange Zeit wurde angenommen, dass dabei das Hirn den Bauch regiert. Heute weiß man, dass der Informationsfluss bidirektional ist.« Zudem tauschten Darm und Gehirn auch über die Blutbahn Informationen miteinander aus.

Welche Konsequenzen all das hat, legt eine Reihe faszinierender neuer Studien nahe. Krankheiten wie Diabetes, extremes Übergewicht (Adipositas) oder Dickdarmkrebs, aber auch entzündliche Darmerkrankungen wie Morbus Crohn oder Colitis Ulcerosa können demnach mit Störungen des Mikrobioms in Zusammenhang stehen.

Spannend sind Experimente mit Mäusen, bei denen Forscher*innen um den Potsdamer Michael Blaut die Keime im Darm künstlich veränderten und dabei entdeckten, dass das Übergewichtsrisiko der Tiere und bestimmte Komponenten des Mikrobioms in Bezug zueinander stehen.[50] Einige Mikroben regen zudem Stammzellen des Darms dazu an, sich besonders zahlreich zu solchen Zellen weiterzuentwickeln, die den Botenstoff Serotonin bilden. Damit verändern sie die Zusammensetzung unserer Gewebe und ein Stück weit, wie wir sind. Denn es fließt nun besonders viel Serotonin in der Blutbahn, und das wirkt im Körper andersherum als im Gehirn, wo es unter anderem zufriedener macht, Ängste nimmt und den Appetit zügelt. »Erhöhte Serotoninwerte in der Peripherie sind mit Gewichtszunahme und Adipositas assoziiert«, sagt Michael Blaut.[51]

Wissenschaftler*innen aus den USA entdeckten ebenfalls in Experimenten mit Mäusen einen Zusammenhang zwischen Fehlern des Darm-Immunsystems und Übergewicht. Produzierten die Immunzellen zu geringe Mengen eines bestimmten Antikörpers, überlebten mehr schädliche Bakterien im Darm. Dadurch nahmen die Tiere mehr Fett auf und wurden dicker.[52]

Angesichts solcher Experimente taucht immer häufiger der Ruf nach Stuhltransplantationen als zukünftige Wundertherapie gegen alle möglichen Leiden auf. Dabei wird das Mikrobiom eines Menschen zunächst abgetötet und hinterher durch etwas Darminhalt eines gesunden Menschen neu aufgebaut. Bisherige Versuche mit solchen Transplantationen waren aber wenig vielversprechend. Das weiß auch Vanessa Stadlbauer-Köllner von der Universität Graz: Wenn durch Stuhltransplantationen »ein positiver Effekt auf den Stoffwechsel erzielt werden konnte, dann war dieser moderat und nur von kurzer Dauer«.[53] Stattdessen versucht die Forscherin, das menschliche Mikrobiom zum Guten zu verändern, indem sie Probiotika, also hilfreiche Bakterien, verabreicht. Allerdings haben bisherige Versuche mit dieser Methode noch keinen durchschlagenden Erfolg gebracht.

Thomas Bosch und seine Kieler Kolleg*innen schlagen deshalb einen anderen Ansatz vor. Sie betrachten das mögliche Ungleichgewicht im Mikrobiom Übergewichtiger als Folge eines dauerhaft falschen Lebensstils – in diesem Fall schlicht einer übermäßigen Ernährung. Warum also nicht das Mikrobiom mit einer gezielten

Korrektur des Lebensstils zurück ins Gleichgewicht bringen? Dazu wollen die Kieler erforschen, wie Fastenkuren das Mikrobiom verändern. Vielleicht hungern sie dadurch ja jene Bakterien im Darm regelrecht aus, die sich zuvor aufgrund der Überernährung zu stark vermehrt hatten und das Entstehen von Übergewicht begünstigen.[54]

Sollte dieser Ansatz funktionieren, wäre er ein wunderbares Beispiel dafür, wie eine systembiologisch ausgerichtete Gesundheitsmedizin der Zukunft konkret aussehen könnte: Bei drohendem Übergewicht – womöglich per Mikrobiomik diagnostiziert – schlüge ein digitaler Zwilling in seiner Funktion als persönlicher Gesundheits-Navigator Fastenprogramme vor, die jedoch weniger darauf abzielten, Gewicht zu verlieren, als das Mikrobiom zu verändern. Und das würde dann für den erwünschten Gewichtsverlust sorgen. Im Idealfall bliebe damit sogar der gefürchtete Jojo-Effekt herkömmlicher Schlankheitsdiäten aus.

Selbstredend, dass damit auch die belastende Prozedur der Stuhltransplantation überflüssig würde. Sie mag in Extremfällen eines Tages ihre Berechtigung haben. Als verbreitete Gegenmaßnahme gegen allgemeine Stoffwechselleiden oder andere häufige Erkrankungen dürfte sie aber zum Scheitern verurteilt sein. Denn der ihr zugrunde liegende Ansatz, der dem Denken der linearen, auf Symptombekämpfung angelegten Medizin heutiger Zeit geschuldet ist, wird nicht mehr zeitgemäß sein.

Was diese Medizin übersieht: Es ist das Leben, das das Mikrobiom prägt. Ändern wir das Mikrobiom, ohne das Leben zu ändern, wird die Maßnahme allenfalls kurzfristige Linderung bringen. Der unveränderte Lebensstil zwingt die Mikrobiota in ihre alte Form zurück. Die wahrscheinliche Folge wäre, dass Betroffenen in mehr oder weniger regelmäßigen Abständen »gesunder« Stuhl verabreicht werden müsste. Das aber kann nicht die Lösung sein.

Die Darm-Hirn-Achse

Dass das Mikrobiom Darmkrankheiten, Stoffwechsel und Übergewicht beeinflusst, leuchtet noch direkt ein. Logisch, dass solche Leiden davon abhängen, welche Organismen im Darm leben, wie gut oder schlecht sie zum Beispiel die Nahrung verwerten, welche Substanzen sie absondern, mit welcher Art von Nahrungsbestandteilen sie gut zurechtkommen oder wie stark sie das Immunsystem belasten. Erstaunlicher ist hingegen die zunehmende Zahl der Hinweise darauf, dass auch Störungen wie Autismus oder Depressionen mit Besonderheiten des Mikrobioms einhergehen könnten.

Denken wir etwa anders, wenn wir mit anderen Bakterien zusammenleben? Würde eine Stuhltransplantation unsere Psyche manipulieren? Sind wir womöglich von Bakterien ferngesteuert? Mein Kollege Joachim Müller-Jung amüsiert sich in der *Frankfurter Allgemeinen Zeitung* ein wenig über solche Folgerungen: »Mancher philosophisch geneigte Experte ist inzwischen bereit, die Wirkung ›melancholischer Mikroben‹ zu beklagen, und hält den Menschen gar für ein nützliches, wenn auch bedauernswertes Vehikel der zahllosen Keime, die unseren Körper gehackt haben und deren Herrschaft bis in den entlegensten Winkel des Körpers reicht.«[55]

Tatsächlich scheint die Frage nach Schuld, Macht und Ohnmacht wie immer unangebracht, wenn es um ein biologisches System geht. Warum denken und handeln die Expert*innen nicht endlich systemisch und vergessen die Suche nach vereinfachenden, monokausalen Zusammenhängen? Wir werden nicht autistisch oder depressiv, weil wir mit den falschen Mikroben zusammenleben. Umgekehrt beeinflusst unsere Depression aber auch nicht auf direktem Weg die Zusammensetzung des Mikrobioms. Mikroben und wir gehören offenbar zum gleichen System. Innerhalb dieses Systems kann letztlich jedes Element eine gewisse Bedeutung erlangen, denn es ist über das Netzwerk mit allen anderen Elementen verbunden. Es ist also wenig sinnvoll, irgendeine Hierarchie zwischen unserem Gehirn und ein paar Darmmikroben herzustellen. Systembiologisch betrachtet, sollten uns beide als Datenquelle für die Vermessung des Lebens ähnlich wichtig sein.

Wie die Verbindung zwischen psychischen Störungen und dem Mikrobiom aber genau aussieht, ist bisher noch völlig unerforscht. In vielen Fällen könnten Einflüsse aus der frühen Entwicklung besonders wichtig sein. Dann verknüpfen sich die meisten Nervenzellen im Gehirn, und viele funktionale Zentren bilden sich aus. Gerade in dieser wichtigen, sensiblen Phase scheint das Mikrobiom das zentrale Nervensystem des Gehirns verändern und unsere Psyche ein Stück weit prägen zu können.

Forscher*innen betrachten deshalb zunehmend die Zusammensetzung der Bakterien bei Neugeborenen und Säuglingen. Auf die Welt kommen Säugetiere wie Menschen nahezu steril. Während der Geburt gelangen einige Bakterien aus der Vagina der Mutter auf die Haut der Säuglinge und werden teils verschluckt. Diese besiedeln dann den gesamten neuen Menschen, wobei im Laufe des späteren Lebens immer wieder neue Bakterien hinzukommen und das Mikrobiom stark verändern können. Ungefähr nach dem ersten Lebensjahr hat jeder Mensch aber ein hochindividuelles Mikrobiom erworben. Das gilt selbst für Kinder, die per Kaiserschnitt zur Welt kommen und schließlich mit einem gewöhnlichen Bakteriensatz leben. Damit das rascher geht, helfen Hebammen heute bei Kaiserschnittgeburten manchmal nach, indem sie den Kindern Bakterien der Mutter verabreichen.

Wie wichtig diese ersten Keime für unsere spätere Gesundheit sein können, lassen Experimente von Tracy Bale erahnen. Die findige Biologin und Tiermedizinerin von der University of Maryland in

Baltimore, USA, untersucht, wie sich das Mikrobiom trächtiger Mäuse unter Stress verändert und welche Folgen das für die Nachkommen haben könnte. Zunächst fand sie heraus, dass sich die Zusammensetzung der Bakterien in der Vagina des Muttertiers wandelt, wenn es im ersten Drittel der Schwangerschaft starkem Stress ausgesetzt ist. Das wirkt sich auch auf die spätere Darmmikrobiota der Nachkommen aus. Und diese scheint nach der Geburt auf das biologische System der Tiere so tiefgreifend zurückzuwirken, dass sich nicht nur deren Körperstoffwechsel umstellt.

Es klingt zwar absurd, aber Boten- oder Abbaustoffe der Darmbakterien beeinflussen nach Meinung der Forscher*innen die Entwicklung des Denk- und Steuerorgans der Nachkommen. Sie verändern das Wachstum, die Vernetzung und das molekularbiologische Programm des Nervensystems. Die Neugeborenen verhalten sich später selbst ein wenig wie die zuvor zu stark gestressten oder traumatisierten Muttertiere.[56]

In einer neueren Studie demonstrierten Bale und ihr Team sogar, dass es zu den gleichen Effekten führt, wenn per Kaiserschnitt geborene Mäuse von nicht gestressten Müttern Bakterien aus der Vagina gestresster Muttertiere erhalten.[57] Es scheint also tatsächlich die Zusammensetzung der Mikroben zu sein, die die nächste Generation bis in ihre Physiologie hinein verändert und damit über deren Gesundheit mitentscheidet.

Einmal mehr wird deutlich, dass Gesundheit ein Prozess ist, der sich über die Grenze zwischen den Generationen hinweg bewegt. Wenn Systembiolog*innen sich also auch mit der Gesundheit der Eltern beschäftigen, hat das seinen guten Grund. Ich erwähnte bereits, dass epigenetische Markierungen, die uns zeitlebens prägen können, schon vor der Zeugung sowohl im Mutterleib als auch in der frühesten Kindheit gesetzt werden. Außerdem spricht manches dafür, dass epigenetische Anpassungen an den Lebensstil oder bestimmte Herausforderungen aus der Umwelt auch über mehrere Generationen hinweg via Ei- und Samenzellen transportiert werden.[58] Nun kommt also die Übertragung von Mikroorganismen als weiterer nebengenetischer biologischer Vererbungsweg hinzu.

Zu den Erkenntnissen aus Maryland passt, dass Forscher*innen bei Menschen neben Depressionen und Autismus auch Angststörungen und chronische Schmerzen mit Auffälligkeiten in der Mikrobiota in Verbindung bringen. Ein bestimmter Keim soll zudem Proteine erzeugen, die zum Entstehen von Autoimmunkrankheiten beitragen.

Und auch die Wirkung manchen Medikaments hängt von unseren Mitbewohnern ab. Einige Mittel werden besser oder schlechter vom Stoffwechsel umgewandelt, je nachdem, welche Bakterien im Darm leben oder nicht. Vor allem aber scheinen erstaunlich viele Medikamente nicht nur direkt auf unsere Physiologie, sondern auch indirekt über den Umweg des Mikrobioms zu funktionieren. So entdeckte der Heidelberger Mikrobiom-Spezialist Peer Bork schon im Jahr 2015, dass das Diabetes-Mittel Metformin das Mikrobiom radikal verwandelt.[59] Das habe die Gemeinschaft der Biomediziner*innen »aufgerüttelt«, sagt Bork. Es könnte sein, dass Metformin den Typ-2-Diabetes weniger wegen seiner Wirkung auf die Bauchspeicheldrüse lindere, wie man bisher dachte, sondern vor allem, weil es gut für solche Bakterien im Darm sei, die uns vor der Krankheit schützen.

Im Jahr 2018 publizierten Bork und Kolleg*innen, dass von 1197 getesteten Arzneimitteln gut ein Viertel die Zusammensetzung der Darmbakterien manipuliert. Viele davon sind Allerweltsmedikamente etwa gegen Schmerz, Allergien, hohen Augeninnendruck oder Sodbrennen. Sie sollten eigentlich nicht auf unsere Mitbewohner wirken, sondern auf einige unserer ureigenen Körperzellen.[60] Bork fordert: »Wir müssen die Pharma-Testung anpassen.«

Es könne sinnvoll sein, Patient*innen zunächst auf ihr Mikrobiom zu untersuchen und erst dann das am besten geeignete Medikament zu verschreiben.[61]

Inzwischen spekulieren Forscher*innen sogar, dass sogenannte nicht übertragbare Krankheiten, anders als man immer dachte, sehr wohl von Mensch zu Mensch weitergegeben werden könnten. Diese Krankheiten – Herz-Kreislauf-Leiden oder Krebs zum Beispiel – gehen nicht auf Erreger zurück. Niemand könne sich deshalb bei erkrankten Menschen anstecken, dachte man bisher. Nun nehmen aber die Hinweise zu, dass zumindest das Risiko für diese Krankheiten vom Mikrobiom beeinflusst wird und dass Menschen Bestandteile dieses Mikrobioms durchaus gelegentlich untereinander austauschen.[62] Egal wie stark diese Effekte tatsächlich sind, die Systembiologie wird sich eines Tages, wenn hierzu mehr Fakten bekannt sind, auch damit auseinandersetzen.

Unser digitaler Zwilling wird also auch mit solchen Daten regelmäßig gefüttert werden. Denn natürlich werden wir trotz aller Fortschritte der Gesundheitsmedizin gelegentlich ein Medikament brauchen oder auf frühzeitige Informationen über ein erhöhtes Nebenwirkungsrisiko angewiesen sein. Und dann sollte es auf jeden Fall jenes Mittel sein, das für uns nicht nur genetisch, epigenetisch und proteomisch, sondern auch mikrobiomisch am passendsten ist.

Metabolomik: Speichel, Blut, Urin

Erinnern Sie sich noch an die Vision der Forscher*innen um Michael Snyder aus Stanford, USA, von einer systembiologisch orientierten Präzisionsmedizin, die sehr viel genauer ist als heutige Ansätze einer individuellen oder personalisierten Medizin? Die Kalifornier hatten acht Jahre lang alle drei Monate 109 Probanden so eingehend durchleuchtet, wie es irgend ging. Von der Genomik über Proteomik und Immunanalysen – oft auch als Immunomik bezeichnet – bis zur Mikrobiomik war alles dabei. Es war der Versuch, »mithilfe von *Big Data* eine Präzisionsgesundheit zu erreichen«. Snyder und Co. wollten die Medizin in »eine neue Ära« geleiten. Sie hofften, »das Potenzial zur Unterstützung der Gesundheit«, das im regelmäßigen Sammeln und Analysieren möglichst vieler Gesundheitsdaten liege, bestmöglich abzuschöpfen.[63]

Zwar wurden die publizierten Resultate diesen hohen Ansprüchen nicht wirklich gerecht. Auch die ersten Versuche anderer Pioniere der Systembiologie wie Leroy Hood oder Craig Venter mit jeweils ihrer Variante einer Präzisionsmedizin erzielten keine großen Durchbrüche. Offensichtlich benötigt die Systembiologie noch mehr Zeit. Sie benötigt mehr Grundlagenforschung, und sie benötigt mehr und bessere Daten.

Aber ihr Siegeszug ist absehbar. Dieser Optimismus ist nicht allein meiner. Er ist mir immer wieder in den Laboren und auf den Kongressen begegnet, die ich für dieses Buch besucht habe. Fast alle bekannten Systembiolog*innen äußern sich an diesem Punkt ähnlich. Am besten auf den Punkt gebracht hat es der Alterungsforscher David Sinclair von der Harvard Medical School in Boston, USA: »Zum ersten Mal in der Geschichte werden wir damit in der Lage sein, Alltagsentscheidungen über unsere Gesundheit auf der Grundlage von Daten zu treffen.«[64]

Dieser Satz markiert den Beginn eines neuen Zeitalters: Wir begreifen Gesundheit als Prozess. Dieser Prozess begleitet uns durch den Alltag. Und dank vieler neuer Methoden zur Erfassung und Verarbeitung von Daten werden wir ihn immer besser steuern können. Die Vermessung des Lebens hat gerade erst begonnen. Sie wird die Medizin verändern. Sie wird eine Epoche der Gesundheit einleiten, wie wir sie uns schon lange erträumen.

Die Molekularbiologie unserer Zellen, Organe und Mikroben wird das Rückgrat all der benötigten Daten dieser lebenslangen präzisionsmedizinischen Begleitung bilden. Hinzu kommt aber auch die vergleichsweise altmodisch und trivial erscheinende regelmäßige Analyse möglichst vieler unserer Stoffwechselprodukte und Körperzustände.

Leroy Hood und Michael Snyder hatten solche Quellen in ihren Pionier-Studien an zentraler Stelle eingebaut. Wichtig für unsere Gesundheit und das System unseres Lebens ist eben auch, ob wir zum Beispiel wegen einer Krise schlecht schlafen, wegen eines geplanten Marathonlaufs besonders viel Sport machen, gerade gute Cholesterinwerte haben, mit einem Infekt kämpfen, den richtigen Magnesiumspiegel im Blut haben und so fort.

Es werden also massenweise Biomarker benötigt, um das systemische Gesamtbild abzurunden. Und dabei hilft zunächst die klassische medizinische Diagnostik. Sie lauert auf gelöste Substanzen in allen möglichen Körperflüssigkeiten. Das können Stoffwechselprodukte, Hormone oder Immunboten sein. Sie misst aber auch diverse Körperfunktionen, angefangen bei Herzschlag (EKG), Atemfrequenz und Lungenvolumen über Schlafdauer und -tiefe bis hin zu Hirnstrommustern (EEGs) oder der Wattzahl, die wir auf einem Fahrrad-Ergometer strampelnd maximal erreichen können.

Doch konzentrieren wir uns erst mal auf den flüssigen, in uns irgendwie gelösten Teil dieses Bereichs, die sogenannte Metabolomik. Hinter dieser letzten Omik, die ich Ihnen in diesem Buch vorstelle, versteckt sich das systematische Sammeln, Erforschen und Auswerten all unserer Stoffwechselprodukte. Alles, was der Körper macht, spiegelt sich letztlich in den vielen Stoffen wider, die in uns vor sich hin treiben. Natürlich gibt es hier Überlappungen zur Proteomik. Aber diese möchte eher herausfinden, was sich in den Zellen selbst abspielt. Die Metabolomik interessiert sich vor allem dafür, was im restlichen Körper geschieht.

Von Boten- über Nähr- bis zu Abfallstoffen: Fast alles, was sich in Blut, Speichel, Lymphe, Urin oder der Flüssigkeit von Gehirn und Rückenmark löst, ist oder war an unserem Stoffwechsel beteiligt. Es lässt Rückschlüsse zu auf den Metabolismus, der uns antreibt. Kein Wunder, dass auch die Analyse dieser Flüssigkeiten eine unerschöpfliche Quelle wichtiger Daten für die Systembiologie ist.

Die Londoner Systemmedizinerin Natasa Giallourou nahm zum Beispiel regelmäßige Urin- und Blutproben von teils mangelernährten Kleinkindern aus Bangladesch, Peru und Tansania und wertete sie aus. Gemeinsam mit Kolleg*innen verglich sie die Daten mit der Köpergröße und dem Alter der Kinder und berechnete daraus ein Modell, wie sich die Kinder je nach ihrer Ernährung im Alltag entwickeln. Heraus kam ein Algorithmus, der das normale Wachstum von Kindern auf Basis ihrer metabolischen Daten berechnet und in die Zukunft fortschreibt. Er erlaubt zuverlässige Prognosen für die Entwicklung der Kinder in den darauffolgenden sechs Monaten und soll der Früherkennung mangelernährter Kinder dienen. So kann man mithilfe der Systembiologie rechtzeitig möglichen Langzeitschäden gezielt und effektiv vorbeugen.[65]

Die Kinder in Bangladesch zeigen, wie sehr gerade die Menschen in den Ländern des globalen Südens von der Systembiologie profitieren dürften. Hoffentlich wird die Wissenschaft die Welt auf diesem Weg ein wenig gerechter machen.

Mini-U-Boote in der Blutbahn und Jackentaschen-Labore

Unser persönlicher Gesundheits-Navigator könnte also auch mit den neuesten Daten über den Hormonstatus, das Immunsystem, eventuelle Krebsmarker, wichtige Mikronährstoffe, den Cholesterinspiegel, die Blutzuckerwerte und vieles mehr versorgt werden. Fällt etwas Ungewöhnliches auf, wird er helfen, das System unseres Organismus zu stabilisieren.

All das dürfte übrigens angenehmer und unaufdringlicher werden, als es zunächst klingt. Schon heute leben wir im Einklang mit vielen technischen Messgeräten. Sie verschmelzen als Implantate teilweise regelrecht mit uns, stören dabei immer weniger. Die aktive Probenentnahme via Kanüle oder Wattestäbchen könnte schon bald weitgehend der Vergangenheit angehören. Glukose-Sensoren sind wie mehrfach erwähnt in der Praxis angekommen. Implantierte Defibrillatoren, die Herzrhythmusstörungen registrieren und im Ernstfall den Herzschlag stabilisieren, gehören zum medizinischen Alltag. Forscher*innen experimentieren inzwischen sogar mit winzig kleinen U-Booten, die durch unseren Magen sowie die Blut- oder Lymphbahn gleiten, Messungen vornehmen und unter Umständen Medikamente abgeben.[66]

In Südkorea und den USA entwickeln Expert*innen derzeit schlaue Kontaktlinsen. Diese analysieren mithilfe spezieller Sensoren permanent die Tränenflüssigkeit und steuern via Mikrochip bei Bedarf die gezielte, wohldosierte Abgabe von Gegenmitteln. Im Testeinsatz bei diabeteskranken Kaninchen funktioniert die Technik bereits. Die Sensoren messen den Zuckergehalt der Flüssigkeit und stoßen wenn nötig eine Substanz aus, die Schäden der Blutgefäße in der Netzhaut verhindern soll, wie sie bei der Zuckerkrankheit häufig auftreten können.[67]

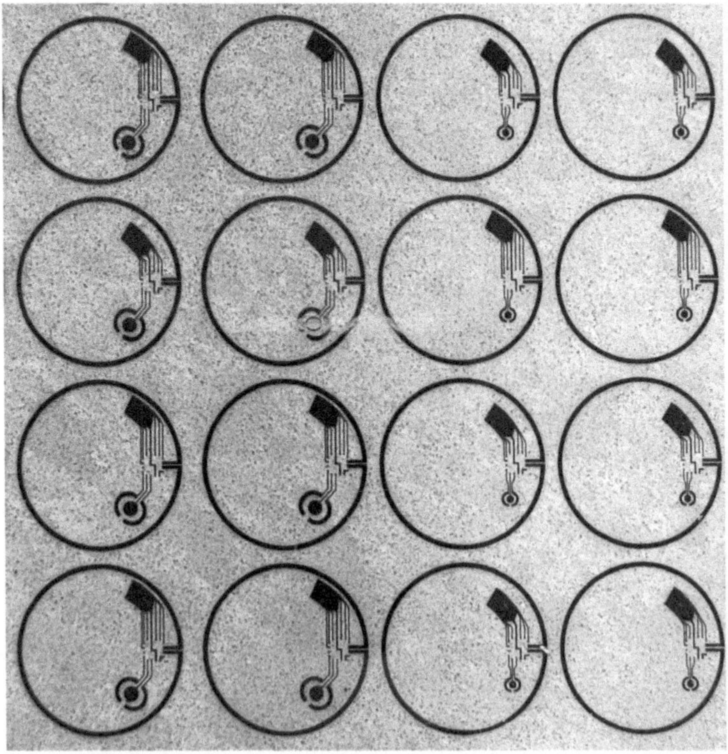

Schlaue Kontaktlinsen zur biomedizinischen Diagnostik und Therapie: Im Außenbereich jeder Linse, wo das Sichtfeld nicht gestört wird, befinden sich ein biomechanischer Sensor zur permanenten Echtzeitdiagnostik von Stoffwechselprodukten und ein System zur dosierten Abgabe von Medikamenten.

Im Juli 2020 stellte ein anderes südkoreanisches Team Kontaktlinsen vor, die der Tränenflüssigkeit von Menschen eine weitere äußerst spannende Botschaft entreißen sollen: Sie messen das Stresshormon Cortisol und liefern damit ununterbrochen Echtzeitdaten über seine Schwankungen. Als Empfänger der Signale aus der Linse dient ein gewöhnliches Smartphone. Darauf kann man theoretisch lesen, ob und wie stark jemand gerade gestresst ist. Sollte sich diese Technik bewähren und tatsächlich brauchbare Daten liefern, wäre sie ein großer Fortschritt. Denn derzeit folgern Ärzt*innen den Stresshormonspiegel von Menschen meist aus Speichel-, Urin- oder Blutproben. Das ist aufwendig und ungenau.[68]

Darüber hinaus existieren auch schon die ersten tragbaren Biotech-Labore, die in eine Jackentasche passen und mithilfe eines angeschlossenen Smartphones und eines Internetzugangs ernst zu nehmende und komplexe Vor-Ort-Analysen ermöglichen. Egal ob der Hämoglobinwert des Bluts, der Elektrolytgehalt des Schweißes, der Nitritgehalt in der Atemluft von Asthmatiker*innen, die Ermittlung einer Blutvergiftung, das Zählen der Spermien im Ejakulat eines eventuell unfruchtbaren Mannes oder vieles mehr: Für fast alles gibt es bereits ein Jackentaschen-Labor,[69] in dem eine Probe gezielt biochemisch verarbeitet und anschließend auf Art und Menge bestimmter Substanzen hin untersucht wird. Das schlaue Telefon hilft bei der Auswertung des Resultats und stellt via Internet die Verbindung zu Datenbanken und Algorithmen her. Auf diesem Weg wird das Resultat von Großrechnern eingeordnet, die womöglich sofort erste Tipps liefern, wie man optimal auf das Ergebnis reagieren kann.

Viele dieser Entwicklungen stammen aus Ostasien, wo man sich schon länger auf die Miniaturisierung von Hightech-Anwendungen spezialisiert hat. So auch das Mini-Labor, das chinesische Wissenschaftler*innen im Jahr 2020 präsentieren. Es ist gerade einmal sechzig Gramm leicht und weniger als 25 Zentimeter lang. Es leistet, wozu andere Labore noch mineralwasserkistengroße, sündhaft teure Spezialroboter benötigen: die Auswertung von genetischem Text. POCKET heißt das Ganze, was point-of-care kit for the entire test heißen soll – in etwa als »Vor-Ort-Hilfs-Set für den kompletten Test« übersetzbar. Das Labor besteht aus einem Analyse-Chip, der sich in einer auseinanderfaltbaren Schachtel befindet und tatsächlich DNA-Codes erkennen kann.

Das Smartphone hilft zunächst beim Erhitzen der Probe – einem Schleimhautabstrich zum Beispiel – auf eine bestimmte konstante

Temperatur, indem es seinen Prozessor in einem definierten Takt arbeiten lässt. Dadurch und dank zugesetzter Hilfsstoffe – Reagenzien genannt – wird die DNA in der Probe vermehrt und biochemisch aufbereitet, bis ausreichend davon für die Analyse zur Verfügung steht. Sollte schließlich auch das gesuchte Stück Erbgut in der Probe vorhanden gewesen sein, bindet es an den Chip, und das Labor reagiert mit einem bestimmten Leuchtsignal. Dieses Signal registriert wiederum das schlaue Telefon mit seiner Kamera. So wertet es die gesamte Probe aus und versendet die Resultate zur Analyse über das Internet.[70]

Da das Gerät prinzipiell nicht nur DNA, sondern auch andere Nukleinsäuren wie zum Beispiel RNAs auswerten könne, eigne es sich theoretisch sogar zur Diagnose von Virusinfektionen, schreiben die Forscher*innen. Das ist eine Nachricht, die mitten in der Corona-Pandemie natürlich Aufmerksamkeit erregt, da man sich hier bei Schnelltests bislang auf die weniger zuverlässige Analyse von Proteinen verlassen muss. Und es ist eine Nachricht, die uns hoffen lässt, auf die nächste große Infektionswelle besser vorbereitet zu sein als auf die jetzige.

Das Fehlen einfacher und zuverlässiger Tests, die nicht nur Antikörper im Blut ermitteln, sondern das Erbgut der Viren selbst lesen können, war in den ersten zwölf Monaten der Covid-19-Krise ein großes Problem. Antikörper-Tests sprechen erst an, wenn das Immunsystem auf die Erreger bereits reagiert hat, und das kann viel zu spät sein. RNA-Tests sind viel aussagekräftiger, benötigten bislang aber ein ganzes Labor und viel mehr Zeit. Beides könnte sich mit dem POCKET-Labor aus China ändern.

Allzu weit entfernt vom digitalen Zwilling, der unsere Gesundheit begleiten wird, ist das nicht mehr. Mini-Medizin-U-Boote werden in uns herumschwimmen und winzige Labore in unsere Kleidung eingenäht sein. Gemeinsam werden sie Veränderungen des Stoffwechsels erkennen, bevor sie gefährlich werden, und eine Reihe anderer wichtiger biomedizinischer Daten erfassen. Sie werden die stillen kleinen Helfer bei der Vermessung unseres Lebens sein.

Ihre Messwerte werden via Internet zum Großrechner gelangen, der alle unsere Daten integrieren und unseren Gesundheitsprozess sanft in die richtige Richtung lenken wird. Und auch wenn das manche von uns womöglich skeptisch werden lässt: Ich freue mich darauf. Denn mir ist das Mini-Labor in der Jackentasche mit drahtlosem Draht zum Gesundheits-Navi auf irgendeinem selbstverständlich streng datengeschützten Server allemal lieber als mangelnde Kontrolle über meine Gesundheit.

Nicht zu wissen, ob mir womöglich bald ein Schlaganfall droht oder ob ich in Sorge sein sollte, wegen eines ungesunden Lebensstils eine chronische Krankheit zu entwickeln, verunsichert mich und macht mich unfrei. Mit den Kleinstlaboren, die für eine permanente persönliche Metabolomik sorgen, dürften solche bösen Überraschungen viel seltener werden. Ich wüsste deutlich besser über den Zustand meines Organismus Bescheid.

Warum Sie nicht immer Ihrer Intuition vertrauen sollten

Ein bisschen verwundert werden die Schüler*innen des Gymnasiums Alsdorf schon gewesen sein. Gleitzeit an der Schule? Wie, bitteschön, soll das denn funktionieren? Doch die Schulleitung setzte das innovative Konzept tatsächlich um. Alsdorf ist ein Ort unweit von Aachen. Bekannt machte ihn sein Gymnasium, als es im Jahr 2013 den sogenannten Dalton-Plan einführte und dafür den deutschen Schulpreis erhielt. Seitdem sind zehn Wochenstunden für Projektarbeit eingeplant. Die Schüler*innen sollen in diesen Stunden den Stoff selbstständig erarbeiten.

Drei Jahre später folgte das nächste Experiment. Die Jugendlichen durften von nun an täglich selbst entscheiden, ob ihr Unterricht schon um acht oder erst um neun Uhr beginnt. Die erste Stunde war für Projektarbeit vorgesehen. Wer später kam, konnte sie im Laufe des Tages nachholen. Was mit Schlagzeilen wie »Gymnasium führt Gleitzeit ein« Aufsehen erregte, hatte auch einen wissenschaftlichen Hintergrund: Chronobiolog*innen – also Forscher*innen, die sich mit der inneren Uhr des Menschen beschäftigen – wissen längst, dass Jugendliche aufgrund verzögerter Schlaf-Wach-Rhythmen abends eher später müde werden und morgens länger schlafen als kleinere Kinder und Erwachsene. Viele Studien aus aller Welt legen folglich nahe, dass ein späterer Schulbeginn für die älteren Schüler*innen gesundheitliche Vorteile bringt und die Leistungen verbessert.

Ausführlicher habe ich mich mit dem Thema innere Uhr in meinem Buch *Wake up!* beschäftigt.[71] Hier geht es mir nicht darum, wie wir alle wieder mehr Schlaf finden. Ich möchte auf etwas anderes hinaus: Wilfried Bock, Schulleiter am Gymnasium Alsdorf, fragte nämlich Chronobiolog*innen von der Ludwig-Maximilians-Universität in München, ob sie die Einführung der Gleitzeit-Schule begleiten und auswerten wollten. Und das kann man durchaus als Glücksfall für die Wissenschaft bezeichnen.

So machten sich Eva Winnebeck und Kolleg*innen an die Arbeit. 65 Jugendliche im Alter von 15 bis 19 Jahren führten neun Wochen lang – von Anfang Januar bis Mitte März 2016 – ein ausführliches Schlaftagebuch und füllten Fragebögen aus. Etwa die Hälfte trug zusätzlich Armbänder, die tags und nachts akribisch und ohne Unterbrechung die Aktivität der Jugendlichen aufzeichneten. Damit beobachteten die Wissenschaftler*innen das Verhalten der Schüler*innen drei Wochen vor und sechs Wochen nach Einführung des flexiblen Schulbeginns.

Die Resultate sind eindeutig: Fast neun von zehn Jugendlichen

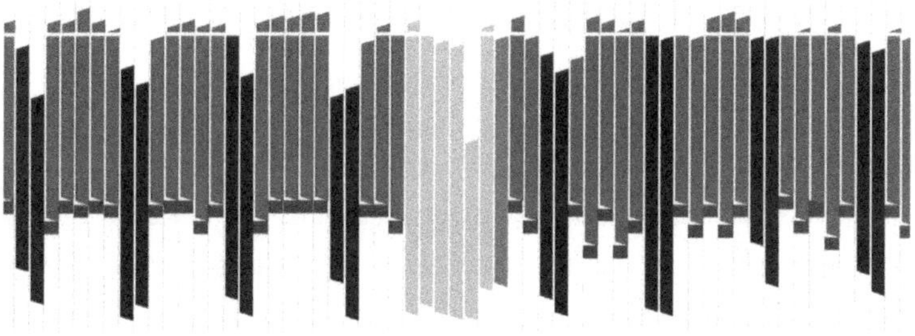

Auszug aus dem Schlaftagebuch eines Alsdorfer Schülers. An Schultagen (dunkelgrau) wird er geweckt. An Wochenenden (schwarz) und in den Ferien (hellgrau) geht er später zu Bett, bekommt aber mehr Schlaf. Die ersten Wochen existiert an der Schule noch keine Gleitzeit, aber der Unterricht beginnt einmal pro Woche erst zur zweiten Stunde. Nach den Ferien kann der Schüler auf Wunsch später beginnen, was er auch öfters nutzt. Später zu Bett geht er deshalb aber nicht.

fanden den späteren Schulstart positiv. 97 Prozent schliefen an diesen Tagen wesentlich länger, gut die Hälfte brachte es dadurch auf mehr als acht Stunden Schlaf, 13 Prozent sogar auf mehr als neun Stunden. An den anderen Tagen und vor dem Experiment sahen diese Werte deutlich schlechter aus. Eine Nachfrage zum Ende der Studie ergab, dass sich die Schüler*innen während der Gleitzeit ausgeschlafener und konzentrationsfähiger fühlten. Auch das Lernen nach der Schule fiel ihnen leichter.[72]

Eva Winnebeck ist vor allem eines wichtig: »Die Schüler sind keine Minute später ins Bett gegangen«, sagt sie.[73] Dieser Befund entkräftet das häufigste Vorurteil von Gegnern eines späteren Schulbeginns: Würde die Schule später beginnen, gingen die Jugendlichen einfach noch später zu Bett, und es sei nichts gewonnen. Den »Kindern« sei das alles doch »im Grunde egal«, sie wollten nur »am Abend möglichst lange Partys feiern«.

Doch offenbar ist dieses Vorurteil zumindest bei den Alsfelder Schüler*innen falsch. Dass ich mich an dieser Stelle so klar festlege, wäre ohne Aktivitätstracker undenkbar gewesen. Eigentlich wäre die ganze Studie ohne die elektronische Überwachung nicht zu gebrauchen gewesen. Man hätte die Resultate immer angezweifelt – und das sogar zu Recht.

Genau deshalb erzähle ich Ihnen von dieser Studie. Weil sie viel darüber verrät, wie wichtig es ist, gesellschaftliche Veränderungen wissenschaftlich zu begleiten und unser Weltbild so oft es geht einer neutralen, unvoreingenommenen und zuverlässigen Überprüfung zu unterziehen. Dazu müssen wir lernen, wie wir selbst als Organismen funktionieren und wie wir mit unserer Umwelt und der Gesellschaft in Wechselwirkung stehen. Unsere Gesundheit beginnt nämlich in unserer Umwelt, genauso wie sie in diese Umwelt hineinwirkt. Gesundheit ist natürlich auch eine Frage der Soziologie.

Schon an diesem Punkt wird es systembiologisch. Doch es geht noch weiter: Wir dürfen nicht zu sehr uns selbst trauen. Eigentlich gehen wir jedes Problem mit einer vorgefertigten Meinung an. Das liegt in unserer Natur, und wir wären als Art längst ausgestorben, täten wir es nicht. Dahinter verbirgt sich das evolutionsbiologische Erfolgsrezept, immer einen guten Plan zu haben – ein Modell von der Welt und eine Vorstellung davon, wie unser Weg durch diese Welt hindurch vermutlich sein wird. Letztlich hat die Natur genau zu diesem Zweck das Bewusstsein erfunden. Doch das Bewusstsein kann trügen. Bleiben Sie also immer skeptisch gegenüber Ihrer Intuition.

Schwierig wird es nämlich dann, wenn unser Weltbild nicht mehr zur Realität passt, weil diese sich verändert hat. Unterrichtsbeginn um acht Uhr morgens ist nicht allein deshalb gut, weil es immer schon so war und weil er früher in einer anderen, von der Agrarwirtschaft geprägten Gesellschaft tatsächlich sinnvoll war. In solchen Fällen benötigen wir die Wissenschaft. Sie kann uns die Augen öffnen, kann uns von den Vorurteilen befreien, die einstmals vielleicht auf korrekten Annahmen beruhten, uns zu einem späteren Zeitpunkt aber womöglich daran hindern, Entscheidungen zu hinterfragen oder zu revidieren.

Die Wissenschaft kann mithilfe erster Daten Prognosen erstellen. Sie kann berechnen, dass ein Schulbeginn um neun oder gar um zehn Uhr sehr viel besser wäre als um acht. Darüber hinaus muss die Wissenschaft später aber auch überprüfen, ob diese Prognose stimmte oder nicht.

Bei all dem helfen eine zuverlässige Vermessung des Lebens, eine neutrale Auswertung und gute Mathematik. Wie die Studie in Alsdorf zeigt, könnten zu den wichtigsten Messgeräten die tragbaren Rund-um-die-Uhr-Sensoren gehören: die Wearables, Armbänder oder Armbanduhren, die unsere Aktivität aufzeichnen. Wie reale Sinnesorgane koppeln sie lebenswichtige Informationen an uns zurück. Aber anders als diese sind sie unbestechlich. Die Traglinge folgen einem natürlichen, evolutionsbiologisch bestens bewährten Konzept, mit dem schon unsere Vorfahren seit frühester Kindheit vertraut waren – nur, dass es sich hier um eine absolut gewissenhafte technische Erweiterung der bewährten Vorlage aus der Natur handelt.

Wearables und Co.: »Made of blood, sweat and data«

Im Idealfall geschieht die Vermessung des Lebens nicht mehr nur in wissenschaftlichen Studien an einer ausgewählten Gruppe Betroffener wie am Gymnasium Alsdorf. Im Idealfall wird es nicht mehr nötig sein, sorgfältig darauf zu achten, dass die Resultate repräsentativ für die Gesamtbevölkerung sind. Im Idealfall – das habe ich ja schon ausgeführt – sind die Daten so individuell und präzise wie irgend möglich, ausgelesen von unseren persönlichen Sensoren. Es sind unsere eigenen, personalisierten Algorithmen, die auf dieser Basis Prognosen berechnen, die exklusiv für uns gelten.

Diese wissenschaftliche Überprüfung des Lebens kann bei jedem von uns vorgenommen werden. Ständig und in Echtzeit. Sie bezieht dabei so viele Faktoren mit ein wie irgend möglich. Und ja: Das ist Systembiologie. Es ist die systemische Gesundheitsbegleitung mithilfe einer neuen Gattung von Sinnesorganen, die uns als komplexes Ganzes betrachtet und aus ihrer Analyse simple Tipps ableitet, wie zum Beispiel: Du hast zuletzt etwas zu wenig geschlafen. Also solltest du morgen einfach mal ein wenig später zur Schule oder ins Büro gehen als sonst – oder sofern es deine innere Uhr zulässt, früher zu Bett gehen.

Ähnlich ergeht es mir schon heute mit dem Fitnesstracker, von dem ich bereits erzählte. Er liefert eine erstaunliche Menge mehr oder weniger sinnvoller Informationen: Nicht nur darüber, wie lange und gut ich schlafe, sondern auch über die Belastung meines Herz-Kreislauf-Systems, die Zahl verbrannter Kalorien und getaner Schritte sowie über die Marathonzeit, auf die ich mit einem zwölfwöchigen Trainingsprogramm derzeit am besten hintrainieren sollte. (Wenn ich das denn will.) Allein über die permanente Pulsmessung erhalte ich Rückmeldungen zu meiner aktuellen Herzfrequenz, Herzfrequenzvariabilität, der niedrigsten Herzfrequenz während des letzten Schlafs, zum Herzschlag-zu-Herzschlag-Intervall und vielem mehr.

Auch wenn Sie es mir vielleicht nicht glauben: Ich freue mich über all diese Informationen. Ich genieße die Kontrolle, teste auch gerne ein wenig meine Grenzen aus und schaue dann, was passiert – übrigens auch in die Richtung, wie viel Faulheit ich mir erlauben kann, ohne dass sie Folgen hat. Nachdem ich mein Leben lang viel Sport gemacht habe, finde ich es außerdem fantastisch zu sehen, wie leicht es mir mit diesem erstaunlich cleveren Gerät fällt, mein Training zu planen und zu kontrollieren. Meine Leistung steigt stetig, Überlastungen und Verletzungen sind selten geworden. Ich bin ein Fitnesstracker-Fan geworden. Das gebe ich offen zu.

Aber ich verstehe auch alle, die so etwas entsetzlich finden, die es regelrecht verrückt macht, wenn ihnen ein Gerät verkündet, dass sie besser oder schlechter geschlafen haben als sonst, mehr oder weniger lange gesessen, schneller oder langsamer gelaufen sind. Völlig zu Recht wollen viele Menschen gar nicht wissen, ob ihre Fitness wächst, ihr Kalorienverbrauch sinkt oder die Belastung des Herzens erhöht ist. Niemand wird jedoch bezweifeln, dass diese Technik gewaltiges Potenzial im Kampf gegen Krankheiten besitzt. Klar müssen die Daten hundertprozentig geschützt sein. Da liegt bis jetzt noch vieles im Argen.

Genauso kann ich nachvollziehen, dass man sich gegen die Überwachung sträubt. Aber es heißt ja nicht, dass die Rohdaten, für die ich mich so begeistere, von jedem persönlich wahrgenommen und interpretiert werden müssen. Schließlich ist mir ja auch nicht bewusst, was die allermeisten meiner natürlichen Sinnesorgane permanent an das Gehirn melden. Es reicht, wenn allein der digitale Zwilling all diese Informationen kennt und daraus kleine handliche, allgemeine Lebenshilfetipps für mich ableitet.

Auch hier schenken uns Wissenschaft und Technik neue Möglichkeiten. Früher bin ich immer die gleichen Runden gelaufen, damit ich die Zeit stoppen und so mein Training überprüfen konnte. Eine Verbesserung sah ich nur, wenn ich schneller geworden war. Heute kann ich laufen, wie und wo und so schnell ich will. Der Tracker misst die Strecke und berechnet aus meinem Tempo und den Kreislaufdaten einen Index. War ich langsam, hatte dabei aber einen niedrigen Puls, ist der Index besser als bei einem schnellen Lauf mit viel zu hoher Herzfrequenz. Ich habe durch die Messung und algorithmische Begleitung meines Trainings heute also mehr Freiheiten als früher.

Auch ältere Menschen dürfen aufatmen. Eine Analyse der Daten von 16 741 Frauen im mittleren Alter von 72 Jahren hat ergeben, dass diese keine 10 000 Schritte am Tag gehen müssen, um länger zu leben als andere. Dieser Wert scheint veraltet. Von den Frauen, die im Durchschnitt 2700 Schritte oder weniger täglich machten, verstarben im Laufe der Studie die meisten. Die Todesrate sank dann bis zu einem Wert von 7500 Schritten stetig. Aber jene Frauen, die noch mehr Strecke zurücklegten, hatten zumindest keinen Überlebensvorteil mehr.[74] Wer derzeit die eigenen Schritte zählt, denkt oft, er müsste dadurch mehr tun als früher und würde so unfrei. Tatsächlich kann das Resultat der Kontrolle aber der neuen Studie zufolge auch darin bestehen, dass weniger genauso gut ist. Das Zählen der Schritte erledigt inzwischen übrigens jedes schlaue Telefon halbwegs korrekt.

Der Schweizer Systembiologe Ernst Hafen hat für die Ablehnung vieler Menschen, aber auch der Medizin, gegenüber den Aktivitätstrackern wenig Verständnis. Warum setze man zur Qualitätskontrolle nach einer Hüftoperation zum Beispiel nicht Schrittzähler ein? »Da sieht man sofort, ob alles gut läuft«, sagt Hafen, »das macht man doch auch mit jedem Airbus so: Man misst, so gut es geht, ob er auch wirklich richtig fliegt.«

Wie bereits erwähnt: Es wird natürlich nicht bei Fitnessarmbändern allein bleiben. Kaum vorstellbar, was mehrere solcher Traglinge insgesamt erfassen könnten, befänden sie sich nicht nur am Handgelenk, sondern auch eingenäht oder eingewebt in unsere Kleidung, als Zwischenschicht in der Schuhsohle, aufgeklebt an irgendwelchen Stellen auf der Haut, integriert ins Brillengestell oder wo sonst man diese Dinger eines Tages unterbringen wird – und heute auch schon unterbringen kann.

Kaum vorstellbar auch, wie umfassend die aus den systembiologischen Algorithmen resultierenden Empfehlungen sein dürften, wenn sie neben all den Daten aus all den vielen Omik-Techniken auch noch via diverser herumzutragender Sensoren mit aktuellen Informationen über unseren Körperzustand gefüttert werden.

Schon heute lassen sich mit dem richtigen Gerät ganze Elektrokardiogramme erstellen. Oder man kann kontinuierlich seinen Blutdruck, den Blutzuckerspiegel oder den Blutsauerstoffgehalt überwachen und vieles mehr.[75]

Wir dürften von den resultierenden Anweisungen jedenfalls profitieren, ohne dass wir in der Regel auch nur eine wirklich extreme, belastende Lebensumstellung zulassen müssten, vielleicht sogar, ohne dass wir auch nur irgendeinen Zwang empfinden würden. Weil das System an so vielen Stellen zugleich ansetzen würde, weil es vielleicht auch nur auf wirklich wichtige Dinge reagierte, genügte vermutlich eine Vielzahl kleiner unterschwelliger und regelmäßiger Tipps, die uns der vom digitalen Zwilling gesteuerte Gesundheits-Navigator nebenbei anbietet, um uns auf dem rechten Weg zu halten.

Wir müssten dabei vermutlich auch nicht jeden einzelnen Hinweis beherzigen. Wichtig wäre, das System – also uns – von seinen Kipppunkten fernzuhalten, nicht irgendeinen ultraperfekten Idealzustand anzustreben. Die allermeisten von uns sind ja keine Leistungssportler. Ich glaube, all das wird deutlich angenehmer, zwangloser und weniger dogmatisch sein als das Leben, das uns heutige Ratgeberliteratur für gewöhnlich vorschreibt.

»Winners are made of blood, sweat and data«, lautet ein Spruch, mit dem Fitnesstracker beworben werden. Möchten wir nicht alle zu den Gewinnern zählen, wenn es so weit ist?

Wer bin ich?

Wer bin ich? Wer werde ich sein? Wie wurde ich, wer ich bin? Wie entsteht meine Persönlichkeit? Was hat die Psyche mit meiner Gesundheit zu tun und umgekehrt? Zumindest in der westlich geprägten Welt, die das Individuum so gerne in den Vordergrund rückt, werden solche Fragen zunehmend gestellt. Und ganz ehrlich: Wen würden die Antworten nicht interessieren?

Es ist das ewige »Wo komme ich her – wo gehe ich hin?«, das uns fast alle fasziniert. Wie gut also, dass die verschiedenen Wissenschaften derzeit immer bessere Antworten finden. Unter Biolog*innen tragen Hirnforscher*innen sehr viel dazu bei. Sie ermitteln, wie sich das Gehirn im Laufe des Lebens entwickelt und verändert, welche Region für welche Aufgaben zuständig ist, wie wir Erinnerungen formen, oder wie wir wieder vergessen.

Zudem gibt es die Biopsycholog*innen, die den biologischen Ursachen der menschlichen Psyche auf den Grund gehen. Schon der Name ihres Fachs verrät, dass sie sich der Schnittstelle zwischen Biologie und Psychologie verschrieben haben. Und auch die allgemeine Psychologie sowie die Soziologie tragen ihren Teil zur Aufklärung des Werdens und Wandelns unserer Persönlichkeit bei. Logisch, denn die Fächer erkunden, was uns verändert, antreibt und bewegt – mal auf der individuellen, mal auf der gesellschaftlichen Ebene.

Die Medizin findet natürlich ebenfalls Antworten, allen voran die Psychiatrie und die Neurologie. Sie sind immer dann gefordert, wenn das Nervensystem erkrankt. Und zu guter Letzt hilft sogar die Molekularbiologie, vor allem die Epigenetik. Sie erforscht das Gedächtnis der Zellen und findet so heraus, wie es Lebensereignissen gelingt, uns mitunter für den Rest des Lebens zutiefst zu prägen.

Die Frage nach unserer Persönlichkeit ist also eine der multidisziplinärsten Angelegenheiten der modernen Wissenschaft. Und ich wage an dieser Stelle einfach die Prognose: Es wird die Systembiologie sein, die den Streit zwischen all den Disziplinen beenden wird. Ist sie doch selbst aus ihrer Natur heraus vollkommen multidisziplinär angelegt. Indem sie die Erkenntnisse aus all den verschiedenen Fachgebieten in ihre Modelle integriert, wird sie deren Positionen versöhnen. Damit wird sie aber auch viel besser als jede der auf sich alleine gestellten Einzeldisziplinen die entscheidende Frage klären können: Wie werden wir, wer wir sind?

Die vielen verschiedenen Datenquellen, die ich in diesem Kapitel bisher geschildert habe, helfen dabei, uns in unserer Umgebung als biologisches System abzutasten, zu beschreiben, einzuordnen, irgendwie zu fassen zu bekommen. Sie helfen uns, uns selbst zu berechnen.

Doch das Sensorium der Gesundheit wäre unvollständig ohne zusätzliche Angaben zur psychologischen Verfassung und zu den sozialen Verbindungen. Unsere Vergangenheit, das Leben der Vorfahren, unser Umfeld und die Kontakte zu anderen Menschen sind essenzieller Bestandteil unserer Biologie. Auch sie finden dort ihren Niederschlag. Digitale Zwillinge werden sich ohne Angaben zu diesen Bereichen schwer damit tun, zuverlässige Prognosen zu erstellen. Gesundheits-Navis werden ohne Tipps zur Geselligkeit, zum gezielten psychologischen Coaching, zum personalisierten Stressabbau, zum Schlafverhalten und zum allgemeinen seelischen Wohlbefinden einen Großteil ihres Potenzials verschenken.

Wo die Daten dabei herkommen sollen, zeichnet sich längst ab. Da wäre zum Beispiel das tragbare Magnetenzephalographie-Gerät, das misst, welche Abschnitte des Gehirns gerade aktiv sind und welche nicht. Ich hatte es im dritten Kapitel vorgestellt.[76] Aktivitätstracker werden auch ihren Teil zur soziopsychologischen Datensammlung beitragen. Oder es sind epigenetische Veränderungen von Immunzellen im Blut, die Rückschlüsse darauf zulassen, ob eine Psychotherapie erfolgreich war oder nicht. Erste wichtige Studien, die zeigen, dass diese Art von molekularem Biomarker zur Begleitung von Psychotherapie tatsächlich funktioniert, existieren bereits.[77] Selbstverständlich müssen Epigenetiker*innen noch viel mehr vergleichbare Strukturen und Tests entdecken. Das ist wie so vieles im Zeitalter der Systembiologie eine riesige Aufgabe, die noch viel Geld und Zeit verschlingen wird, sich aber garantiert auszahlen wird.

Auch die Biopsychologie hat eine Reihe von Methoden entwickelt, wie man Persönlichkeitsmerkmale objektiv ermitteln kann. So messen Psycholog*innen auf aller Welt nach dem gleichen, Trierer Stresstest genannten Verfahren, wie anfällig jemand für sozialen Stress ist.[78] Dabei müssen Menschen in einem geregelten Setting standardisierte Aufgaben bewältigen. Die Testpersonen werden einer Art Prüfungs- oder Bewerbungssituation ausgesetzt. Die Prüfer schauen betont neutral. Parallel dazu messen die Psycholog*innen fortlaufend den Stresshormongehalt im Speichel oder Blut, Veränderungen des Herzschlags und des Blutdrucks und viele andere Daten, die bei einer kontinuierlichen systembiologischen Datenerfassung von Menschen ohnehin anfallen würden.

Entscheidend ist dabei, wie rasch und stark vor allem das Hormon Cortisol während der Testsituation ansteigt, aber auch, wie schnell der Stress nach Beendigung der Prüfung wieder verfliegt. Könnte man den Stress von Menschen in Zukunft tatsächlich via Spezialkontaktlinsen, Smartphones und Cortisolspiegel in der Tränenflüssigkeit in Echtzeit registrieren, würde das den Trierer Stresstest natürlich sehr erleichtern – und in manchen Fällen vielleicht sogar überflüssig machen.

Ähnliche Tests gibt es natürlich auch für viele andere psychologische Eigenschaften. Man denke nur an den berühmten Marshmallow-Test, genauer Delay-of-Gratification-Test – Belohnungsverzögerungstest könnte man auch sagen. Damit messen Forscher*innen vor allem bei Kindern, wie sehr sie sich bereits selbst kontrollieren können. Der US-amerikanische Psychologe Walter Mischel stellte schon vor fast fünfzig Jahren Vierjährige vor die schwierige Aufgabe, mit einem Marshmallow, den sie jederzeit essen dürfen, alleine in einem Raum zu bleiben, bis eine freundliche Betreuerin zurückkehrt. Was man ihnen zuvor in Aussicht stellt: Wenn sie es schaffen, auf die Süßigkeit zu verzichten, werden sie hinterher mit einem zweiten Marshmallow belohnt.[79]

Eine Reihe anderer Eigenschaften lassen sich mithilfe standardisierter Fragebögen sowie Befragungen und Gesprächen ermitteln. Sie gehörten schon immer zu den wichtigsten Werkzeugen von Psycholog*innen und Soziolog*innen. Kniffliger wird es, zuverlässige Informationen über unsere Kindheit und vielleicht sogar die Zeit vor der Geburt und Zeugung zu erhalten. Auch hier könnten eines Tages epigenetische Veränderungen als Biomarker taugen. Schon heute gibt es jedenfalls zahlreiche Hinweise, dass die sogenannte perinatale Prägung – also die Einflüsse aus den Monaten bis Jahren vor und nach der Geburt – sich in den molekularen Veränderungen an und neben den Genen niederschlägt.

Erwachsene, die eine längere Periode ihrer Kindheit zu Zeiten des Ceauşescu-Regimes unter fürchterlichen Bedingungen in rumänischen Heimen verbringen mussten, haben messbar andere Epigenome in ihren Mundschleimhautzellen als Altersgenossen, die nur kurz in diesen Heimen waren oder in kindgerechteren Einrichtungen aufwuchsen.[80] Erleben Kleinkinder starke Gewalt, schlägt sich das Trauma auch in den nebengenetischen Strukturen ihrer Blutzellen nieder.[81] Und ähnliche Veränderungen messen Forscher*innen sogar, wenn die Mutter während der Schwangerschaft immer wieder vom Partner schwer misshandelt worden ist.[82] Selbst wiederholte Gewalterfahrungen der Großmutter mütterlicherseits scheinen epigenetische Spuren bei den Enkeln zu hinterlassen.[83]

Die meisten dieser Studien sind noch klein, aber in der Summe lassen sich daraus erste Grundmuster ableiten: War der Stress in der Zeit im Mutterleib oder den ersten Lebensmonaten toxisch, also sehr stark oder sehr anhaltend, resultiert daraus kurzfristig eine überempfindlich anspringende oder den Stress wieder verzögert abbauende biologische Stressreaktion. Als eine der langfristigen Folgen kann die akute Stressreaktion derart geprägter Menschen hingegen abgeschwächt oder abgestumpft sein. Letztlich steigt das Risiko für Stresskrankheiten an – also für nahezu alle psychischen Leiden sowie Diabetes, starkes Übergewicht, Krebs, Herz-Kreislauf-Krankheiten und viele Leiden mehr.[84]

Psychologie, Soziologie, Biologie – endlich unzertrennlich

Selbstverständlich wird es auch molekularbiologisch messbare Strukturen geben, die auf eine besonders positive, fördernde Kindheit hindeuten. So ist die Resilienz der Menschen – also ihre psychische und körperliche Widerstandskraft – sehr unterschiedlich. Die einen werden bereits durch Kleinigkeiten aus der Bahn geworfen. Andere überstehen sogar mehrfache Traumatisierungen ohne nachhaltigen Schaden. Auch dafür sind vermutlich von den Eltern geerbte genetische Faktoren verantwortlich, gemeinsam mit Erlebnissen aus der frühen Kindheit und dem späteren Leben. Selbst die Zeit im Mutterleib und Erfahrungen der Eltern scheinen erneut eine Rolle zu spielen.[85]

Für manche können Krisen also durchaus zu Chancen werden. Es sind die »Erlebnisse der positiven Überwindbarkeit von Belastungen«, die unsere Widerstandskraft auf Dauer stärken, sagt der Resilienz-Experte Klaus Fröhlich-Gildhoff. Er spricht von »Schutzfaktoren«, die sich im Laufe unserer Entwicklung aufbauen und bei Erwachsenen regelrechte Wunder vollbringen können: Lernen wir bereits im Kindergartenalter, mehr oder weniger ausgeprägte Belastungen selbstständig zu überwinden, »erwerben wir soziale Kompetenz und gehen auch später entspannter mit Stress um«, sagt der Freiburger Kinder- und Jugendpsychologe.[86] Vieles spricht also dafür, dass wir lebenslang an unserer Resilienz arbeiten können – und dass Daten, die helfen, diese Prozesse zu beschreiben, für die Systembiologie wichtig sind.

Der Ende 2018 verstorbene Biopsychologe Dirk Hellhammer betonte immer wieder: »Vor- und nachgeburtliche Belastungen sind mit Abstand der größte Risikofaktor für später im Leben auftretende stressbezogene Gesundheitsstörungen.« Sein Lebensthema war die konzeptuelle Psychobiologie. Hinter diesem sperrigen Begriff verbirgt sich der Versuch, auf der Basis des stetig wachsenden Wissens über biologische Zusammenhänge möglichst systematische und umfassende Konzepte psychologischer Zustände zu entwerfen und zu überprüfen.

Kein Wunder, dass Hellhammer mehrere wichtige Werkzeuge schuf, die in Zukunft dabei helfen dürften, psychologische Erkenntnisse in die Systembiologie zu integrieren. Letztlich hat Hellhammer immer systemisch gedacht und wollte seine Patient*innen so individualisiert wie irgend möglich therapieren. So entstand aus diesem Denken heraus nicht nur 1993 der Trierer Stresstest. Im Jahr 1999 entwickelte Hellhammer »Neuropattern«, ein vergleichsweise einfaches Verfahren, mit dem Ärzt*innen und Psycholog*innen auch im beruflichen Alltag mithilfe von Fragebögen, Speicheltests und dem Erfassen von Herz-Kreislauf-Werten möglichst detaillierte Daten über die Art und Intensität des psychobiologischen Stresses ihrer Patienten und Klienten erhalten.

Darüber hinaus entwarf der Stressforscher auch noch einen neuartigen Ansatz zur Entwicklung personalisierter Therapien von Stresskrankheiten. Betroffene werden dabei zunächst nach einer Reihe klar definierter Kriterien einem von zahlreichen sogenannten konzeptuellen Endophänotypen zugeordnet. Die Psycholog*innen berücksichtigen bei ihren Patient*innen sowohl molekularbiologische Informationen über geerbte Genvarianten oder epigenetisch gespeicherte Anweisungen zur Genregulation als auch die aktuelle Stressanfälligkeit und psychische Belastung sowie Angaben zu frühkindlichen Erfahrungen und vieles mehr.

Je nachdem, zu welchem der verschiedenen Endophänotypen ein Patient schließlich gehört, wird eine auf diesen Typ abgestimmte, individualisierte Therapie empfohlen.[87]

An diesem Punkt schließt sich der Kreis: Egal wie viele Daten die Systembiologie eines Tages auswerten und in ihren Algorithmen berücksichtigen wird, egal aus welchem mehr oder weniger fernen Winkel der Geistes- wie der Naturwissenschaften diese Daten stammen, ob aus der Psychologie, Soziologie, Kulturwissenschaft, Biologie, Anthropologie, Medizin oder Biochemie: Auf der Ebene des Erscheinungsbildes, des individuellen Lebens und des Phänotyps, tragen sie alle zum Gesamtbild bei. Sie alle werden gebraucht, damit die Prognosen so persönlich und zuverlässig sein werden wie irgend möglich.

Die vielen grundverschiedenen wissenschaftlichen Disziplinen, die derzeit noch immer so gerne aufeinander herabblicken, werden vereint sein. Sie alle werden Daten liefern. Sie alle werden helfen, das biologische System Mensch zu vermessen und zu rekonstruieren. Sie alle werden es auf ihre Weise tun. Sie alle werden gleich bedeutend oder gleich unbedeutend sein.

Und die Systembiologie wird daraus ein Leben in Gesundheit kalkulieren.

Kapitel 5

Das Ende der Medizin? Der Anfang der Gesundheit!

»Vitalität und Leben werden durch Beziehungen gemacht. Sie entstehen durch Beziehungen, die Beziehungen aufbauen, die Beziehungen aufbauen und so weiter.«

Nora Bateson[1]

»Die Ära der paternalistischen Medizin, in der die Ärzte alles besser wissen und die Patienten froh darüber sind, sie zu haben, ist beendet.«

Michael Specter[2]

Aus der Krise gerechnet

Es ist Ende April 2020, mitten in Europa und mitten in der ersten Welle der Coronakrise. Endlich gehen hier die Zahlen zurück. Jeden Tag werden in Deutschland etwas weniger Menschen positiv auf das Virus SARS-CoV-2 getestet, und es sterben auch immer weniger Menschen daran. Gleichzeitig wächst die Ungeduld vieler Bürger*innen angesichts der schon sechs Wochen anhaltenden psychischen und wirtschaftlichen Belastung, die der Shutdown mit sich bringt.

Obwohl die Beschränkungen bereits ein wenig gelockert wurden, wollen viele Menschen mehr. Manche fordern sogar, man solle ausschließlich die Risikogruppen – also Ältere und Menschen mit Vorerkrankungen – isolieren und allen anderen ein normales Leben ermöglichen. Diese Forderung wird während des zweiten Shutdowns im Herbst und Winter sogar noch lauter werden. Am weitesten geht im April der Tübinger Oberbürgermeister Boris Palmer, als er im Frühstücksfernsehen des Senders SAT.1 sagt: »Wir retten in Deutschland möglicherweise Menschen, die in einem halben Jahr sowieso tot wären.«

Später entschuldigt er sich für diese Worte und fühlt sich missverstanden. Aber die grässliche und herzlose Diskussion ist in der Welt. Vor allem im Internet tobt eine hitzige Debatte darüber, wie viel eine Gesellschaft als ganze wohl ertragen könne, wenn sie versuche, das Leben Einzelner zu schützen. Ganz abgesehen davon, dass jedes menschliche Leben gleich viel wert ist: Es ist ohnehin unmöglich, die Vertreter*innen der Risikogruppen von der restlichen Bevölkerung zu trennen. Die allgemeinen Beschränkungen sind der beste Schutz für alle. Sie dienen eben nicht nur der Rettung älterer und kranker Menschen, sondern sichern auch das Wohlergehen der Allgemeinheit.

Vor allem aber sprechen wissenschaftliche Daten gegen das Argument all derer, die sich dem Tübinger Palmer anschließen. Modellberechnungen zeigen, dass die allermeisten Verstorbenen ohne die Infektion noch sehr viel länger gelebt hätten. Britische Forscher*innen rechnen vor, die männlichen Corona-Opfer hätten im Durchschnitt dreizehn, die weiblichen elf Jahre verloren – und das, obwohl dem Virus tatsächlich fast nur Menschen zum Opfer fallen, die bereits eine Krankheit haben.[3] Diese Krankheiten sind ohne Covid-19-Infektion offensichtlich nicht akut gefährlich.

Doch woher weiß man all das? Plötzlich scheint es überall auf der Welt Epidemiolog*innen und Virolog*innen zu geben. Und auch Systembiolog*innen sind auf einmal gefragt. Natürlich forschen all diese Menschen schon viel länger, aber erst jetzt interessiert sich auch die Öffentlichkeit für ihre Arbeit. Kein Wunder, denn die mathematischen Modelle werden dringend gebraucht. Sie zeigen, wie sich die Epidemie wahrscheinlich entwickeln wird und was das für Einzelne bedeutet. Dass auch Ältere und bereits Kranke, die am Coronavirus verstorben sind, ohne die Infektion sogar im Mittel viele weitere Jahre hätten leben können, ist eines dieser Resultate.

Wer das Problem systemisch betrachtet, erkennt sofort: Gegenwärtig haben fast alle Menschen ab einem gewissen Alter irgendein chronisches Leiden, angefangen bei Bluthochdruck über Herzschwäche bis zum Typ-2-Diabetes. Dennoch kann man heutzutage mit solchen Krankheiten noch sehr alt werden. Das gilt selbst für eine zunehmende Zahl von Krebserkrankungen. Offenbar sind viele kranke Menschen inzwischen äußerst gesund. (Sie erinnern sich: Für mich sind Krankheit und Gesundheit keine Gegensätze.) Dank der modernen Medizin senken Altersleiden die Lebenserwartung Betroffener nicht mehr zwingend. Es sei denn, es kommt ein neues Virus um die Ecke, gegen das noch keine Mittel gefunden worden sind und das für Menschen mit sogenannten Vorerkrankungen besonders gefährlich ist.

Offenbleibt zu dieser Zeit allerdings, wie rasch und wie stark man die Auflagen für die Gesellschaft insgesamt lockern kann, ohne eine zweite Infektionswelle anzustoßen. Kann man es verantworten, dass Kinder endlich wieder in die Schule oder Kita gehen? Dürfen Restaurants Gäste empfangen? Soll man in Alten- und Pflegeheimen wieder Besuche zulassen, Tennis-, Golf- und Spielplätze sowie große Kaufhäuser und Kirchen öffnen und so fort? Die große Frage ist: Was ist die beste Strategie, um aus der Krise herauszufinden? Später werden die Fachleute viele unserer Verhaltensweisen und Reaktionen auf die Verordnungen mithilfe der Mathematik simulieren und damit ihre Modelle verfeinern. Auf die zweite Pandemiewelle ab November sind sie deshalb bereits besser vorbereitet und warnen frühzeitig. Der Shutdown, der in Deutschland ohnehin weniger extrem war als in vielen anderen Ländern, fällt beim zweiten Mal jedoch zu moderat aus und muss mehrfach verschärft werden. Die meisten Modellierer*innen hatten genau das vorhergesagt.

Doch zurück in den April: Politiker*innen hören sich die Aussagen der Expert*innen an. Und schließlich kommt die große Stunde der Mathematik. Oder genauer: der Systembiologie. Die vier größten deutschen Forschungsgemeinschaften (Helmholtz Gemeinschaft, Fraunhofer Gesellschaft, Max-Planck-Gesellschaft und Leibniz Gemeinschaft) veröffentlichen ein gemeinsames Statement mit dem Titel »Adaptive Strategien zur Eindämmung der

Covid-19-Epidemie«.[4] Die Hauptautor*innen stammen aus jeweils einer der Gemeinschaften. Alle leiten ein Institut oder eine Arbeitsgruppe. Es sind der Braunschweiger Systembiologe Michael Meyer-Hermann, die Bremer Statistikerin und Soziologin Iris Pigeot, die Göttinger Physikerin Viola Priesemann und die Mathematikerin Anita Schöbel aus Kaiserslautern. Unterstützt werden sie von der Max-Planck-Covid-19-Modellierungs-Gruppe und der Helmholtz-Initiative »Systemische Epidemiologische Analyse der Covid-19-Epidemie«.

Entscheidend ist, das bisherige Fortschreiten der Epidemie in all seiner Komplexität durchzurechnen und Prognosen aufzustellen, wie sich das Geschehen unter bestimmten Bedingungen jeweils weiterentwickeln dürfte. Dabei werden verschiedene Annahmen zu möglichen Maßnahmen gemacht. Es wird kalkuliert, wie man mit den geringsten negativen Folgen ein höchstes Maß an Lockerungen erreichen kann.

Es geht also um das präzise Beobachten biomedizinischer Prozesse und der Beziehungen zwischen diesen Prozessen über die Zeit. Es geht um deren mathematische Beschreibung, und es geht um die Kalkulation möglichst zuverlässiger Prognosen. Das ist Systembiologie. Und sie funktioniert.

Zunächst verwerfen die Autor*innen die Vorstellung, man könne das Virus einfach auslöschen. Auch das Konzept der sogenannten Herdenimmunität, kontrollierte Durchseuchung genannt, komme nicht in Frage. Danach sollten die Risikogruppen so lange isoliert werden, bis unter den anderen Menschen so viele wegen einer überstandenen Infektion immun sind, dass die Epidemie ganz von alleine zum Erliegen kommt. Dabei würden »selbst bei optimistischen Schätzungen« zu viele Menschen sterben, es dauere viel zu lange, und man müsse dennoch »harte Einschränkungen aufrechterhalten«, folgt aus den Gleichungen der Wissenschaft.

Nimmt man zum Beispiel in einem optimistischen Szenario an, es seien bereits ein Drittel der Bevölkerung immun gegen das Virus und es würden nur 56 von 10 000 Menschen am Infekt sterben, steckten sich im Laufe der Zeit rund 40 Millionen Deutsche an und mehr als 200 000 stürben. Auf dem Höhepunkt der Epidemie benötigten die Krankenhäuser 100 000 Betten auf Intensivstationen. Gäbe es noch keine Grundimmunität, müsste man sogar mit 300 000 Toten rechnen und bräuchte bis zu 125 000 Intensivbetten.[5]

Es reicht also nicht, nur darauf zu setzen, dass die Bevölkerung nach und nach immun wird. Die »einzig sinnvolle Strategie« sei derzeit die »konsequente Eindämmung von SARS-CoV-2«, schreibt das Expert*innenteam. Man müsse dazu die Zahl der Neuinfektionen zunächst weiter senken. Dann könne man die »umfangreichen Kontakteinschränkungen durch effiziente Kontaktnachverfolgungen ersetzen«.

Will sagen: Zunächst nur wenig lockern und gleichzeitig ein Verfahren entwickeln, wie sich die Bewegungen der Menschen und ihrer Kontaktpersonen möglichst gut nachvollziehen lassen. Gebe es nur noch so wenige Neuinfektionen, dass man fast alle mithilfe der neuen Technik oder einem intensiven Einsatz der Gesundheitsämter nachverfolgen könne, genüge es, die Kontaktpersonen infizierter Menschen unter Quarantäne zu stellen. Der Rest der Bevölkerung könne wieder einem weitgehend normalen Leben nachgehen.

Letztlich folgen die meisten europäischen Länder ungefähr diesem Szenario. Anders als in den USA, wo man viel zu früh und viel zu stark lockert, gehen die Zahlen der Neuinfektionen daraufhin auch deutlich zurück.

In Deutschland stagniert die Epidemie zunächst auf damals recht hoch erscheinendem Niveau von rund 900 täglichen Neuinfektionen und nimmt dann aber tatsächlich den systembiologisch vorkalkulierten Verlauf. Wäre es nach der Systembiologin Viola

Priesemann und ihrem Kollegen Michael Meyer-Hermann gegangen, hätten die Politiker*innen die Anti-Corona-Maßnahmen zwar erst etwas später lockern sollen, aber die Bevölkerung war offenbar zunächst vernünftig genug.

Das Fortschreiten der Epidemie wird von nun an vor allem regional überwacht. Steigen die Zahlen in einem Landkreis an, greifen dort wieder verschärfte Kontaktbeschränkungen. Bei der Kontaktverfolgung hilft schließlich – zumindest ein wenig – die Corona-Warn-App. Sie registriert anonym und freiwillig, ob man mit infizierten Menschen in Berührung gekommen ist, und empfiehlt im Zweifel, sich einem Coronatest zu unterziehen.

Auch die zweite Welle, die binnen weniger Wochen sehr viel höhere Infektionszahlen bringen wird als die erste, kündigen die Systembiolog*innen frühzeitig an. Schon Anfang bis Mitte Oktober fordern sie erneute landesweite einschneidende Maßnahmen zur Verringerung von Kontakten zwischen den Menschen. Die Entscheidungsträger*innen reagieren leider zu schwach und erst Anfang November, als die Zahlen wie prognostiziert erneut deutlich in die Höhe gegangen sind. Hätten sie der Mathematik vertraut und auf die Prognosen der Systembiolog*innen gehört, wäre vielen Menschen Leid erspart geblieben.

Parallel arbeiten Wissenschaftler*innen fieberhaft daran, Medikamente und Impfstoffe gegen das Coronavirus zu entwickeln. Im Dezember und Januar werden die ersten Impfstoffe zugelassen. In ganz Europa und anderswo starten Impfprogramme zunächst bei über 80-Jährigen und medizinischem Personal.

Vieles ist beim Schreiben dieser Zeilen noch offen. Eines ist aber längst klar: Auch wenn es noch mehr hätten sein können, so haben die systembiologischen Modelle dennoch viele Menschenleben gerettet. Und ohne biomedizinische Gegenmittel wird eine vollständige Rückkehr ins normale Vor-Corona-Leben auf viele Jahre unmöglich bleiben.

Der Schritt, der die Medizin überflüssig macht

Patient*innen werden an Stärke und Entscheidungsfähigkeit gegenüber den Ärzt*innen und anderen Medizin-Expert*innen gewinnen, prophezeite der US-amerikanische Genetiker und Buchautor Eric Topol bereits im Jahr 2015 in einem Buch über sein Lieblingsthema, die digitale Medizin: »Der Anteil der Personen, die über ihre eigenen medizinische Daten verfügen und diese auch verstehen, liegt zwar noch im einstelligen Bereich«, schrieb Topol, aber das werde sich schon bald ändern. Eines Tages würden Patient*innen und Fachleute vielleicht sogar auf Augenhöhe miteinander umgehen. Beide hätten dann die gleichen Gesundheitsinformationen zur Verfügung ebenso wie das Wissen, diese zu interpretieren.[6]

Das klang damals arg utopisch. Und dennoch sind wir diesem Zustand heute schon ein wenig näher gekommen. Tracker aller Art und die Diagnostik via Mini-Laboren und schlauen Telefonen spielen eine immer größere Rolle. Im Jahr 2019 zeigt sich der Genetiker Topol deshalb noch viel überzeugter, eine optimierte Daten-Medizin werde in absehbarer Zeit zum Beispiel chronische Krankheiten verhindern helfen.

Das sei »der größte unerfüllte Traum im Gesundheitswesen«, schreibt er in einem Artikel für die Fachzeitschrift *Science Translational Medicine*. Darin blickt er – immerhin einer der weltweit führenden Experten für dieses Gebiet – einmal mehr auf die Fortschritte der digitalen Medizin zurück: Diese habe im Jahr 2007 mit der Einführung der ersten Smartphones begonnen und seitdem eine beispiellose Erfolgsgeschichte geschrieben. Stolz präsentiert der Genetiker, was er ein medizinisches Selfie nennt: Ultraschallaufnahmen seiner eigenen Organe, aufgenommen mit einem schlauen Telefon und einer Ultraschallsonde. Egal ob Schilddrüse, Herz, Lunge, Hauptschlagader oder Gallenblase: Alles lässt sich gut erkennen.[7]

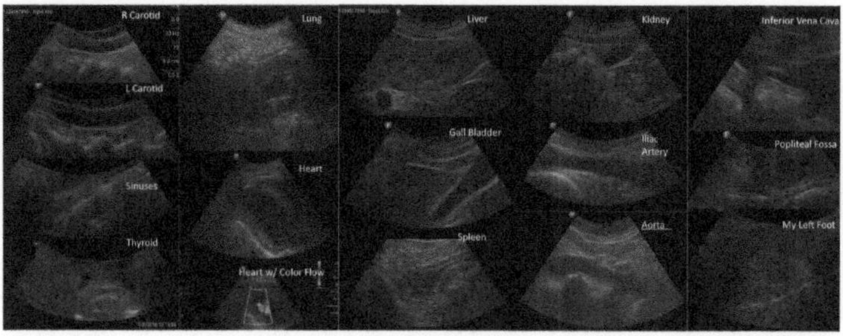

Eric Topols »medizinisches Selfie« von verschiedenen Geweben. Er benutzte dafür ein Smartphone, das an eine Ultraschallsonde angeschlossen war. Die Qualität der Bilder entspricht angeblich jener von Aufnahmen eines klinischen Ultraschallgeräts.

Als weiteres positives Beispiel führt Topol eine Studie mit 1147 Asthmatiker*innen und Patient*innen mit der Lungenkrankheit COPD aus Kentucky, USA, an, die am digitalen Gesundheitsprogramm AIR Louisville teilnehmen.[8] Die Patient*innen benutzen spezielle Inhalationsgeräte, die ihre Benutzungsdaten permanent und kabellos an Gesundheitswissenschaftler*innen senden. 1,2 Millionen Daten flossen bereits in die Analyse ein, darunter Informationen über 251 000 Inhalationsstöße. Daraus kalkulierten die Statistiker, wann, wo und warum die Menschen zum Akut-Medikament griffen und verknüpften die Daten mit Angaben zu den jeweiligen Umweltbedingungen.

Auf der Basis dieser Daten wurden gezielt Bäume gepflanzt, Verkehrsströme umgeleitet, die Betroffenen vor gefährlichen Uhrzeiten und Regionen gewarnt und weitere politische Maßnahmen ergriffen, die den Patient*innen eine bessere Luftqualität verschafften und sie vor gefährlichen Situationen bewahrten. Mit dem Ergebnis, dass die Asthmatiker*innen um 78 Prozent seltener die Inhalatoren einsetzen mussten und fast doppelt so viele symptomfreie Tage hatten wie zuvor. Was besonders überzeugt: Die Maßnahmen scheinen nachhaltig zu sein. Neuere Daten von der Internetseite des Programms fallen jedenfalls noch etwas besser aus als die 2018 im Fachblatt *Health Affairs* veröffentlichten ersten Zahlen.[9]

In Louisville befindet man sich offensichtlich nicht mehr nur am Anfang des neuen Zeitalters der Systembiologie. Dort ist man schon mittendrin. Wenn das Netzwerk der Beziehungen, das mein Leben ist, sogar die Bäume und Parks auf dem Weg zur Arbeit umfasst und die Menge der LKWs, die durch mein Wohnviertel fahren, dann sind wir als Gesellschaft in Sachen Gesundheitsverständnis bereits sehr weit gekommen. Wir haben begriffen, was Gesundheit eigentlich ist: Die Fähigkeit, sich anzupassen – inklusive der Fähigkeit, den Lebensstil sowie die Umwelt im Interesse der Gesundheit zum Besseren zu verändern.

Doch nicht alle Studien zur digitalen Medizin sind so erfolgreich oder überzeugend wie AIR Louisville. Ähnlich wie bei den ersten Anwendungen von Künstlicher Intelligenz in der Biomedizin müssen das Studiendesign und die verwendeten Daten höchste Qualitätsansprüche erfüllen, damit dieser Zweig weiter vorankommt. Die grundsätzlichen Regeln der evidenzbasierten Medizin, die immer nach den bestmöglichen Methoden verlangt, um Fehler zu vermeiden, müssen natürlich auch für die Systembiologie und die zukünftige Präzisionsmedizin gelten. Leider ist das bisher nicht immer der Fall.[10]

Ist es so weit, wird die Systembiologie zwangsläufig immer besser werden. Sie wird dann auch nicht nur chronischen Krankheiten entgegenwirken. Auch Epidemien dürften früher erkannt und effektiver unterdrückt werden. Viele andere Krankheiten werden große Teile ihres Schreckens verlieren.

Der deutsche Buchautor Thomas Schulz schreibt in seinem Buch *Zukunftsmedizin* in Bezug auf Krebs, für dessen Bekämpfung eine frühe Erkennung besonders wichtig sei: »Wir müssen nur die

Daten unserer eigenen Biologie nutzen. Und das heißt: den eigenen Körper konstant beobachten, kontinuierlich Daten erheben und diese (...) genauso kontinuierlich analysieren – um dann umgehend zu intervenieren, wenn etwas schiefzulaufen beginnt.«[11]

Wenn Schulz dabei nur auf vermehrte Früherkennung setzt, ist das allerdings zu wenig. Gerade bei den aggressivsten Krebsarten kommt diese oft zu spät. Hinzu kommt, dass sie immer auch Tumore entdeckt, die niemals gefährlich geworden wären. Menschen, die die Medizin nicht mehr retten kann, erfahren deshalb unnötig früh von ihrem Schicksal und müssen vielleicht sogar viele nutzlose und langwierige Therapien ertragen. Parallel werden andere Menschen gegen Krebs behandelt, bei denen das gar nicht nötig gewesen wäre.[12]

Es geht also nicht nur darum, immer mehr Daten mit immer besseren Computern immer früher auszuwerten. Wir müssen zudem noch sehr viel besser als heute lernen, die persönliche Krankheit eines einzelnen Menschen zu lesen, diese im Idealfall gar nicht erst beginnen zu lassen oder sie, falls nötig, hochgradig gezielt zu behandeln. Oder anders ausgedrückt: Die frühe Diagnose – übrigens nicht nur von Krebs – muss immer mit einer individuellen biomedizinischen Systemanalyse verknüpft sein.

Auch hier gilt also: Damit das gelingt, wird die Wissenschaft noch sehr viel mehr Energie in die Aufklärung der Mechanismen der Krankheiten investieren müssen. Sich nur auf die Fortschritte der Computertechnik und die anwachsende Menge von Gesundheitsdaten zu verlassen, wird nicht reichen. Dass wir dabei bereits auf einem guten Weg sind, habe ich ausführlich im zweiten Kapitel geschildert.

Wenn wir Systembiologie auf diese Art verstehen, ist sie mehr als eine Zukunftsmedizin, sie ist auch mehr als bloße digitale Medizin, Datenmedizin oder personalisierte Medizin. Sie ist am ehesten das, was Systembiolog*innen heute selbst als Präzisionsmedizin bezeichnen. Aber in Wirklichkeit ist sie sogar noch mehr als das: Sie ist etwas, für das es noch gar keinen Namen gibt. Sie wird auf die genannten neuen Arten von Medizin folgen und diese weitgehend überflüssig machen.

Den Zustand, den wir dann haben, würde ich am ehesten als Leben in Gesundheit bezeichnen.

Wie aus Medizin Begleitung wird

Was aber wird von der Medizin bleiben, wie wir sie heute kennen? Ärzt*innen werden sich überwiegend um akute Verletzungen und Infektionen kümmern. Sie werden Menschen unterstützen, die wegen ihres Alters oder aufgrund einer Behinderung auf Hilfe angewiesen sind. Die meiste Zeit aber werden sie uns schlicht coachen und weitere Maßnahmen wie zum Beispiel Impfungen ergreifen, damit wir gar nicht erst erkranken oder mit einer unumgänglichen Krankheit möglichst gut leben.

Als gleichberechtigte Partner*innen werden die Ärzt*innen mit uns auf die vielen Gesundheitsdaten und ihre systembiologische Auswertung schauen. Sie werden die meiste Zeit also keine Mediziner*innen im klassischen Sinne mehr sein, sondern Berater. Sie werden uns zuhören und uns – im Zusammenspiel mit der Auswertung unserer eigenen Daten – Hinweise zur Ernährung, Bewegung, Entspannung, zu unserem Sozialleben und Schlafverhalten geben. Sie werden uns aufklären, wenn wir zu den hochindividuellen Ratschlägen unserer Gesundheits-Apps Fragen haben.

Zukünftige Ärzt*innen werden uns dabei helfen, den persönlichen Gesundheitsprozess zu steuern. Und neben Mediziner*innen werden das auch Psycholog*innen, Pflegekräfte, Hebammen, Bewegungs- oder Ernährungsberater*innen tun. Vielleicht sollte man sie einfach Gesundheitsbegleiter nennen. Bezahlt werden sie vom

Staat oder von den Krankenkassen, und zwar nach der Anzahl der beratenen Menschen oder der Zeit, die sie in die Gesundheit aller investieren.

Keinen Cent werden sie mehr aufgrund einer sogenannten Fallpauschale bekommen: weil ein Mensch mit einer bestimmten akuten Krankheit bei ihnen war und ihm etwas verschrieben oder er behandelt werden musste. Selbst solche Maßnahmen – so selten sie dann hoffentlich nur noch sein werden – können die Begleiter einfach über die aufgewandte Zeit abrechnen. Kosten für den Einsatz von Apparaten werden ihnen erstattet.

Viele medizinische und psychologische Probleme werden die Menschen sogar ohne fremde Unterstützung lösen können. Es ist wie mit der Corona-Warn-App und so vielen anderen Dingen im Leben: Wir gewinnen an Freiheit, indem wir selbst mehr Verantwortung übernehmen können. Denn dann werden wir uns in sehr vielen Situationen mithilfe unseres Gesundheits-Navis und des Anschlusses an das weltweite Datenverarbeitungs-, Rechen- und Informationsnetz selbst zu helfen wissen. Selbstverständlich muss es auch hier Assistent*innen geben, die jene beraten, die – aus welchen Gründen auch immer – Unterstützung dabei benötigen.

Hinzu kommt eine sehr viel zielgenauer und früher im Prozess der Krankheitsentstehung ansetzende Pharmakologie. Die Medikation wird individueller sein als heute. Sie wird häufiger vorbeugen als lindern, indem sie das biologische System unterstützt und nicht nur Symptome bekämpft – so, wie es Impfungen schon lange machen.

Auch die Wissenschaft wird sich verändern. Es wird nur noch eine allgemeine Wissenschaft vom Leben und Zusammenleben geben. Vielleicht ist es die schon heute existierende Disziplin der Gesundheitswissenschaften, die dieser Vision am nächsten kommt. Biologie, Psychologie, Medizin, Bioinformatik und Soziologie werden nicht länger konkurrieren, sondern arbeiten einander zu. Sie werden gemeinsam unsere systembiologisch gesteuerte Gesundheit erkunden und aufrechterhalten.

Die Grundlagenforschung, die all diese Disziplinen vereinen wird, sollte im Interesse ihrer Unabhängigkeit und damit sie nicht profitorientiert handeln muss, weitgehend öffentlich finanziert sein. Sie wird von der Einzelzellbiologie über die Biopsychologie und die vergleichende Gesellschaftswissenschaft bis zur Ökologie, Stadtplanung und Klimaforschung all die vielen elementaren Details liefern, die uns das systembiologische Vermessen unser aller Leben und die Gestaltung unserer Gesundheit immer mehr erleichtern werden.

Doch wird all das nicht zu teuer? Systembiologie kostet sehr viel Geld: die ganze Genomik, Epigenomik, Mikrobiomik, Proteomik, das Züchten von womöglich personalisierten Organoiden und Geweben, das unentwegte Erheben und Erfassen von Daten – von der Blutanalyse über die Befragung von Eltern und Großeltern bis zum Stresstest, die gigantischen Rechenzentren inklusive der Energie, die sie verbrauchen, der Aufwand, den es erfordert, dass dieser Energiehunger das Klima nicht zusätzlich belastet, und so fort.

Die reichen Länder können sich das vielleicht noch irgendwie leisten. Aber was machen die Länder des globalen Südens? Und wird es in den einzelnen Gesundheitssystemen zunehmend Menschen geben, die abgehängt sind? Wird Systembiologie ein Luxusgut für wenige sein? Vieles spricht dagegen.

Auch wenn Sie mir jetzt Naivität unterstellen: Sollte es nur ansatzweise gelingen, die Gesundheit aller Menschen so zu lenken, dass die meisten Krankheiten gar nicht erst auftreten, werden die Gesundheitssysteme überall auf der Welt so unfassbar viel Geld sparen, dass die Systembiologie selbst für die ärmsten Länder und Menschen finanzierbar wird. »Die Kosten für Gesundheit werden deutlich reduziert sein«, schätzt der Berliner Systembiologe Nikolaus Rajewsky, »wir werden in fünfzig Jahren viel besser darin sein zu beobachten, was genau in unserem Körper passiert.« Und daher werde man viele kleine, kaum spürbare frühzeitige Maßnahmen zur Erhaltung der Gesundheit ergreifen können.

»So, wie Medizin heute betrieben wird, muss sie extrem teuer sein. Sie ist extrem invasiv. Ich glaube, dass es deutlich billiger ist, den Menschen gut zu beobachten und früh zu intervenieren«, ergänzt Rajewsky. Genau das sei das Ziel der Systembiologie: »Es wird eine echte Entlastung geben für das Leiden, weil wir das Leben ein Stück weit vorhersagen werden.«

Die große Herausforderung wird also auch eine ethische sein: Es muss gelingen, die Mittel gerecht zu verteilen und alle Länder wie Menschen am großen Erfolg der Wissenschaft teilhaben zu lassen. Es darf nicht sein, dass einige wenige sich auf Kosten großer Teile der Weltgemeinschaft aus der Verantwortung stehlen oder sich womöglich skrupellos bereichern.

Medikamente und damit auch eine Pharma- und Gesundheitsindustrie werden wir natürlich immer brauchen. Irgendjemand muss ja die vielen Sensoren und Diagnostikmethoden herstellen, mit deren Hilfe die Systembiologie die nötigen Daten gewinnt. Irgendjemand muss die Sequenzierroboter bauen, die Mini-Labore und Reagenzien zum Aufarbeiten und Gewinnen der Proben und Biomarker, die Computer zum Berechnen der Gesundheitstipps, die Traglinge und was es sonst noch alles in dieser Richtung geben wird. Hinzukommen werden die vielen Substanzen, die gezielt und hochindividuell in unsere Biologie eingreifen, bevor einzelne Krankheiten überhaupt erst entstehen.

»Ich werde so froh sein, wenn die Sachen, die wir heute in der Grundlagenforschung machen, eines Tages auch in die Anwendung kommen«, sagt Rajewsky. Dazu gehöre auch, »dass daraus Produkte entstehen, die den Leuten wirklich helfen«. Und das ginge nun mal kaum ohne die Pharmaindustrie. Für sie entsteht derzeit ein neuer, großer Zukunftsmarkt. Der entscheidende Unterschied zu heute wird sein, dass uns die allermeisten biomedizinischen Mittel und Werkzeuge der Zukunft nicht heilen werden. Sie werden nicht gegen Krankheiten und Symptome gerichtet sein. Sie werden sehr viel besser sein: Sie werden uns dabei unterstützen, unser Leben zu verstehen. Sie werden dazu beitragen, unseren Gesundheitsprozess auf einer guten Bahn zu halten.

Datenschutz und Datenmacht

Obwohl die Corona-Pandemie ihren Anfang sehr wahrscheinlich in China nahm, ist dieses Land besonders gut durch die Krise gekommen. Das ist zweifellos positiv, aber es hat eine Schattenseite. Man schert sich dort kaum um Datenschutz, und die Maßnahmen zur Bekämpfung der Pandemie waren dort außerordentlich restriktiv. Beides wäre in demokratischen Ländern undenkbar gewesen. In Island ist die Nutzung einer Corona-App beispielsweise freiwillig, weshalb sie nur von vierzig Prozent der Bevölkerung eingesetzt wird. Deshalb trägt sie vergleichsweise wenig zur Bekämpfung der Pandemie bei.[13]

Auch in Deutschland waren die Bedenken groß, ob eine solche Software auf dem Smartphone nicht zu viele persönliche Daten preisgeben würde. Es dauerte daher bis zum Juni 2020, bis eine sogenannte Tracing-App zugelassen wurde, die lediglich anonymisierte Kontakte speicherte, keine Orte, keine Namen, nichts. Natürlich ist auch hierzulande ihr Einsatz freiwillig. Und auch hierzulande wurde die App anfangs nur von wenigen Menschen genutzt. Dennoch gelang es mit ihrer Hilfe, eine Menge unerkannter Infektionen aufzudecken und damit die Verbreitung des neuen Coronavirus zu bremsen.

Wieder einmal führt uns die Coronakrise also mitten hinein in dieses Buch über Systembiologie. Es ist nämlich eine der Meta-Debatten, mit der sich diese Wissenschaft dringend beschäftigen muss: Was geschieht mit den unendlichen Massen an persönlichen Gesundheitsdaten, die schon jetzt und in Zukunft noch viel mehr über uns Menschen registriert und gespeichert werden? Diese Daten sind hochsensibel. Und sie sind viel wert.

Praktisch alle großen Internet- und Computerkonzerne investierten Unsummen in Gesundheits-Apps, die Erfassung sowie den Handel mit Gesundheitsdaten und Kooperationen mit Pharmaunternehmen, schreibt Thomas Schulz in *Zukunftsmedizin*. Die Auswertung und der Handel mit Gesundheitsdaten sei einer der größten Zukunftsmärkte überhaupt. Schon heute sei »die Medizin eine globale Billionenbranche«. In Zukunft werde sich das viele Geld immer mehr in Richtung Datenmedizin verlagern.

Technikkonzerne werden also zunehmend zu Gesundheitsunternehmen. Auf Datenverarbeitung spezialisierte Weltkonzerne stecken längst ihre Claims ab – von Apple und Amazon über Microsoft und Google bis zu Alibaba und Facebook. Teils entwickeln sie eigene Sensoren wie die Apple Smart-Watch, oder sie kooperieren mit den vielen Datenlieferanten dieser Welt, egal ob es Wissenschaftler*innen sind oder Genomik-Firmen wie 23andMe oder Hersteller von Fitnesstrackern wie Polar und Garmin. Google versuchte sich den Wearable-Hersteller Fitbit im Sommer 2020 sogar einfach einzuverleiben. Ob das wegen eines möglicherweise zu großen Monopols überhaupt rechtskonform ist, darüber wird die EU-Kommission im Januar 2021 entscheiden.

Dass dieser Trend in die falsche Richtung geht, dass er sogar gefährlich ist und viele Ungerechtigkeiten auf unserer Erde vergrößern könnte, brauche ich hier wohl kaum zu diskutieren. An diesem Punkt dürften wir uns einig sein: Die Perspektive einer nahezu allumfassenden Datenerhebung ist gruselig. Es gibt zu Recht eine Menge ethischer und rechtlicher Bedenken.

Auf der anderen Seite dürfte die Entwicklung zur digitalen Medizin ohnehin nicht mehr aufzuhalten sein, und sie hat derart viele Vorteile, dass wir uns Gedanken über die beste Kontrolle der Daten und einen möglichst guten Schutz vor Missbrauch machen sollten. Es ist höchste Zeit.

Gehen wir also konstruktiv an die Sache heran: Wie können wir die Daten erfassen, speichern und verarbeiten, ohne dass nur einige wenige davon finanziell oder gesundheitlich profitieren? Und vor allem: Wie lassen sich die Messwerte dabei vor Missbrauch schützen? Wie können wir mithilfe unserer Daten vielleicht sogar positive Entwicklungen anstoßen? Diese Fragen habe ich auch dem Zürcher Systembiologen Ernst Hafen gestellt, denn er macht sich seit Jahren Gedanken zu diesem Thema und hat bereits einige gute Lösungen gefunden.

Vielen mache das Sammeln der Daten Angst, weiß der Genetiker Hafen. Aber dabei vergäßen wir, dass es zunächst einfach nur unsere persönlichen Messwerte seien, dass es eigentlich also ausschließlich wir seien, die über diese Daten entscheiden könnten – und sollten. »Unsere Daten sind nicht nur viel wert, sie verleihen uns auch große Macht«, sagt Hafen, wir müssten nur begreifen, wie wir diese Macht nutzten, um damit sinnvolle Entwicklungen anzustoßen.

Hafen gründete deshalb mit Verbündeten die Genossenschaft MIDATA.[14] Schweizer Bürger – und in Zukunft auch Bürger anderer europäischer Länder – können dieser Plattform Gesundheitsdaten zur Verfügung stellen und von Wissenschaftler*innen auswerten lassen. Klassische Genom-Analysen à la 23andMe werden dort natürlich auch erstellt. Im Gegenzug verwahrt die Genossenschaft die Daten so sicher wie möglich und gibt sie ohne ausdrückliche Zustimmung der Datenspender an niemanden heraus.

»Nur die Genossenschaft wird diese Daten bekommen«, sagt Hafen, »und nur sie wird sie zusammenführen. Sie ist an der Schaltstelle – keine Ärzte, keine einzelnen Wissenschaftler.« Diese erhielten immer nur einen möglichst anonymen Ausschnitt der Messwerte. All das werde, so hofft er, das Vertrauen der Bevölkerung in eine Forschung erhöhen, die ausschließlich gemeinnützig agiert.

Doch damit nicht genug: Die Spender sollen demnächst sogar selbst darüber entscheiden können, welche Art von Wissenschaft sie mit ihren Gesundheitsdaten unterstützen. In einer großen, europaweit angelegten Studie möchte Hafen mithilfe der Mitglieder und Datenspender*innen von MIDATA die Wissenschaft im Interesse der Bürger lenken.

Dafür haben sich die Expert*innen die »Swiss cause of health cohort« ausgedacht. »Wir wollen damit weniger nach den Ursachen von Krankheiten suchen, sondern nach dem Ursprung der Gesundheit«, sagt Hafen, »das ist natürlich revolutionär.« Die Bürger erhalten dabei Fitnesstracker, Glukose-Sensoren oder andere Traglinge, sie geben hin und wieder Stuhl-, Urin- oder Blutproben ab, und unterziehen sich weiteren Tests.

Ihre Daten gehen ausschließlich an MIDATA, die mit kooperierenden Wissenschaftler*innen gezielt Fragestellungen beantworten möchte, wie sie auch zentraler Bestandteil dieses Buches sind: Wie gelingt es uns, die Gesundheit zu unterstützen? Wie schaffen wir es, Krankheiten vorzubeugen, damit sie gar nicht erst entstehen? Wie steuern wir unser hochindividuelles biologisches System am besten durch das Leben hindurch?

Nicht zuletzt, um das Vertrauen der Datenspender in die Forschung zu erhöhen, aber auch, »weil wir so an die besten Fragen herankommen und zeigen, es wollen nicht nur Großkonzerne Geld damit verdienen«, haben sich Hafen und Genoss*innen einen besonderen Clou ausgedacht: Die Spender dürfen Vorschläge machen, welchen Fragen die Forscher*innen mit den Daten vorrangig nachgehen. »Die einen interessiert vielleicht, ob grüner Tee das

Leben verlängert, die anderen wollen wissen, wie viel Schlaf man braucht«, erklärt der Systembiologe. Das alles seien relevante Fragen, auf die man dringend Antworten benötige. Außerdem: »Die Bürger sollen motiviert sein, und sie sollen für ihre Daten etwas von der Forschung zurückbekommen.«

Hafen möchte also eine Art Bürgerwissenschaft – *citizen science* – betreiben und ganz nebenbei die Fixierung der biomedizinischen Forschung auf Medizin und Krankheiten überwinden. Das, was sein US-amerikanischer Kollege Eric Topol schon vor Jahren die »kreative Vernichtung der Medizin« genannt habe, werde nämlich immer wichtiger. »Die Gesundheitskosten werden ins Unendliche steigen«, sagt Hafen. Man müsse endlich gegensteuern und dabei »den Bürger« miteinbeziehen.

Seine Vision: »Dass die Leute irgendwann beginnen, miteinander zu sprechen: ›Hey, an welcher Studie nimmst du denn teil?‹« Und er hofft, die Bürger würden ihre sensiblen Gesundheitsdaten dann nicht einfach nur der Wissenschaft mit »dem meisten Geld« geben, sondern der besten. Genossenschaften wie MIDATA stellten dann sicher, dass die Forschung von der Wertschöpfung profitiere und die ganze Gesellschaft etwas vom wachsenden Fortschritt habe – zum Beispiel durch ein besseres Leben in Gesundheit.

Interessanterweise ist es laut Hafen für die meisten Menschen wichtiger, mit ihren Daten Gutes zu tun, als Geld damit zu verdienen. Wie recht der Forscher hat, zeigen die großen Aufrufe zur Datenspende während der Corona-Pandemie: In Deutschland gaben im Mai 2020 viele Menschen ihre Fitnesstrackerdaten freiwillig an das Robert-Koch-Institut weiter, damit es zusätzliche Informationen über die Verbreitung des neuen Coronavirus gewinnen konnte.

In anderen Ländern liefen erfolgreich ähnliche Aktionen. 1,6 Millionen Menschen hatten sich zum Beispiel allein in Großbritannien beteiligt. Dabei zeigte sich, dass sich der Verlauf der

Epidemie anhand der Gesundheitsdaten deutlich früher und genauer als bisher vorhersagen ließ.[15]

Langfristig werden die Menschen ihre Daten aber nicht mehr nur freiwillig oder in Erwartung wissenschaftlicher Antworten herausrücken. Spätestens wenn der Gesundheitsdatenmarkt explodiert und die Erlöse, die man mit seinen persönlichen Messwerten erzielt, in die Höhe schnellen werden, sollte es selbstverständlich sein, dass alle in irgendeiner Form etwas davon haben.

Dann gibt es womöglich eine eigene Branche, die sich mit dem Datenhandel beschäftigen wird. Berater*innen werden uns dabei helfen, unser Datenkapital so anzulegen, wie es uns am wichtigsten ist. »In fünfzehn Jahren werden wir nicht nur ein Bankkonto, sondern auch ein Datenkonto haben. Es wird eine Datendienstleistungsindustrie geben, so wie es heute eine Finanzdienstleistungsindustrie gibt«, zeigt sich Ernst Hafen optimistisch. Das werde auch »unendlich viele neue Jobs bringen«.

Heute hätten wir Finanzberater*innen, ohne die wir kaum den Durchblick im komplexen Finanzmarkt behielten, sagt der Systembiologe. Man könne ihnen sagen, ob man sein Geld riskant oder sicher anlegen wolle oder ob man besonders viel Wert auf nachhaltige und ökologische Geldanlagen lege. Ähnlich liefe es in Zukunft vielleicht auf dem Datenmarkt. Dann würden uns Berater*innen beim »Anlegen« der Daten unterstützen. Wir könnten damit einerseits Geld verdienen und andererseits gezielt die Forschung fördern, die uns persönlich wichtig ist. Sofern Apple, Google und Co. dann überhaupt noch an Daten interessiert wären, bekämen sie diese jedenfalls nicht mehr wie heute als kostenfreien Beifang von ihren mehr oder weniger naiven Kund*innen.

Wer es sich leisten kann, unterstützt dann mit seinem Datenkapital vielleicht sogar die Forschung an seltenen Krankheiten oder in ärmeren Regionen der Welt. Bisher lässt sich mit Gesundheitsdaten nicht allzu viel Geld verdienen, weshalb sich aktuell auch nur wenige Kapitalgeber finden. Die Datensammelwut der Systembiologie könnte dem entgegenwirken: So würde sie nicht nur zu einer insgesamt gesünderen, sondern – da auch ärmere Menschen ihre Gesundheitsdaten verkaufen könnten – zu einer gerechteren Welt beitragen.

Wollen wir das wirklich?

»Vitalität und Leben werden durch Beziehungen gemacht. Sie entstehen durch Beziehungen, die Beziehungen aufbauen, die Beziehungen aufbauen und so weiter.« Diese Worte stammen von Nora Bateson, der Filmemacherin und Autorin, die sich ihr Leben lang mit der Systemtheorie des berühmten Vaters Gregory Bateson beschäftigte und seine Ideen schon während der Kindheit am kalifornische Esalen Institute verinnerlichte. Der wichtigste Aspekt von Gesundheit – egal ob sie den Körper, die Familie oder die Gemeinschaft betreffe – sei nicht die Gesundheit der Individuen, »es sind die Beziehungen dazwischen«.[16]

Bateson schaut auf die Menschen und ihre Gesundheit genauso wie Systembiolog*innen auf Organismen. Sie sucht verborgene Muster in der unerhörten Komplexität des gigantischen Beziehungsgeflechts zwischen den Menschen – so wie die Systembiolog*innen mithilfe ihrer Algorithmen nach direkten und indirekten Abhängigkeiten der Messgrößen voneinander fahnden.

Ihre Sicht des Lebens bestätige sich besonders deutlich in der Corona-Pandemie, schreibt Bateson: »Die meisten von uns sind es nicht gewohnt, die Gesundheit anderer als ihre eigene Gesundheit zu begreifen.« Wer zulasten anderer immer nur an den eigenen Nutzen denkt, indem er beispielsweise viel zu früh Lockerungen der pandemiebedingten Beschränkungen fordert, gefährdet nicht nur die Gesundheit anderer, er schadet auch der eigenen. Wer, ohne zur Risikogruppe zu gehören, zum Schutz vor SARS-CoV-2 überflüssige Kontakte meidet, eine Mund-Nasen-Schutzmaske trägt und sich merkt, wem er oder sie begegnet, mag in erster Linie für das Gemeinwohl handeln – schützt damit letztlich aber auch die eigene Vitalität.

»Meine Gesundheit ist nicht mein Eigentum. Sie gehört der Gemeinschaft, sie gehört älteren Menschen, Jugendlichen und sogar den Mikrobiomen, die in meinem Körper oder einfach nur im Erdreich leben«, so Bateson. Diese Thesen sind radikal systemisch – und sie sind zutiefst systembiologisch.

Naheliegend also, dass die Göttinger Physikerin und Systembiologin Viola Priesemann sich im Mai 2020 in der ARD-Talkshow von Anne Will aus dem gleichen Grund zu einem emotionsgeladenen Satz hinreißen lässt: »Jede Neuinfektion, die wir verhindern, ist ein Mensch weniger, der das Virus in die Heime tragen kann.« Sie sagt das zu jener Zeit, als weite Teile der Gesellschaft auf Lockerungen der Anti-Corona-Maßnahmen drängen und viele Politiker*innen diesen Forderungen vergleichsweise früh nachgeben.

Die Modelle von Priesemann und Kolleg*innen empfehlen ein höheres Maß an Vorsicht. Damit gelänge es besser, besonders gefährdete Menschen, beispielsweise in Seniorenheimen, vor einer Ansteckung zu bewahren. Wie berechtigt ihre Warnung ist, zeigt sich in dem erneuten exponentiellen Anstieg der Infektionszahlen im folgenden Herbst und Winter.

Dieses Beispiel unterstreicht, ähnlich wie die AIR Louisville-Studie mit den Asthmatiker*innen aus Kentucky, wieso es so wichtig ist, Gesundheit als systemisches Beziehungsgeflecht zwischen uns, unseren Mitmenschen und der ganzen Umwelt zu betrachten. Es verdeutlicht aber auch, dass die vielen Kritiker*innen irren, die wie der Soziologe und Sozialpsychologe Harald Welzer der digitalen

Medizin und letztlich der Systembiologie eine »Ideologie des messianischen Solutionismus« unterstellen, die unsere Lebenswelt »kolonialisieren« wolle.[17]

Welzer irrt, wenn er mahnt, das endlose Sammeln und Auswerten von Daten mache uns abhängig und unfrei. Er schreibt: »Inzwischen ist man bei einer Weltsicht angelangt, wo es statt um politische Fragen der Gestaltung nur noch um ›Optimierung‹ von irgendwas geht – mithin um die Vorstellung, dass alles – von Institutionen bis zu menschlichen Körpern und Gehirnen – defizitär sei und daher ›verbessert‹ gehöre.«

Aber die vielen Beispiele in diesem Buch belegen, es ist genau andersherum: Die Systembiologie wird uns freier machen. Diese Freiheit ist die direkte Folge des Erkenntnisgewinns. Sie wird uns allen erlauben, dem ähnlicher zu werden, was wir uns wünschen. Es wird Aufgabe der Politik sein, diesen Freiraum zu gestalten und für die angemessenen ethischen und rechtlichen Rahmenbedingungen zu sorgen.

Die Gesellschaft muss gemeinsam dafür sorgen, dass die individuellen Ziele gemeinnützig sein werden, dass sie nicht zulasten Dritter gehen. Wir alle müssen Verantwortung übernehmen, denn unsere Macht wird in gleichem Maße steigen wie unsere Freiheit.

Organismen optimieren sich nämlich nicht. Sie passen sich an. Heute existierende biologische Systeme sind im Laufe der Evolution über fast vier Milliarden Jahre hinweg entstanden. Sie haben sich in dieser Zeit immer wieder verändert, neue Lebensräume erobert, Spitzenleistungen erreicht und wieder verloren. Und sie sind vor allem immer stabiler geworden. Dabei half ihnen die Darwin'sche Evolution, die ihnen eine zunehmende Zahl an immer komplexeren Sinnesorganen, Nervensystemen und Genregulationswerkzeugen schenkte.

Diese produzieren übrigens auch Daten. Sehr viele Daten sogar. Es sind Signale im Nervensystem, Duftstoffspuren in der Luft, durch die Gewebe diffundierende Wachstumsboten, an Genschalter andockende Transkriptionsfaktoren, epigenetische Modulatoren und sehr vieles mehr. Alle diese Lebens-Daten haben Empfänger. Sie werden verrechnet – nur nicht von Computern, sondern von lebendigen Zellen und Zellverbänden. Ihr Gespräch dient der Koordination des gigantischen systemischen Netzwerks, das Leben heißt. Ohne ihre eigene Art von Datenverarbeitung wäre die Natur und mit ihr der Mensch noch nicht allzu weit gekommen.

Wie alle anderen Lebewesen auch, sind wir Menschen tatsächlich das Resultat eines »Solutionismus«, eines besonders ausgefeilten sogar. Aber dieser Solutionismus ist nicht »messianisch«, er ist natürlich. Und er engt uns auch nicht ein, er macht uns nicht abhängig, er beraubt uns keiner Freiheiten. Im Gegenteil: Die Fähigkeit zur Anpassung befreit uns von der Abhängigkeit von äußeren Umständen. Sie ist die eigentliche Triebfeder der Evolution und damit des Lebens. Sie ist unsere Gesundheit.

Wenn nun also die Systembiologie beginnt, die Evolution mit technischen Hilfsmitteln fortzuschreiben, dann ist das zutiefst natürlich. Leistungssportler mögen das System tatsächlich zur Optimierung und Verbesserung nutzen. Normalen Menschen hilft es bei der Anpassung: Es hilft ihrer Gesundheit. Es hilft ihnen, das Leben zu führen, das sie sich wünschen. Es macht sie frei.

Wir sollten also nicht die Datenerfassung an sich verteufeln, auch nicht die Deep-Learning-Algorithmen, die das Datenchaos in klare Zeichnungen übersetzen. Fortschritt ist gut. Und er war schon seit der Steinzeit darauf ausgerichtet, uns Problemlösungen und zunehmende Stabilität zu schenken.

Ja, wir sollten all unsere Kraft investieren, um zu verhindern, dass die Daten in die falschen Hände geraten, dass Regierungen sie missbrauchen, wie es derzeit zum Beispiel in China passiert, oder dass sie Großkonzernen wie Apple, Google oder Facebook bei der bloßen Geldvermehrung helfen, damit ihre Aktionär*innen noch höhere Dividenden erhalten. Wir sollten aufpassen, dass auch nicht unsere Krankenkassen, andere Versicherungen oder die Arbeitgeber*innen unkontrolliert und gegen unsere Interessen an sensible Daten gelangen. Anders als wir haben diese Institutionen tatsächlich ein reales Interesse daran, uns zu optimieren.

Aber: Wir wollen und können mithilfe der Systembiologie das biologischste Ziel überhaupt erreichen – einfach nur gesund sein.

Ein digitaler Zwilling macht nichts anderes als der Temperaturrezeptor in der Fingerspitze, der uns meldet, dass die Herdplatte, die wir gerade berühren, definitiv zu heiß ist. Der digitale Zwilling liefert uns eine Rückkopplung, er schließt den Regelkreis. Er macht dies lediglich in solchen Bereichen, für die die Evolution noch keine biologischen Lösungen gefunden hat. Er hebt die Evolution auf eine neue Ebene.

Übrigens berauben uns die Algorithmen auch nicht unseres persönlichen Willens: Zumindest solange uns keine politische oder »höhere« Macht davon abhält, können wir uns jederzeit über die Vorgaben der Computer hinwegsetzen. Oder wir passen einfach unsere Zielvorgaben an, mit denen die systembiologischen Gesundheitshelfer justiert werden. Probieren Sie es bitte nicht aus, aber: Wenn Sie es sich fest vornehmen, können Sie Ihre Hand länger auf die heiße Herdplatte legen, als es Ihnen guttut.

Der große Philosoph Walter Benjamin schrieb einmal, die eigentliche »Katastrophe« sei, »daß es ›so weiter‹ geht«. Sie sei »nicht das jeweils Bevorstehende sondern das jeweils Gegebene«. Und dann folgt ein wunderbarer Satz: »Die Rettung hält sich an den kleinen Sprung in der kontinuierlichen Katastrophe.«[18]

Unsere Rettung heißt Veränderung. Unsere Gesundheit heißt Anpassung. Unsere Freiheit heißt, auch mal nichts zu tun. Stillstand und ewige Wiederkehr des immer Gleichen sind die Katastrophe.

Sie bedeuten Krankheit und letztlich Tod. Veränderung und Anpassung bedeuten aber noch lange nicht Wachstum. Sie sind auch keine Optimierung oder Verbesserung. Sie sind der Benjamin'sche »kleine Sprung«. Sie erfordern die permanente Fähigkeit, bei neuen Herausforderungen neue Zielvorgaben zu definieren und neue Programme abzurufen.

Die Lösung kann immer auch sein, sich neue Aufgaben zu suchen. Eine Spitzensportler*in ist ziemlich aufgeschmissen, wenn ihre Disziplin aus dem Wettkampfplan genommen wird. Breitensportler*innen satteln einfach um.

Wir können die Frage danach, ob wir den Weg der Systembiologie wirklich wollen, also getrost mit Ja beantworten. (Und ich weiß, dass das jetzt ziemlich messianisch klingt:) Ja, wir wollen das Ende der Medizin, wie wir sie heute kennen. Ja, wir wollen den Anfang eines Lebens in Gesundheit. Ja, wir wollen, dass uns dabei die Systembiologie hilft. Ja, wir wollen dafür ganz viele unserer Daten sammeln und an die richtigen Leute weitergeben. Ja, wir wollen zumindest hin und wieder auf unseren digitalen Zwilling hören.

Gesünder leben, angenehmer altern, leidloser sterben

Wenn Walter Benjamin schreibt, die Katastrophe sei »nicht das jeweils Bevorstehende sondern das jeweils Gegebene«, dann beschreibt er, was unser Bewusstsein macht. Es existiert permanent in der Zukunft. Es zeigt uns einen Film, und dieser Film ist das, was uns am wahrscheinlichsten bevorsteht. Unentwegt versucht unser Gehirn aus all seinen Informationen über die Vergangenheit – aus dem Gedächtnis also – vor dem Hintergrund der Gegenwart eine Idee von dem zu entwickeln, was als Nächstes kommen wird.[19]

Dass der Mensch als Art so erfolgreich ist, hat vermutlich vor allem mit seiner enormen Fähigkeit zur Bewusstseinsbildung zu tun. Wir sind Meister*innen der Prognose. Wir sind pausenlos arbeitende Wahrsager*innen. Benjamin hatte recht: Es wäre eine Katastrophe, lebten wir tatsächlich im Gegebenen. Im Laufe der Evolution haben sich Mechanismen, die die Zukunft besonders präzise vorhersehen konnten, immer durchgesetzt. Sie bieten schlicht einen großen Überlebensvorteil. Ein gutes Beispiel dafür sind die inneren Uhren, die den Organismen schon vorab verraten, wann der nächste Tag, die nächste Ebbe oder der nächste Frühling kommen.

Insofern ist der Beginn des Zeitalters der Systembiologie auch für uns Menschen als biologische Art eine sehr gute Nachricht. Unsere Chancen, diesen Planeten nicht zu zerstören oder ihn verlassen zu müssen, weil wir das Klima so weit ruiniert haben, dass zumindest wir darauf nicht mehr existieren können, steigen dank der Systembiologie gewaltig. Denn sie lehrt uns, sehr viel weiter und präziser als bisher in die Zukunft zu schauen. Sie berechnet Modelle und entwickelt daraus Prognosen, wie wir uns entwickeln werden, wenn das hochvernetzte System, zu dem wir gehören, bestimmten Einflüssen ausgesetzt ist oder auf eine bestimmte Art auf äußere Einflüsse reagiert.

Jetzt ergibt die Idee aus den ersten Kapiteln, dass die Biologie mithilfe ihrer systemischen Erweiterung zur neuen Leitwissenschaft werden dürfte, Sinn. Denn die Biologie wird das Leben nicht nur vermessen, sie wird es neu und umfassend verstehen. So wird ihr gelingen, das Leben als Bestandteil von etwas Größerem zu beschreiben: als System innerhalb der miteinander verbundenen Systeme Gesellschaft und Umwelt. Hoffentlich wird das die Rettung der Menschheit sein. (Nein, kleiner mag ich es mitten in der Coronakrise und angesichts der drohenden Klimakatastrophe nicht formulieren.)

Aber was wird sie uns bringen, diese gerettete Menschenwelt? Wie wird unser Leben mit Gesundheits-Navigator, individueller, streng geschützter Datenbank und einem sehr viel tieferen Verständnis unserer selbst aussehen? Es wird sich vermutlich gar nicht so viel ändern – zumindest für uns Menschen in den reichen Ländern dieser Welt. Wir haben, verglichen mit dem Leben, das die allermeisten unserer Vorfahren lebten, bereits einen so hohen Lebensstandard erreicht, es geht uns so gut, dass es fast schon unverschämt erscheint, noch mehr zu erwarten.

Die dramatischsten Effekte wird es in den weniger reichen Ländern geben. Sie werden dank einer steigenden Gesundheit, Lebensqualität und Bildung hoffentlich rasch zu uns aufschließen, die Klimakatastrophe wird hoffentlich genauso verhindert werden wie die drohenden Hungersnöte und bewaffneten Konflikte, die wegen der zunehmenden Bevölkerung bevorstehen könnten. Ich weiß, das klingt zu schön, um wahr zu werden. Und ich bin auch eher skeptisch, ob der wissenschaftliche Fortschritt schnell genug sein wird, um die ersten unumkehrbaren Prozesse aufhalten zu können.

Aber die Entwicklung der vergangenen Jahre hat bereits so viele Erfolge gebracht. Sollten bald noch schnellere Großrechner kommen, sollte die Einzelzellbiologie noch mehr Mechanismen des Lebens aufspüren, sollten die Genomik, Metabolomik und all die andern Omiken noch einfacher und günstiger werden, dann bin ich zuversichtlich: Wir werden in den nächsten Jahren das Leben verstehen, und wir werden endlich darangehen, gezielt an der Gesundheit zu arbeiten – an unserer eigenen Gesundheit, aber auch an der Gesundheit der Gesellschaften und der Umwelt.

Wir werden die Chance auf ein gesünderes Leben haben. Jeder von uns wird dabei selbst entscheiden können, wie dieses Leben aussieht, welche Ziele sie oder er für sich festlegt. Die Bahnen, in denen sich ein solches Leben bewegt, sind vermutlich breiter als gedacht: Die einen finden es vielleicht erstrebenswert, trotz Krebsrisiko zu rauchen (sofern Zigaretten bis dahin nicht verboten worden sind). Die anderen gönnen sich gerne jeden Abend ein Dessert oder ein Glas Wein. Anderen ist es vielleicht besonders wichtig, mit Freund*innen oder der Familie möglichst viel Zeit zu verbringen. Wieder andere sehnen sich nach einem möglichst langen Leben oder suchen so oft es geht den persönlichen Kick. Sie fahren Motorrad, machen ungesicherte Ski- und Klettertouren oder stürzen sich mit Wingsuits in die Tiefe.

Keine systembiologisch gesteuerte Gesundheits-App wird Menschen davon abhalten können, das zu tun, was sie gerne tun. Aber der digitale Zwilling und das gestiegene Verständnis biologischer Mechanismen werden uns dabei helfen, das Leben um diese Ziele herum so zu gestalten, dass es für unser aller Gesundheit möglichst gut verläuft. Und es ist nicht auszuschließen, dass es der Systembiologie auf diesem Weg ganz allmählich gelingt, die Wünsche und Träume der Menschen zu verändern, ihre Ziele in eine Richtung zu verlagern, die allen langfristig guttut.

Denn Gesundheit ist ein Prozess. Und der ergibt sich aus der stetigen Wechselwirkung zwischen den Individuen, der Forschung und zukünftig den digitalen Zwillingen. Die Herausforderung wird sein, die Gesundheitscomputer – wenn genügend hochwertige systembiologische Daten vorliegen – so zu programmieren, dass sie niemanden diskriminieren und sowohl dem Gemeinwohl als auch der individuellen Gesundheit dienen. Aber wenn das gelingt – und ich bin optimistisch genug, darauf zu hoffen -, werden die Algorithmen im Team mit den zunehmenden biomedizinischen Erkenntnissen uns allen dazu verhelfen, unser Leben frei auszurichten und dennoch möglichst wenige Krankheiten zu bekommen. Sie werden uns dabei unterstützen, möglichst wenig und langsam zu altern – und das auch noch in Würde.

Wem das allzu utopisch klingt, den mag das Kostenargument überzeugen. Derzeit verschlingt die Bekämpfung von Krankheiten unerhörte Summen – Tendenz steigend. Im Zeitalter der Systembiologie werden viele dieser Mittel umgeschichtet. Sie werden für die Gesundheit ausgegeben. Sie werden in eine hochgradig personalisierte, unentwegt in winzigen Dosen verabreichte Prävention für alle fließen.

Ein solches Leben wird gesund sein, im Sinne der neuen Definition von Gesundheit als Anpassungsfähigkeit. Es wird die Gesundheit der Zukunft sein. Es wird der Gesellschaft und den Individuen nicht mehr um »komplettes körperliches, mentales und soziales Wohlbefinden« gehen, auch nicht um »die Abwesenheit von Krankheit oder Gebrechlichkeit«. Diese Definition der Weltgesundheitsorganisation wird auch die Systembiologie nicht erfüllen. Es ist bloße Optimierung. Wer will die schon?

Wir Menschen haben den Weg in das neue Zeitalter der Systembiologie bereits angetreten. Egal ob arm oder reich, wir werden lernen, mit den wenigen unvermeidbaren Krankheiten gesund zu leben. Wir werden einen angenehmeren Weg des Alterns gehen. Und wir werden hoffentlich später und weniger leidend sterben als heute.

Alles wird gut.

Anhang

Dank

Dieses Buch ist für mich kein gewöhnliches Buch. Es sind Ideen und Erkenntnisse eingeflossen, die mich seit meiner Ausbildung zum Biologen und über mein ganzes Berufsleben als Wissenschaftsautor hinweg begleiteten. Die Vermessung des Lebens war immer schon das eigentliche Ziel der Biologie. Die Systembiologie ist so gesehen nur die konsequente Fortschreibung dieser Wissenschaft. Und die hier vorgelegte Darstellung der Systembiologie ist folglich der Versuch, die zahllosen Erkenntnisse, Gespräche, Erlebnisse, Gedanken und Berichte, die mich seit fast vierzig Jahren antreiben und bewegen, zu bündeln.

Entsprechend ausufernd müsste an dieser Stelle eigentlich die Liste jener Menschen (und Pflanzen und Tiere) sein, denen ich danken möchte. Es sind definitiv zu viele und ich würde mit Sicherheit eine Menge wichtiger Gesprächspartner*innen und Ideengeber*innen vergessen. Beschränke ich mich also auf jene, die im Buch auftauchen oder ganz unmittelbar zu seinem Entstehen beigetragen haben.

Danke, lieber Reinhard Preiss, für die Begleitung meiner Dissertation vor vielen Jahren. Du hast mir gezeigt, dass das Leben ein System ist, und hast die Hoffnung in mir geweckt, dass man dieses System eines Tages beschreiben kann. Danke auch meiner Agentin Hanna Leitgeb, meinem ehemaligen Lektor Christof Blome sowie den Freunden und Kollegen Christian Weymayr und Walter

Schmidt, Letzterer viel zu früh verstorben. Die Gespräche mit euch haben dieses Buch erst möglich gemacht.

Selbstverständlich gilt mein Dank auch den vielen Wissenschaftler*innen, die mir teils beachtlich viel Zeit geschenkt haben, mir ihre Labore öffneten, Textauszüge gegenlasen, mich inspirierten, mit Ideen versorgten, mir lange Interviews gaben und geduldig komplizierte Sachverhalte erklärten: Danke, Nora Bateson, Eva Winnebeck, Michael Blaut, Sheraz Gul, Ernst Hafen, Thomas Höfer, Gunther Meinlschmidt, Nikolaus Rajewsky und Dirk Hellhammer – noch jemand, der viel zu früh verstorben ist.

Danke natürlich auch all jenen, die das Buch vorab gelesen haben, logische Brüche, Redundanzen und viele kleine Fehler aufspürten sowie mich immer wieder zum Weiterschreiben motivierten und bei der Titelfindung unterstützten: Angela und Andreas, Monika, Hildegard, Ernst, Franka, Tilman und Susanne.

Zu guter Letzt bedanke ich mich auch bei den vielen, stets positiv denkenden Mitarbeiter*innen des Verlags, die aus diesem Buch *unser* Buch gemacht haben. Gerade in der Coronakrise war das sicher nicht leicht. Namentlich hervorheben möchte ich Annette Anton, Meike von Boehn und ganz besonders meine geduldige, wortgewandte Lektorin Christiane Naumann. Wie gut, dass wir von Anfang an diesem Projekt vertraut haben.

Anmerkungen und Literatur

EINLEITUNG

1 Walter Benjamin: »Charles Baudelaire. Ein Lyriker im Zeitalter des Hochkapitalismus. Zentralpark 1937«. In: *Gesammelte Schriften.* Band 1. Herausgegeben von Rolf Tiedemann und Hermann Schweppenhäuser. Suhrkamp Verlag, Frankfurt am Main 1991, S. 683.

2 Nach Richard Friebe: *Hormesis.* Hanser Verlag, München 2016, S. 32.

3 Sprache wandelt sich und spiegelt immer auch gesellschaftliche Veränderungen wider. Ich habe mich deshalb dafür entschieden, in allen meinen Texten das sogenannte Gendersternchen zu verwenden. Sollte es Ihren Lesefluss stören, bitte ich das zu entschuldigen. Sie werden sich bestimmt daran gewöhnen. Im Gegenzug hilft es dabei, dass sich weniger Menschen durch die Sprache ausgegrenzt fühlen.

4 Joachim Müller-Jung: *Das Ende der Krankheit. Die neuen Versprechen der Medizin.* Hanser Verlag, München 2014.

5 Karin Hollrichter: »Systemmedizin – nur ein Buzzword oder Beginn einer neuen Ära in der Medizin?« Interview mit Harald H. H. W. Schmidt. In: *Laborjournal* 11/2019, S. 12–15.

6 Thomas Schulz: *Zukunftsmedizin. Wie das Silicon Valley Krankheiten besiegen und unser Leben verlängern will.* Deutsche Verlags-Anstalt, München 2018.

7 Eric Topol: *The patient will see you now. The future of medicine is in your hands.* Basic Books, New York 2015.

8 David Sinclair: *Das Ende des Alterns. Die revolutionäre Medizin von morgen.* DuMont Verlag, Köln 2019.

KAPITEL 1

1 Im persönlichen Gespräch mit dem Autor, Herbst 2019.

2 Im persönlichen Gespräch mit dem Autor, Sommer 2019.

3 Sven Bocklandt et al. (2011): »Epigenetic predictor of age«. In: *PLOS One* 6, S. e14821.

4 Peter Spork: *Der zweite Code. Wie wir unser Erbgut steuern können.* Rowohlt Verlag, Reinbek 2009. Peter Spork: *Gesundheit ist kein Zufall. Wie das Leben unsere Gene prägt. Die neuesten Erkenntnisse der Epigenetik.* Deutsche Verlags-Anstalt, München 2017.

5 Steve Horvath (2013): »DNA methylation age of human tissues and cell types«. In: *Genome Biology* 14.

6 C. G. Bell et al. (2019): »DNA methylation aging clocks: challenges and recommendations«. In: *Genome Biology* 20.

7 Es handelt sich um den Genetic-Age-Test der Firma Cerascreen; Website: www.cerascreen.de/products/biologisches-alter-im-genetic-age-test; Zugriff 04.11.2019. Siehe auch den Erfahrungsbericht von Peter Spork: »Bin ich so jung, wie ich mich fühle?« In: *Riffreporter Erbe&Umwelt*, 18.03.2019: www.riffreporter.de/erbe-umwelt-peter-spork/

epigenetische_uhr/; Zugriff 04.11.2019. Der Test wurde mir, Peter Spork, kostenlos zur Verfügung gestellt.

8 Peter Spork: *Gesundheit ist kein Zufall. Wie das Leben unsere Gene prägt. Die neuesten Erkenntnisse der Epigenetik.* Deutsche Verlags-Anstalt, München 2017.

9 Raphaëlle Chaix et al. (2017): »Epigenetic clock analysis in long-term meditators«. In: *Psychoneuroendocrinology* 85.

10 Gregory M. Fahy et al. (2019): Reversal of epigenetic aging and immunosenescent trends in humans. In: *Aging Cell*, e13028.

11 Ebenda.

12 Karin Hollrichter: »Systemmedizin – nur ein Buzzword oder Beginn einer neuen Ära in der Medizin?« Interview mit Harald H. H. W. Schmidt. In: *Laborjournal* 11/2019, S. 12–15.

13 Die Angabe von 37 Billionen Zellen stammt von der Internetseite des US-amerikanischen HuBMAP-Konsortiums: https://commonfund.nih.gov/hubmap; Zugriff, 10.01.2020.

14 Sophia M. Schüssler-Fiorenza Rose et al. (2019): »A longitudinal approach for precision health«. In: *Nature Medicine* 25, S. 792–804.

15 Homepage NAKO-Studie: https://nako.de/; Zugriff 23.6.2020.

16 Bradley A. Perkins et al. (2018): »Precision medicine screening using whole-genome sequencing and advanced imaging to identify disease risk in adults«. In: *PNAS* 115, S. 3686–3691.

17 Presse-Information der Med. Uni Graz vom 7.1.2020: KidsAP: Smartes Blutzuckermanagement für Kleinkinder.

18 D. Zeevi et al. (2015): »Personalized nutrition by prediction of glycemic responses«. In: *Cell* 163, S. 1079–1094.

19 www.arivale.com: Zugriff, 22.11.2019.

20 Joachim Müller-Jung: »Hundert Jahre alt werden und dann ganz schnell sterben«. Interview mit Leroy Hood. In: *Frankfurter Allgemeine Zeitung*, 03.02.2016, S. N1.

21 N. D. Price et al. (2017): »A wellness study of 108 individuals using personal, dense, dynamic data clouds«. In: *Nature Biotechnology* 35, S. 747–756.

22 Pressemitteilung des Barcelona Supercomputing Center, 10.6.2019.

23 Die Zitate stammen aus einem Vortrag, den Alfonso Valencia im Jahr 2019 in Berlin gehalten hat.

24 Johannes Knuth: »Man kann sich auch mit 38 auf ein neues Niveau heben«. Interview mit Dan Lorang, Trainer von Anne Haug und Jan Frodeno. In: *Süddeutsche Zeitung*, 17.10.2019.

KAPITEL 2

1 Karin Hollrichter: »Systemmedizin – nur ein Buzzword oder Beginn einer neuen Ära in der Medizin?« Interview mit Harald H. H. W. Schmidt. In: *Laborjournal* 11/2019, S. 12–15.

2 Martin Olomucki: *The Chemistry of Life.* McGraw Hill, New York 1993.

3 Noam Lahav: *Biogenesis. Theories of Life's Origin.* Oxford University Press, New York 1999.

4 Claus Emmeche: *The Garden in the Machine: The Emerging Science of Artificial Life.* Princeton University Press, Princeton 1994.

5 Diese und einige weitere der hier verwendeten Zitate und Hinweise auf verschiedene Definitionen von Leben sind folgendem Buch entnommen: Noam Lahav: *Biogenesis. Theories of Life's Origin.* Oxford University Press, New York 1999.

6 Varela, F., Maturana, H. R., Uribe, R. (1974): »Autopoiesis: The organization of living systems, its characterization, and a model«. In: *BioSystems* 5: 187–196.

7 Vortrag, LifeTime Opening Konferenz 2019, Berlin.

8 Nadim Aizarani et al. (2019): »A human liver cell atlas reveals heterogeneity and epithelial progenitors«. In: *Nature* 572, S. 199–204.

9 Mor Nitzan et al. (2019): »Gene expression cartography«. In: *Nature* 576, S. 132–137.

10 Internetseite des US-amerikanischen HuBMAP-Konsortiums: https://commonfund.nih.gov/hubmap; Zugriff, 10.1.2020.

11 HuBMAP Consortium (2019): »The human body at cellular resolution: the NIH Human Biomolecular Atlas Program«. In: *Nature* 574, S. 187–192.

12 Ruth Lehmann et al. (2019): »Human organoids: a new dimension in cell biology«. In: *Molecular Biology of the Cell* 30, S. 1129–1137.

13 Sabin Kanton et al. (2019): »Organoid single-cell genomic atlas uncovers human-specific features of brain development«. In: *Nature* 574, S. 418–422.

14 Alexandro E. Trevino et al. (2020): »Chromatin accessibility dynamics in a model of human forebrain development«. In: *Science* 367, eaay1645.

15 Smriti Mallapaty: »Wie das Virus den Körper verwüstet.« In: www.spektrum.de/news/wie-das-virus-den-koerper-verwuestet/1746644; Zugriff 26.6.2020.

16 Vortrag, LifeTime Opening Konferenz 2019, Berlin.

17 Pressemitteilung des MDC Berlin, 17.1.2020: Neuromuscular organoid: it's contracting!

18 J.-M. Faustino Martins et al. (2020): »Self-organizing 3D human trunk neuromuscular organoids«. In: *Cell stem cell*, doi: 10.1016/j.stem.2019.12.007.

19 Zur Epigenetik habe ich bereits zwei Bücher geschrieben, denen Sie viele weitere Details entnehmen können: *Der zweite Code. Wie wir unser Erbgut steuern können,* Rowohlt Verlag, Reinbek 2009. *Gesundheit ist kein Zufall. Wie das Leben unsere Gene prägt. Die neuesten Erkenntnisse der Epigenetik.* Deutsche Verlags-Anstalt, München 2017.

20 Joachim Müller-Jung: *Das Ende der Krankheit. Die neuen Versprechen der Medizin.* Hanser Verlag, München, 2014.

21 Michiko Mandai et al. (2017): *Autologous induced stem-cell-derived retinal cells for macular degeneration.* In: *New England Journal of Medicine* 376, S. 1038–1046.

22 Stephanie Lahrtz: Japan forciert Therapien mit speziellen Stammzellen – das beunruhigt Spezialisten. In: *Neue Zürcher Zeitung,* 10.10.2019.

23 Peter Spork: Ersatzteile für kranke menschliche Gewebe. In: *Tages-Anzeiger Zürich,* 4.7.2000, S. 46.

24 J. A. Thomson et al. (1998): »Embryonic stem cell lines derived from human blastocysts«. In: *Science* 282, S. 1145 – 1147. M.J. Shamblott et al. (1998): »Derivation of pluripotent stem cells from cultured human primordial germ cells«. In: *PNAS* 95, S. 13726–13731.

25 S. H. Lee et al. (2000): »Efficient generation of midbrain and hindbrain neurons from mouse embryonic stem cells«. In: *Nature Biotechnology* 18, S. 675–679.

26 Y. Lu et al. (2020): »Reprogramming to recover youthful epigenetic information and restore vision.« In: *Nature* 588, S. 124–129.

27 Erstmals fand ich diese Definition in dem empfehlenswerten Buch von Richard Friebe: *Hormesis.* Hanser Verlag, München 2016, S. 32.

28 David Sinclair: *Das Ende des Alterns. Die revolutionäre Medizin von morgen.* DuMont Verlag, Köln 2019.

29 Siehe Seite 32; Gregory M. Fahy et al. (2019): »Reversal of epigenetic aging and immunosenescent trends in humans«. In: *Aging Cell*, e13028.

30 Siehe Seite 32; Raphaëlle Chaix et al. (2017): »Epigenetic clock analysis in long-term meditators«. In: *Psychoneuroendocrinology* 85.

31 Nicola von Luterotti: »Der erste Marathon ist schon die Verjüngungskur«. In: *Frankfurter Allgemeine Zeitung,* 22.1.2020, Seite N2.

32 M. Reza Sailani et al. (2019): »Lifelong physical activity is associated with promoter hypomethylation of genes involved in metabolism, myogenesis, contractile properties and oxidative stress resistance in aged human skeletal muscle«. In: *Scientific Reports* 9:3272.

33 Peter Spork-Frischling: *Optomotorische Kontrolle des Schwarmzusammenhalts bei wandernden Wüstenheuschrecken* (Schistocerca gregaria Forskål). Dissertation zur Erlangung des Doktorgrades des Fachbereichs Biologie der Universität Hamburg. Hamburg 1995.

34 Das ist beispielsweise hier mit Darmkrebs gelungen: Jonathan Ronen

et al. (2019): »Evaluation of colorectal cancer subtypes and cell lines using deep learning«. In: *Life Science Alliance*, doi: 10.26508/lsa.201900517.

35 Nenad Tomašev et al. (2019): »A clinically applicable approach to continuous prediction of future acute kidney injury«. In: *Nature* 572, S. 116–119.

36 Ewen Callaway: »›It will change everything‹: DeepMind›s AI makes gigantic leap in solving protein structures.« In: *Nature* 588, S. 203–204.

37 Juliette Irmer: »Das Erbgut an einem einzigen Tag erfasst«. In: *Frankfurter Allgemeine Zeitung*, 12.6.2019, S. N2.

38 Xueyan Mei et al. (2020): »Artificial intelligence-enabled rapid diagnosis of patients with COVID-19«. In: *Nature Medicine*, Online-Vorabpublikation vom 19.5.2020.

39 Li Yan et al. (2020): »An interpretable mortality prediction model for COVID-19 patients«. In: *Nature Machine Intelligence* 2, S. 283-288.

40 Yvonne Weiß: Kann künstliche Intelligenz uns alle gesünder machen? Interview mit Prof. Dr. Christian Gerloff und Prof. Dr. Martin Spindler. In: *Hamburger Abendblatt*, 4.1.2020.

41 Felix Hütten: »Die große Zukunft«. In: *Süddeutsche Zeitung*, 7./8.12.2019, S. 36/37.

42 Siehe Seite 53; David Zeevi et al. (2015): »Personalized nutrition by prediction of glycemic responses«. In: *Cell* 163, S. 1079–1094.

43 Siehe Seite 87; Mor Nitzan et al. (2019): »Gene expression cartography«. In: *Nature* 576, S. 132–137.

44 Rodrigo Torres et al. (2020): »MicroRNA ratios distinguish melanomas from nevi«. In: *Journal of Investigative Dermatology* 140, S. 164–173.

45 A. Esteva et al. (2017): »Dermatologist-level classification of skin cancer with deep neural networks«. In: *Nature* 542, S. 115–118.

46 S. M. McKinney et al. (2020): »International evaluation of an AI system for breast cancer screening«. In: *Nature* 577, S. 89-94.

47 D. Capper et al. (2018): »DNA methylation based classification of central nervous system tumours«. In: *Nature* 555, S. 489-474.

48 B. N. Patel et al. (2019): »Human-machine partnership with artificial intelligence for chest radiograph diagnosis«. In: *npj Digital Medicine* 2, 111.

49 Yvonne Weiß: »Kann künstliche Intelligenz uns alle gesünder machen?« Interview mit Prof. Dr. Christian Gerloff und Prof. Dr. Martin Spindler. In: *Hamburger Abendblatt*, 4.1.2020.

50 Z. I. Attia et al. (2019): »An artificial intelligence-enabled ECG algorithm for the identification of patients with atrial fibrillation during sinus rhythm: a retrospective analysis of outcome prediction«. In: *The Lancet* 394, S. 861–867.

51 Science Media Center Germany, 1.8.2019.

52 Jian Zhou et al. (2019): »Whole-genome deep-learning analysis identifies contribution of noncoding mutations to autism risk«. In: *Nature Genetics* 11, S. 973–980.

53 Eric Topol: *Deep Medicine*. Basic Books, New York 2019.

54 Michael Specter: »The Operator«. In: *New Yorker*, 4.2.2013, www.newyorker.com/magazine/2013/02/04/the-operator; Zugriff 28.5.2020.

55 Peter Spork: »Wir brauchen eine neue Taxonomie von Stresskrankheiten«, Interview mit Dirk Hellhammer. In: *RiffReporter Erbe&Umwelt*, 24.4.2018. https://www.riffreporter.de/erbe-umwelt-peter-spork/interview_dirk_hellhammer/ Zugriff 28.4.2020.

KAPITEL 3

1 Norbert Wiener: *Kybernetik. Regelung und Nachrichtenübertragung im Lebewesen und in der Maschine*. Econ-Verlag, Düsseldorf 1963. Originalausgabe: *Cybernetics or Control and Communication in the Animal and the Machine*, 1948.

2 Im persönlichen Gespräch mit dem Autor, Herbst 2019.

3 Constitution of the World Health Organization. www.who.int/governance/eb/who_constitution_en.pdf; Zugriff: 29.5.2020.

4 Ludwig von Bertalanffy (1949): »Zu einer allgemeinen Systemlehre«. In: *Biologia Generalis* 195, S. 114–129; zitiert nach www.bcsss.org/wp-content/uploads/2011/09/pdf32.pdf; Zugriff 30.6.2020.

5 Eberhard Voit: *The inner workings of life. Vignettes in Systems Biology.* Cambridge University Press, Cambridge 2016.

6 D. Noble (1960): »Cardiac action and pacemaker potentials based on the Hodgkin-Huxley equations«. In: *Nature* 188, S. 495–497.

7 Jacques Monod: *Zufall und Notwendigkeit. Philosophische Fragen der modernen Biologie.* Piper, München 1971. Originalausgabe: *Le hasard et la nécessité: Essai sur la philosophie naturelle de la biologie moderne.* Le Seuil, Paris 1970.

8 Noam Lahav: *Biogenesis. Theories of Life's Origin.* Oxford University Press, New York 1999.

9 www.23andme.com/; Zugriff: 4.3.2020.

10 Lone Frank: *Mein wundervolles Genom. Ein Selbstversuch im Zeitalter der persönlichen Genforschung.* Hanser Verlag, München 2011.

11 Ulrich Bahnsen: »Was wird aus mir?« In: *Die Zeit,* 18.10.2018, S. 33–35.

12 Samuel E. Jones et al. (2019): »Genome-wide association analysis of chronotype in 697,828 individuals provides insights into circadian rhythms«. In: *Nature Communications* 10:343.

13 James J. Lee et al. (2018): »Gene discovery and polygenic prediction from genome-wide association study of educational attainment in 1.1 million individuals«. In: *Nature Genetics* 50, S. 1112–1121.

14 Aysu Okbay et al. (2016): »Genetic variants associated with subjective well-being, depressive symptoms, and neuroticism identified through genome-wide analysis«. In: *Nature Genetics* 48, S. 624–633.

15 Ryan M. Hill et al. (2019): »A tool for functional brain imaging with lifespan compliance«. In: *Nature Communications* 10:4785.

16 Eric J. Topol (2019): A decade of »digital medicine innovation.« In: *Science Translational Medicine* 11, eaaw7610.

17 Eric Topol: *The patient will see you now. The future of medicine is in your hands.* Basic Books, New York, 2015.

18 Seyoung Kee et al. (2019): »Self-healing and stretchable 3D-printed organic thermoelectrics«. In: *Advanced Functional Materials,* doi: 10.1002/adfm.201905426.

19 H. U. Chung et al. (2020): »Skin-interfaced biosensors for advanced wireless physiological monitoring in neonatal and pediatric intensive-care units«. In: *Nature Medicine,* doi: 10.1038/s41591-020-0792-9.

20 N. Imam & T. A. Cleland (2020): »Rapid online learning and robust recall in a neuromorphic olfactory circuit«. In: *Nature Machine Intelligence,* doi: 10.1038/s42256-020-0159-4.

21 David Zeevi et al. (2015): »Personalized nutrition by prediction of glycemic responses«. In: *Cell* 163, S. 1079–1094. Siehe auch Seite 53.

22 David Sinclair: *Das Ende des Alterns. Die revolutionäre Medizin von morgen.* DuMont Verlag, Köln 2019.

KAPITEL 4

1 David Sinclair: *Das Ende des Alterns. Die revolutionäre Medizin von morgen.* DuMont Verlag, Köln 2019.

2 Siehe zum Beispiel diesen Trailer: www.youtube.com/watch?v=P8B1II8lls8; Zugriff 11.11.2020.

3 Bericht der Zeitschrift New Scientist über die Pläne der Firma Genomic Prediction: www.newscientist.com/article/mg24032041-900-exclusive-a-new-test-can-predict-ivf-embryos-risk-of-having-a-low-iq/; Zugriff: 27.11.2019.

4 Karl-Friedrich Fischbach & Martin Niggeschmidt: *Erblichkeit der Intelligenz. Eine Klarstellung aus biologischer Sicht.* 2. Auflage. Springer Fachmedien, Wiesbaden 2019.

5 James J. Lee et al. (2018): »Gene discovery and polygenic prediction from genome-wide association study of educational attainment in 1.1 million individuals«. In: *Nature Genetics* 50, S. 1112-1121.

6 Robert Plomin & Sophie von Stumm (2018): »The new genetics of intelligence«. In: *Nature Reviews Genetics* 19, S. 148–159.
7 Ehud Karavani et al. (2019): »Screening human embryos for polygenic traits has limited utility«. In: *Cell* 179, S. 1–11.
8 Zitiert nach: Anne Brüning: »Corona-Forschung: Ein exakter Blick auf infizierte Zellen«. In: *Berliner Zeitung*, 26.3.2020. www.berliner-zeitung.de/gesundheit-oekologie/corona-forschung-exakter-blick-auf-infizierte-zellen-li.79524; Zugriff: 31.3.2020.
9 Die Zitate von Grallert und Zerres stammen aus: »Nachgefragt. Was nützen Gentests zur Vorhersage von Volkskrankheiten?« In: *KVH-Journal Hamburg* 1/2019.
10 Hintergrundinformation des Science Media Center Germany, 20.11.2019: Designerbabys bleiben Zukunftsmusik.
11 Für Infos zur sogenannten Chronomedizin siehe z. B. mein Buch: *Das Uhrwerk der Natur. Chronobiologie – Leben mit der Zeit.* Rowohlt, Reinbek 2004.
12 Ewan Birney & Nicole Soranzo (2015): »The end of the start for population sequencing«. In: *Nature* 526, S. 52–53.
13 www.internationalgenome.org/home; Zugriff: 6.4.2020.
14 K. J. Karczewski et al. (2020): »The mutational constraint spectrum quantified from validation in 141,456 humans«. In: *Nature* 581, S. 434–443.
15 Human Genome Project Information Archive 1990-2003: Pressekonferenz im Weißen Haus, 26.6.2000. web.ornl.gov/sci/techresources/Human_Genome/project/clinton2.shtml; Zugriff: 2.6.2020.
16 Marcus Anhäuser: »#CRISPRhistory aktuell: Erstmals sollen CRISPR-Babys geboren worden sein«. www.riffreporter.de/crisprhistory/crisprbabys/; Zugriff: 6.4.2020.
17 Rainer Kurlemann: »Sollen Forscher die Gene des Menschen reparieren?« www.riffreporter.de/zukunftsreporter/ethikrat_genschere_keimbahn_designerbaby/; Zugriff: 11.11.2020.
18 Hintergrundinformation des Science Media Center Germany, 20.11.2019: Designerbabys bleiben Zukunftsmusik.
19 Hildegard Kaulen: »Die Premiumtechnik für das neue Genzeitalter?« In: *Frankfurter Allgemeine Zeitung* 252, 30.10.2019, S. N2.
20 Jennifer A. Doudna (2020): »The promise and challenge of therapeutic genome editing«. In: *Nature* 578, S. 229–236.
21 www.cancer.gov/about-nci/organization/ccg/research/structural-genomics/tcga; Zugriff: 6.4.2020.
22 Gina Kolata: »The genetic tests for cancer are done. Now what?« In: *The New York Times International Weekly*, 18.3.2016, S. 1.
23 Manuel A. Ferreira et al. (2019): »Genome-wide association and transcriptome studies identify target genes and risk loci for breast cancer«. In: *Nature Communications* 10:1741.
24 5 bis 10 Prozent der etwa 70 000 jährlich in Deutschland diagnostizierten Brustkrebserkrankungen sollen familiär bedingt sein, wobei noch nicht jede zugrunde liegende Mutation bekannt ist. Die Brustkrebsgene BRCA-1 und -2 machen ein Viertel bis die Hälfte dieser Fälle aus. Das Erkrankungsrisiko ist für Trägerinnen der Mutation deutlich erhöht, und die Krankheit tritt bei ihnen oft in vergleichsweise jungen Jahren auf. Wenn in einer Familie Brust- und/oder Eierstockkrebs häufig ist oder schon in jungen Jahren auftritt, kann man sich in einem spezialisierten Zentrum beraten lassen. Mehr Infos z. B. hier: https://www.krebsinformationsdienst.de/service/iblatt/iblatt-familiaerer-brust-u-eierstockkrebs.pdf; Zugriff: 3.6.2020.
25 Wolfgang Herrndorf: *Arbeit und Struktur*, Rowohlt Berlin 2013.
26 M. C. Liu et al. (2020): »Sensitive and specific multi-cancer detection and localization using signatures in cell-free DNA«. In: *Annals of Oncology* 31, S. 745–759.
27 Rui-hua Xu et al. (2017): »Circulating tumour DNA methylation markers for

diagnosis and prognosis of hepatocellular carcinoma«. In: *Nature Materials* 16, S. 1155–1161.
28 Joshua D. Cohen et al. (2018): »Detection and localization of surgically resectable cancers with a multi-analyte blood test«. In: *Science* 359, S. 926-930.
29 Anne M. Lennon et al. (2020): »Feasability of blood testing combines with PET-CET imaging to screen for cancer and guide Intervention«. In: *Science,* eabb9601.
30 Ulrich Bahnsen: *Das Leben lesen. Was das Blut über unsere Zukunft verrät.* Droemer Verlag, München 2017.
31 Peter Spork: *Gesundheit ist kein Zufall.* Deutsche Verlags-Anstalt, München 2017. Siehe auch: Jörn Walter & Anja Hümpel (Hrsg.): *Epigenetik. Implikationen für die Lebens- und Geisteswissenschaften.* Nomos Verlagsgesellschaft, Baden Baden 2017.
32 M. Ryan Corces et al. (2018): »The chromatin accessibility landscape of primary human cancers«. In: *Science* 362, eaav1898.
33 Karl J. V. Nordström et al. (2019): »Unique and assay specific features of NOMe-, ATAC- and DNase I-seq data«. In: *Nucleic Acids Research* 47, S. 10580–10596.
34 Anne Brüning: »Corona-Forschung: Ein exakter Blick auf infizierte Zellen«. In: *Berliner Zeitung,* 26.03.2020. www.berliner-zeitung.de/gesundheit-oekologie/corona-forschung-exakter-blick-auf-infizierte-zellen-li.79524; Zugriff: 31.3.2020.
35 Elisabetta Mereu et al. (2020): »Benchmarking single-cell RNA-sequencing protocols for cell atlas projects«. In: *Nature Biotechnology*, doi: 10.1038/s41587-020-0469-4.
36 Matthias Mann (2016): »Proteomik: Von der Grundlagentechnologie zum universellen Diagnose-Tool«. In: *Jahresbericht der Max-Planck-Gesellschaft,* Seite 77-81.
37 S. A. Moshkovskii et al. (2020): »Single cell proteomics – immediate prospects«. In: *Biochemistry* 85, S. 140–146.
38 Ilias Angelidis et al. (2019): »An atlas of the aging lung mapped by single cell transcriptomics and deep tissue proteomics«. In: *Nature Communications* 10:963.
39 Marco Cavalli et al. (2020): »A multi-omics approach to liver diseases: integration of single nuclei transcriptomics with proteomics and HiCap bulk data in human liver«. In: *OMICS,* doi: 10.1089/omi.2019.0215.
40 Peter Spork: »Momentaufnahmen aus der Zelle«. In: *Die Zeit* 22, 20.5.1998, S. 40.
41 Tim Schröder: »Das Protein-Puzzle«. In: *Max-Planck-Forschung* 2/2017, S. 54–59.
42 J. B. Müller et al. (2020): »The proteome landscape of the kingdoms of life«. In: *Nature* 582, S. 592–596; siehe auch die Datenbank proteomesoflife.org/; Zugriff 2.7.2020.
43 Siegfried Gessulat et al. (2019): »Prosit: proteome-wide prediction of peptide tandem mass spectra by deep learning«. In: *Nature Methods*, doi: 10.1038/s41592-019-0426-7.
44 Vivien Marx (2019): »A dream of single-cell proteomics«. In: *Nature Methods* 16, S. 809–12.
45 Ron Sender et al. (2016): »Revised estimates for the number of human and bacterial cells in the body«. In: *PLOS One* 9:e85254.
46 Junjie Qin et al. (2010): »A human gut microbial gene catalogue established by metagenomics gene sequencing«. In: *Nature* 464, S. 59–65.
47 Thomas C. G. Bosch: *Der Mensch als Holobiont – Mikroben als Schlüssel zu einem neuen Verständnis von Leben und Gesundheit.* Ludwig Verlag, Kiel 2017.
48 Thomas C. G. Bosch & Margaret McFall-Ngai (2011): »Metaorganisms as the new frontier«. In: *Zoology* 114, S. 185–190.
49 NIH integrative Human Microbiome Program: https://www.hmpdacc.org/ihmp/; Zugriff: 30.4.2020.
50 Anni Woting et al. (2014): »Clostridium ramosum promotes high-fat diet-induced obesity in gnotobiotic mouse models«. In: *MBio* 5:e01530-01514.

51 Ana D. Mandić et al. (2019): »Clostridium ramosum regulates enterochromaffin cell development and serotonin release«. In: *Scientific Reports* 9:1177.

52 C. M. Petersen et al. (2019): »T cell-mediated regulation of the microbiota protects against obesity«. In: *Science,* doi: 10.1126/science.aat.9351.

53 Hintergrundinformation des Science Media Center Germany, 25.7.2019: Immunsystem reguliert Fettaufnahme durch Mikrobiom.

54 Universität Kiel (2019): Übersatte Bakterien machen den Menschen krank. Pressemitteilung vom 15.5.2019.

55 Joachim Müller-Jung: »Mein Bauch ist mein Palast«. In: *Frankfurter Allgemeine Zeitung,* 21.3.2018, S. N1.

56 Eldin Jašarevic et al. (2015): »Alterations in the vaginal microbiome by maternal stress are associated with metabolic reprogramming of the offspring gut and brain«. In: *Endocrinology* 156, S. 3265–3276.

57 Eldin Jašarevic et al. (2018): »The maternal vaginal microbiome partially mediates the effects of prenatal stress on offspring gut and hypothalamus«. In: *Nature Neuroscience* 21, S. 1061–1071.

58 Ausführlich schreibe ich über dieses Thema in meinem Buch *Gesundheit ist kein Zufall*, DVA München 2017.

59 Kristoffer Forslund et al. (2015): »Disentangling type 2 diabetes and Metformin treatment signatures in the human gut microbiota«. In: *Nature* 528, S. 262-266.

60 Lisa Maier et al. (2018): »Extensive impact of non-antibiotic drugs on human gut bacteria«. In: *Nature* 555, S. 623–628.

61 Joachim Müller-Jung: »Mein Bauch ist mein Palast«. In: *Frankfurter Allgemeine Zeitung,* 21.3.2018, S. N1.

62 B. B. Finlay et al. (2020): »Are noncommunicable diseases communicable?« In: *Science,* doi: 10.1126/science.aaz3834.

63 Sophia M. Schüssler-Fiorenza Rose et al.: »A longitudinal approach for precision health«. In: *Nature Medicine* 25, 05/2019, S. 792–804. Siehe auch Seite 48.

64 David Sinclair: *Das Ende des Alterns. Die revolutionäre Medizin von morgen.* DuMont Verlag, Köln 2019.

65 N. Giallourou et al. (2020): »Metabolic maturation in the first 2 years of life in resource-constrained settings and its association with postnatal growths«. In: *Science Advances* 6, eaay5969.

66 D. Li et al. (2020): »Micro-rocket robot with all-optic actuating and tracking in blood«. In: *Light, science & applications* 9:84.

67 Do H. Keum et al. (2020): »Wireless smart contact lens for diabetic diagnosis and therapy«. In: *Science Advances* 6, eaba3252.

68 M. Ku et al. (2020): »Smart, soft contact lens for wireless immunosensing of cortisol«. In: *Science Advances* 6, eabb2891.

69 Eric J. Topol (2019): »A decade of digital medicine innovation«. In: *Science Translational Medicine* 11, eaaw7610.

70 H. Xu et al. (2020): »An ultraportable and versatile point-of-care DNA testing platform«. In: *Science Advances* 6, eaaz7445.

71 Peter Spork: *Wake up! Aufbruch in eine ausgeschlafene Gesellschaft.* Hanser Verlag, München 2014.

72 Eva C. Winnebeck et al. (2019): »Later school start times in a flexible system improve teenage sleep«. In: *Sleep,* zsz307.

73 Peter Spork: »Die Schüler sind keine Minute später ins Bett gegangen«. Interview mit Eva Winnebeck. *RiffReporter Erbe&Umwelt*, 21.1.2020, www.riffreporter.de/erbe-umwelt-peter-spork/interview_winnebeck/; Zugriff: 24.4.2020.

74 Jennifer Abbasi (2019): »For mortality, busting the myth of 10000 steps per day«. In: *JAMA,* Online-Publikation, E1.

75 Eric J. Topol (2019): »A decade of digital medicine innovation«. In: *Science Translational Medicine* 11, eaaw7610.

76 Ryan M. Hill et al. (2019): »A tool for functional brain imaging with lifespan compliance«. In: *Nature Communications* 10:4785. Siehe auch Seite 179.

77 C. Ziegler et al. (2016): »MAOA gene hypomethylation in panic disorder – reversibility of an epigenetic risk pattern by psychotherapy«. In: *Translational Psychiatry* 6, e773.

78 Clemens Kirschbaum et al. (1993): »The ›Trier Social Stress Test‹ – a tool for investigating psychobiological stress responses in a laboratory setting«. In: *Neuropsychobiology* 28, S. 76–81.

79 Joachim Bauer: *Selbststeuerung. Die Wiederentdeckung des freien Willens.* Blessing Verlag, München 2015.

80 Robert Kumsta et al. (2016): »Severe psychological deprivation in early childhood is associated with increased DNA methylation across a region spanning the transcription start site of CYP2E1«. In: *Translational Psychiatry* 6, e830.

81 M. J. Essex et al. (2011): »Epigenetic vestiges of early developmental adversity: childhood stress exposure and DNA methylation in adolescence«. In: *Child Development* 84, S. 58–75.

82 Karl M. Radtke et al. (2011): »Transgenerational impact of intimate partner violence on methylation in the promotor of the glucocorticoid receptor«. In: *Translational Psychiatry* 1, e21.

83 F. Serpeloni et al. (2017): »Grandmaternal stress during pregnancy and DNA methylation of the third generation: an epigenome-wide association study«. In: *Translational Psychiatry* 7, doi:10.1038/tp.2017.153.

84 Ausführlich schreibe ich über dieses Thema in meinem Buch *Gesundheit ist kein Zufall*, DVA, München 2017.

85 Nadine Provençal et al. (2019): »Glucocorticoid exposure during hippocampal neurogenesis primes future stress response by inducing changes in DNA methylation«. In: *PNAS*, 201820842.

86 Peter Spork: »Gestresst als Fötus, krank als Erwachsener?« In: *RiffReporter Erbe&Umwelt*, 13.9.2019. www.riffreporter.de/erbe-umwelt-peter-spork/praenataler_stress/; Zugriff: 28.4.2020.

87 Peter Spork: »Wir brauchen eine neue Taxonomie von Stresskrankheiten«. Interview mit Dirk Hellhammer. In: *RiffReporter Erbe&Umwelt*, 24.4.2018. www.riffreporter.de/erbe-umwelt-peter-spork/interview_dirk_hellhammer/; Zugriff: 28.4.2020.

KAPITEL 5

1 Nora Bateson: My health is not my own, medium.com/@norabateson/my-health-is-not-my-own-ec824c463cb; Zugriff: 11.5.2020.

2 Michael Specter: »The Operator«. In: *New Yorker,* 4.2.2013, www.newyorker.com/magazine/2013/02/04/the-operator; Zugriff 28.5.2020.

3 P. Hanlon et al. (2020): »Covid-19 – exploring the implications of long-term condition type and extent of multimorbidity on years of life lost: a modelling study«. In: *Wellcome Open Research* 2020.

4 Michael Meyer-Hermann et al. (2020): »Adaptive Strategien zur Eindämmung der COVID-19-Epidemie«, www.helmholtz.de/fileadmin/user_upload/01_forschung/28-04-2020_Strategien_zur_Eindaemmung.pdf; Zugriff: 29.4.2020.

5 Christian J. Meier: »Coronakrise: Funktioniert das Konzept der Herdenimmunität?« In: *RiffReporter Covid-19*, www.riffreporter.de/corona-virus/herdenimmunitaet/; Zugriff: 4.5.2020.

6 Eric Topol: *The patient will see you now,* Basic Books, New York 2015.

7 E. J. Topol (2019): »A decade of digital medicine innovation«. In: *Science Translational Medicine* 11, eaaw7610.

8 M. Barrett et al. (2018): »AIR Louisville: Addressing Asthma with technology, crowdsourcing, cross-sector collaboration, and policy«. In: *Health Affairs* 37, S. 525–534.

9 AIR Louisville results summary: airlouisville.com/results.html; Zugriff: 6.5.2020.

10 Hildegard Kaulen: »Überschätzte Algorithmen«. In: *Frankfurter Allgemeine Zeitung*, 6.5.2020, S. N2.

11 Thomas Schulz: *Zukunftsmedizin. Wie das Silicon Valley Krankheiten besiegen und*

unser Leben verlängern will. Deutsche Verlags-Anstalt, München 2018.

12 Christian Weymayr & Klaus Koch: *Mythos Krebsvorsorge. Schaden und Nutzen der Früherkennung.* Eichborn Verlag, Frankfurt am Main 2003.

13 Bobbie Johnson: »Nearly 40 % of Icelanders are using a covid app – and it hasn't helped much«. In: *Technology Review,* 11.5.2020, www.technologyreview.com/2020/05/11/1001541/iceland-rakning-c19-covid-contact-tracing/amp/; Zugriff: 11.5.20.

14 Homepage von MIDATA: www.midata.coop/; Zugriff: 14.5.2020.

15 Christina Kunkel: »Dem Virus einen Schritt voraus«. In: *Süddeutsche Zeitung,* 11.5.2020, S. 14.

16 Nora Bateson: My health is not my own, medium.com/@norabateson/my-health-is-not-my-own-ec824c463cb; Zugriff: 11.5.2020.

17 Harald Welzer: »Digitalisierung als Kolonialisierung der Lebenswelt. Über die Optimierung von Herrschaft und Knechtschaft«. In: *Magazin* #33, Kulturstiftung des Bundes, www.kulturstiftung-des-bundes.de/de/magazin/magazin_33/digitalisierung_als_kolonialisierung_der_lebenswelt_ueber_die_optimierung_von_herrschaft_und_knechtschaft.html; Zugriff: 27.11.2019.

18 Walter Benjamin: »Charles Baudelaire. Ein Lyriker im Zeitalter des Hochkapitalismus. Zentralpark 1937«. In: *Gesammelte Schriften.* Band 1. Herausgegeben von Rolf Tiedemann und Hermann Schweppenhäuser. Suhrkamp Verlag, Frankfurt am Main 1991, S. 683.

19 Siehe auch: Thomas Metzinger: *Der Ego-Tunnel.* Berlin Verlag, Berlin 2009.

Register

Bildnachweis

BSC: 63

Peter Palm, Berlin: 71, 117 (nach Oeppen, J./Vaupel, J. W.: Broken limits to life expectancy. Science, (May 2002), Vol. 296, Issue 557, S. 1029–1031, überarbeitet 2014), 155

© Nikolaos Karaiskos, N. Rajewsky lab, MDC: 89

Timothy Archibald: 94 o.

Dr. Sergiu Pasca laboratory at Stanford University: 94 u.

© Jorge Miguel Faustino Martins, Gouti Lab, MDC: 98

Tages-Anzeiger Schweiz Grafik/Quelle: Resverlogix, R. E. Ballermann: 103

Peter Spork: 119, 151

University of Nottingham: 180

Ma, Sisi & Kemmeren, Patrick & Gresham, David & Statnikov, Alexander. (2014). De-Novo Learning of Genome-Scale Regulatory Networks in S. cerevisiae. PloS one. 9. e106479. 10.1371/journal.pone.0106479 (https://www.researchgate.net/figure/Gold-standard-gene-regulatory-network-1-Transcription-factors-are-shown-with-large-blue_fig10_265610629): 207

Sei Kwang Hahn: 250

Eva Winnebeck/LMU München: 255

Dr. Eric J. Topol: 278

Gesundheit ist ein Generationenprojekt

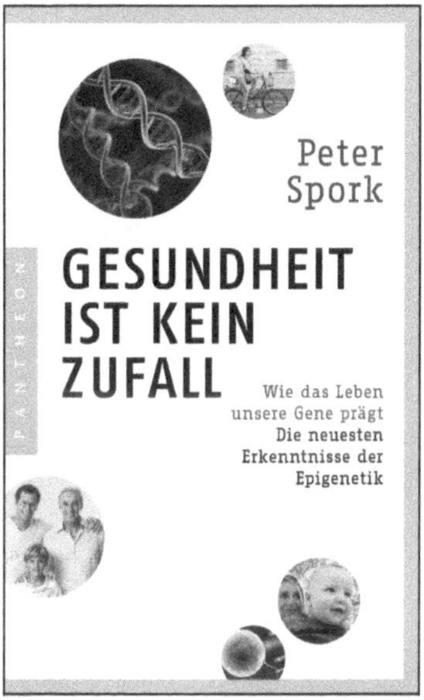

ISBN 978-3-570-55387-9

Dieses Buch ist auch als E-Book erhältlich

Was ist Gesundheit? Neue Erkenntnisse zeigen: Gesundheit ist kein Zustand, sondern ein Prozess. Und dieser beginnt weit vor unserer Geburt. Sogar Erfahrungen unserer Eltern und Großeltern sind molekularbiologisch in unseren Genen gespeichert. Anschaulich und spannend präsentiert Wissenschaftsautor Peter Spork, wie die Weitergabe von Gesundheit und Persönlichkeit funktioniert, und zeigt, wie wir unseren Kindern und Enkeln den Weg in ein langes, gesundes und glückliches Leben bereiten können.

»Peter Spork ist der Mann, der die Epigenetik populär machte.«
Deutschlandfunk

www.pantheon-verlag.de

Was verlieren wir, wenn wir unsere Erinnerung verlieren?

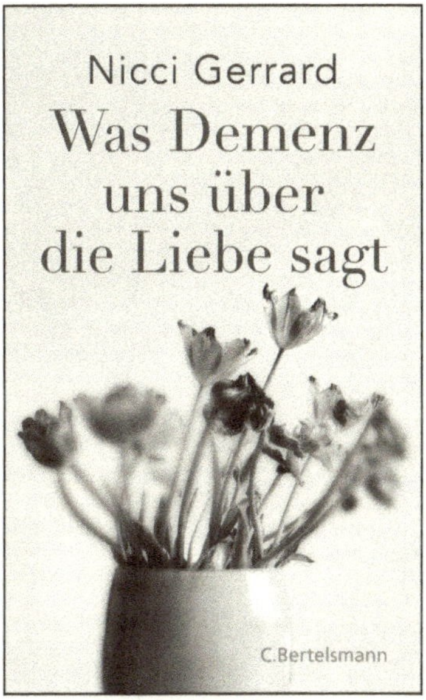

ISBN
978-3-570-10417-0

Dieses Buch ist auch als E-Book erhältlich

Wie hilflos demente Menschen sind und wie schmerzhaft das auch für deren Angehörige ist, erlebte die Journalistin und Romanautorin Nicci Gerrard am Schicksal ihres Vaters. Wie ein roter Faden durchzieht die bewegende Schilderung ihrer persönlichen Erfahrung dieses Buch, das teils Reportage über die medizinischen Zusammenhänge und den unwürdigen Umgang mit den Betroffenen in Kliniken und Heimen, teils philosophische Betrachtung über das Erinnern ist.

»Ein einfühlsames, kundiges, engagiertes, höchst notwendiges Buch.«
The Independent

C. Bertelsmann

Wie sich die körpereigene Abwehr im Kampf gegen Krankheiten entfesseln lässt

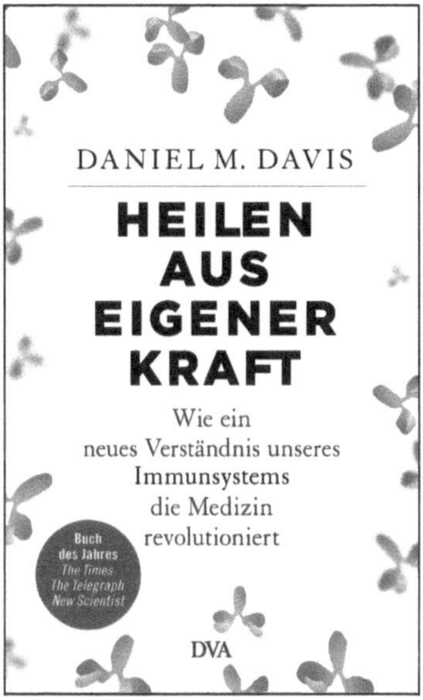

ISBN
978-3-421-04740-3

Dieses Buch ist auch als E-Book erhältlich

Die Fähigkeit des Körpers, Krankheiten selbst zu bekämpfen, ist eines der großen Wunder der Natur. Der Immunologe Daniel M. Davis schildert, was die Wissenschaft über das komplexe Geflecht unseres Immunsystems herausgefunden hat. Und er legt dar, wie diese Erkenntnisse dazu beitragen, wirksamere Impfstoffe, neue Medikamente und bahnbrechende Therapien gegen Krankheiten wie Krebs zu entwickeln. Nicht zuletzt zeigt sein Buch, was wir selbst dafür tun können, um die natürlichen Verteidigungsmechanismen unseres Körpers zu nutzen.

»Davis inszeniert die großen Errungenschaften der immunologischen Forschung wie einen Detektivroman.« *Frankfurter Allgemeine Zeitung*

DVA